Urgences et soins infirmiers

ÉTUDIANTS
IFSI

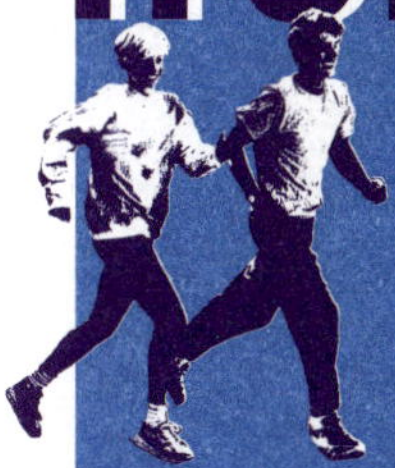

DIRIGÉE PAR
Nicole Loraux

Urgences et soins infirmiers

Michel Besnier
Pierre Carli

Illustrations
Anne-Marie Skye
Claudine Rolland

Éditions Lamarre
1, avenue Édouard-Belin
92500 Rueil-Malmaison

comité de rédaction

Michel BESNIER
Cadre infirmier
Directeur du centre d'enseignement de soins d'urgence de Paris

Professeur Pierre CARLI
PU PH
Département d'anesthésie-réanimation et SAMU de Paris Hôpital Necker, Paris

auteurs

Dr Valérie ASBROUCQ
SAMU de Paris - Hôpital Necker, Paris

M. Michel BESNIER
Cadre infirmier
CESU 75 - Hôpital Necker, Paris

Pr Pierre CARLI
Anesthésiste-réanimateur
SAMU de Paris - Hôpital Necker, Paris

Dr Pascal CRISTOFINI
Cardiologue
SAMU de Paris - Hôpital Necker, Paris

Dr Philippe DELPECH
Anesthésiste-réanimateur
SAMU de Paris - Hôpital Necker, Paris

Dr Noël DENY
Anesthésiste-réanimateur
Hôpital Laënnec, Paris

Dr Daniel JANNIÈRE
Anesthésiste-réanimateur
SAMU de Paris - Hôpital Necker, Paris

Dr Olivier LAMOUR
Anesthésiste-réanimateur
SAMU de Paris - Hôpital Necker, Paris

Dr Jean LAVAUD
Pédiatre
SAMU de Paris - Hôpital Necker, Paris

Dr Marc LEJAY
Anesthésiste-réanimateur à l'hôpital Pitié-Salpêtrière
SAMU de Paris - Hôpital Necker, Paris

Dr Gérard MASSÉ
Psychiatre des hôpitaux
Centre hospitalier Perray-Vaucluse

Dr Jerzy MUSZYNSKI
SAMU de Paris - Hôpital Necker, Paris

Dr Miguel MARTINEZ-ALMOYNA
Anesthésiste-réanimateur
SAMU de Paris - Hôpital Necker, Paris

Dr Gilles ORLIAGUET
Anesthésiste-réanimateur
SAMU de Paris - Hôpital Necker, Paris

Mlle Catherine PINEAU - IADE
SAMU de Paris - Hôpital Necker, Paris

Dr Alain ROZENBERG
Anesthésiste-réanimateur
SAMU de Paris - Hôpital Necker, Paris

Dr Suzanne TARTIÈRE
Anesthésiste-réanimateur
SAMU de Paris - Hôpital Necker, Paris

Dr Michel SZMAJER
Anesthésiste-réanimateur
SAMU de Paris - Hôpital Necker, Paris

ISBN 2-85030-435-2

préfaces

La médecine d'urgence est la plus noble de toutes. Elle vient au secours de l'homme dans toutes les dimensions de sa brutale épreuve : souffrance physique, détresse morale et, souvent, misère sociale.

Cette médecine est aussi la plus difficile de toutes par l'ampleur du champ pathologique qu'elle recouvre, par les circonstances de son exercice – en urgence, c'est-à-dire jour et nuit – par la rapidité des gestes thérapeutiques qu'elle suppose et, enfin, par les conditions psychologiques dans lesquelles elle s'exerce.

Ajoutons que l'une des exigences de cette médecine est la capacité de distinguer au sein de la population qui se présente à elle les cas graves de ceux qui le sont moins, ou même pas du tout. Cette fonction de « tri » qui engage le plus la responsabilité des acteurs de l'urgence tire sa difficulté de la fréquence des cas où une symptomatologie banale masque en réalité une affection majeure qui peut avoir brutalement une évolution catastrophique.

Aussi, la participation à un service d'urgences exige-t-elle de la part de tous les intervenants une formation professionnelle de haut niveau. Il faut cependant préciser que dans « Accueil des urgences », chacun des termes est important. Si le concept « urgence », c'est-à-dire l'approche technique médicale, est prioritaire, le concept « accueil », c'est-à-dire l'approche humaine psychologique, est non moins important.

Le contact avec l'hôpital, déjà souvent traumatisant lorsqu'il s'agit d'une admission « à froid », devient véritablement déstabilisant lorsqu'il se situe dans les conditions de l'urgence qui, par sa soudaineté et ses incertitudes, cumule en elle tous les facteurs anxiogènes.

Toutes les enquêtes confirment que la façon dont le passage aux urgences est vécu par les patients est hautement influencée par l'approche humaine et psychologique dont ils ont bénéficié dans les services, ainsi que par le cadre matériel du site d'accueil.

Ainsi donc, le personnel infirmier, comme le personnel médical, doit avoir reçu une formation poussée qui lui permette de faire face avec rapidité et efficacité aux situations pathologiques et psychologiques les plus diverses.

Il faut savoir gré à Michel Besnier et au professeur Pierre Carli de s'être entourés d'éminents collaborateurs, qui tous ont une expérience vécue de l'urgence, pour réaliser cette véritable somme de la pathologie d'urgence.

On ne peut qu'admirer la présentation simple, claire, extrêmement didactique des différentes situations d'urgence et des conduites pratiques à tenir devant ces situations. Nul doute que cet ouvrage va constituer un outil dorénavant indispensable et irremplaçable pour la formation des infirmières.

Professeur Adolphe Steg
Auteur du *Rapport sur la médicalisation des urgences* (septembre 1993)

- La collection « Étudiants IFSI » s'adresse aux étudiants en soins infirmiers et aux infirmières. Elle se veut « professionnalisante », c'est-à-dire qu'elle s'attache à développer chez les soignants les compétences et les valeurs propres à valoriser l'autonomie de la pratique.
- Ce livre, consacré aux urgences et soins infirmiers, intéressera les étudiants et les soignants soucieux d'acquérir ou d'améliorer des compétences en matière de soins urgents.
- C'est un livre écrit par des praticiens hospitaliers et universitaires maîtrisant l'urgence au quotidien. Coordonné par un infirmier, directeur du CESU 75[1], professionnel des soins et de l'enseignement, cet ouvrage retient l'attention par son caractère didactique : précision des termes et des connaissances à acquérir, plan rigoureux, contenu exhaustif et adapté à la pratique infirmière.
- Ce manuel positionne l'infirmière en praticienne de soins mais également en tant qu'éducatrice de santé, dans un secteur où les attentes du public ne sont pas encore totalement satisfaites.

Nicole Loraux
Directrice de la collection

1. CESU : Centre d'enseignement des soins d'urgence.

table des matières

objectifs de l'ouvrage

Les situations de détresse aiguë

Citer les fonctions perturbées dans les situations de détresse aiguë.
Pour chaque fonction concernée :

- citer et définir les signes d'observation objectifs permettant d'apprécier le degré de gravité de l'urgence ;
- expliquer les interactions physiopathologiques entre les différentes fonctions.

Éviter les pièges

Citer les éléments d'appréciation qui peuvent prêter à confusion avec d'autres pathologies.
Citer les les points clés qui permettent d'établir la différenciation.

Assurer l'information et la prévention

Indiquer les moyens de prévention à mettre en œuvre afin d'éviter ou de limiter la survenue d'accident ou de processus pathologique brutal.
Décrire par écrit les informations ou conseils à prodiguer à la personne soignée ou à son entourage afin d'assurer une prévention optimale sur le plan :

- primaire : prévention des accidents ou des processus pathologiques évitables ;
- secondaire : prévention des accidents liés au traitement ou à l'évolution naturelle du processus pathologique susceptibles de ralentir la guérison, de mettre en jeu le pronostic vital ou de compromettre le pronostic fonctionnel ;
- tertiaire : prévention qui s'inscrit dans la phase de réinsertion post-critique et concerne essentiellement la prise en charge et l'adaptation à d'éventuelles séquelles physiques et/ou psychologiques.

Les urgences en fonction des pathologies

La participation au diagnostic

Citer et décrire les signes généraux signalant une détresse.
Citer et décrire les signes spécifiques éventuels qui orientent vers une fonction ou un appareil particuliers.
Évaluer et nommer le degré de gravité et d'urgence en pointant les signes qui témoignent d'une mise en jeu du pronostic vital et/ou fonctionnel.

La mise en œuvre des soins infirmiers

C'est l'exécution par l'infirmière des actions destinées à éviter une aggravation et/ou l'accomplissement des gestes conservatoires nécessaires à la survie immédiate du malade ou de la victime, tels que définis par l'article 8 du décret du 15 mars 1993. C'est-à-dire :

Qui appeler ?

En fonction du lieu de survenue de l'urgence et, en milieu médicalisé, en fonction de la structure, déterminer l'interlocuteur à qui déférer de la situation.

Dispenser les soins immédiats

Nommer les gestes ou technique(s) à effectuer immédiatement et qui permettent d'attendre l'arrivée des secours.

Pour chacun de ces gestes :

- citer les buts et les principes ;
- citer les indications et contre-indications ;
- citer le matériel nécessaire à leur mise en œuvre ;
- décrire schématiquement leur mise en œuvre pratique ;
- citer les incidents ou accidents potentiels ;
- pour chaque méthode, expliquer les conseils à donner afin d'assurer la sécurité maximum et tenir compte des cas particuliers.

Assurer le suivi à court terme

Nommer les paramètres de surveillance dans les 6 heures qui suivent la prise en charge de la victime.

Expliquer la nécessité du suivi de ces paramètres dans le contrôle de l'évolution de l'état de la personne soignée.

Indiquer le rythme de vérification de ces paramètres.

Éventuellement, détailler les modalités pratiques de contrôle de ces paramètres.

Comprendre la prescription

Citer les principales classes thérapeutiques et techniques prescrites.

Citer les principales actions des thérapeutiques et techniques prescrites.

Citer les éléments de surveillance des thérapeutiques :

- sur le plan de l'efficacité ;
- sur le plan de l'innocuité.

avant-propos

Plus que dans toute autre circonstance, il est fondamental en urgence que médecins et infirmiers[1] constituent une équipe solide et performante. La nécessité d'une évaluation rapide de la situation, d'une intervention thérapeutique souvent immédiate, ainsi qu'un contexte difficile où les intervenants et le matériel sont limités imposent à l'équipe d'urgence une coordination parfaite dans l'action. Il est donc clair que la connaissance, par les infirmiers, des principales urgences, de leurs circonstance et survenue, de la stratégie à développer pour y faire face, ainsi que des principaux actes thérapeutiques qu'ils vont intégrer est absolument nécessaire. Cela est vrai pour les catégories de personnel qui quotidiennement ont à faire face aux urgences dans le cadre des services hospitaliers, mais aussi pour celles qui, plus épisodiquement, se trouvent confrontées à de telles situations. En effet, dans ce cas, une évaluation immédiate de la gravité, associée à quelques réflexes simples, peut considérablement améliorer le pronostic des patients.

Dans cet ouvrage, le choix délibéré d'un plan stéréotypé permettra au lecteur d'acquérir rapidement les données essentielles de la prise en charge des principales urgences. Malgré sa forme schématique, il contient les informations fondamentales qui permettront à l'infirmier d'être un membre pivot de l'équipe d'urgence.

Professeur Pierre Carli
SAMU de Paris

1. Lire partout : infirmier, infirmière.

introduction

La médecine d'urgence est certainement l'une des activités qui a le plus bénéficié des évolutions thérapeutiques et techniques.

L'urgence est par nature imprévisible et l'infirmière qui s'y trouve confrontée doit maîtriser parfaitement les acquis qui permettront de mobiliser et d'utiliser les moyens nécessaires à son traitement sans jamais oublier la dimension humaine du soin, c'est-à-dire la prise en compte de l'angoisse et de la souffrance.

C'est dire la nécessité de maîtriser parfaitement la compréhension des mécanismes physiopathologiques afin d'intervenir de façon adaptée et dans les délais les plus brefs aussi bien à l'hôpital qu'en dehors. En effet, la proximité et la permanence font souvent de l'infirmière le premier maillon d'intervention avant le relais par le médecin ou l'équipe hospitalière et engagent directement sa responsabilité dans la prise en charge de la personne en détresse.

Le temps de la formation représente le moment privilégié d'acquisition, de compréhension et d'intégration des connaissances et l'étudiant doit se faire une règle de comprendre pour progresser, sinon grand est le risque d'agir sans discernement et contre l'intérêt du patient. C'est dire aussi la nécessité de réactualiser sans cesse les connaissances.

C'est dire enfin que, même imprévisible, l'urgence ne doit pas prendre au dépourvu l'équipe soignante. L'existence de protocoles écrits, la présence effective et la maintenance rigoureuse d'un chariot d'urgence, la maîtrise des connaissances théoriques et pratiques constituent les trois éléments majeurs qui font que, dans le cadre d'une organisation bien maîtrisée, la situation d'urgence ne doit plus représenter un événement déstabilisant.

Les thèmes traités ont été choisis en fonction de leur caractère d'urgence immédiate et/ou vitale et concernent les soins à apporter dans les instants qui suivent la détresse aiguë tout ayant conscience que la frontière entre les soins d'urgence et le relais par la réanimation est souvent artificielle et affaire d'appréciation personnelle, voire d'école.

L'ambition de cet ouvrage, qui ne tend pas à l'exhaustivité, est d'aider l'étudiant en soins infirmiers à identifier et analyser les situations d'urgence les plus communes afin d'agir avec efficacité et innocuité en espérant qu'il lui donnera également le goût d'en savoir davantage.

Michel Besnier
Cadre infirmier
Directeur du Centre d'enseignement
des soins d'urgence de Paris

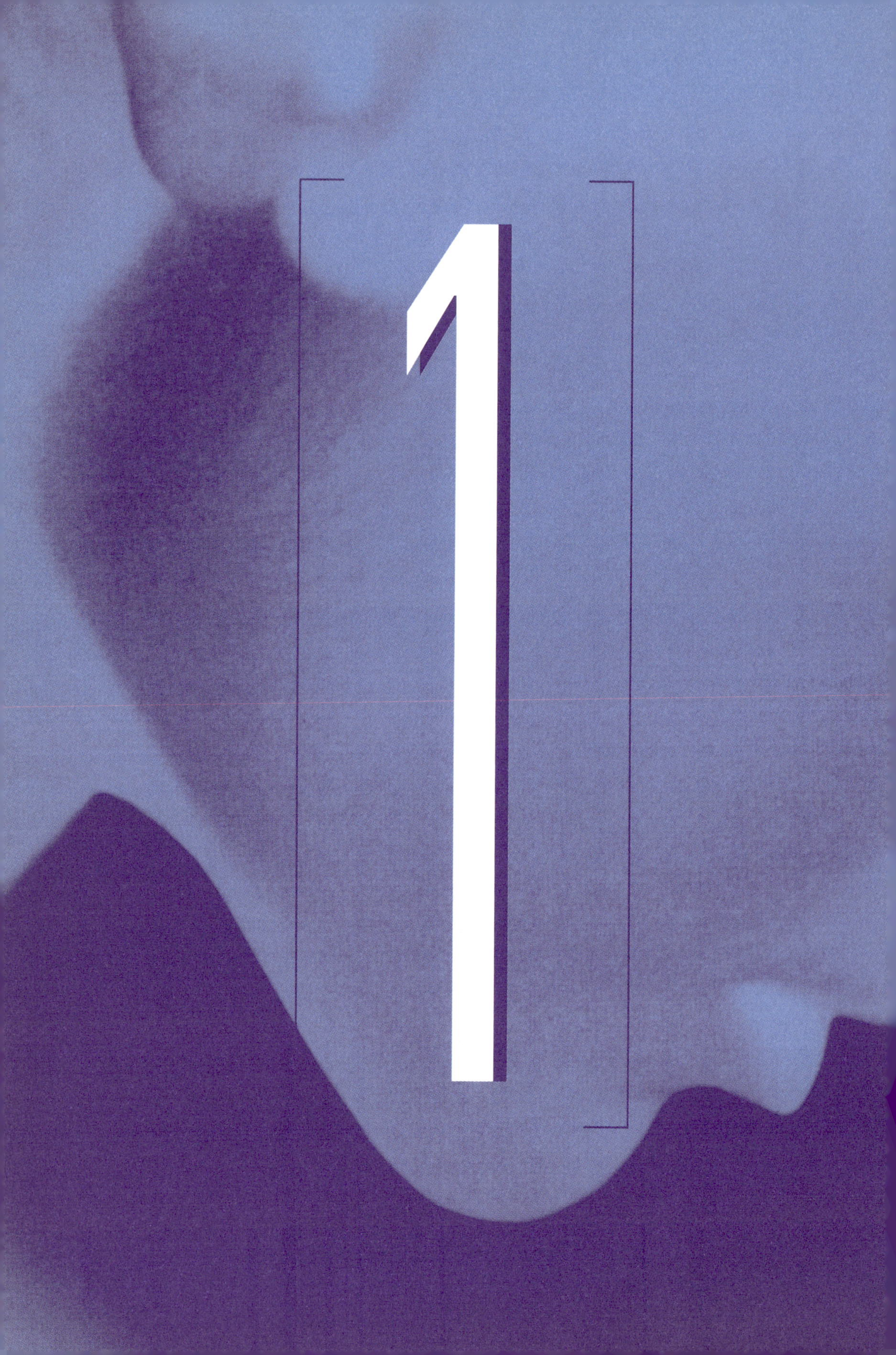
1

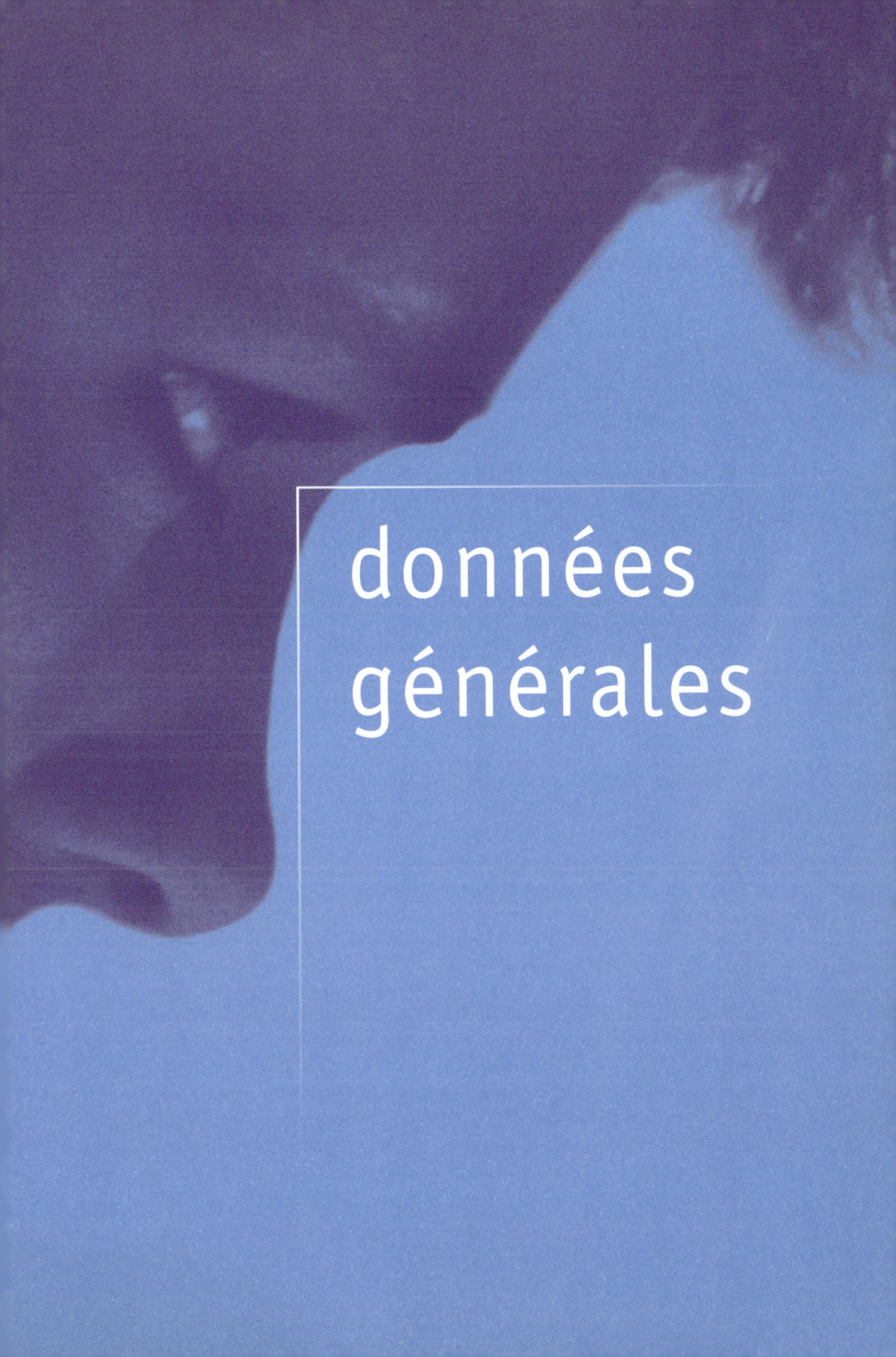

données générales

1 Gérer les flux de patients et évaluer le degré d'urgence

(Dr M. Martinez-Almoyna)

Pour être simple, un service d'urgence est un service où les demandeurs de soins arrivent d'une manière inattendue, c'est le contraire d'un service « normal » qui fonctionne sur rendez-vous et où les patients sont reçus l'un après l'autre.

Le personnel des services d'urgence doit s'organiser pour gérer des flux de patients qui arrivent de manière aléatoire. Il doit adapter son rythme de travail à la variabilité de ces flux, en conservant sa vigilance en phase creuse et en gardant son calme quand la vague arrive. Il doit gérer les priorités, ne pas faire attendre ceux qui ne peuvent attendre, faire patienter ceux dont l'état le permet et organiser l'attente lorsque l'afflux dépasse les capacités de distribution des soins, ou même réorienter certains patients vers d'autres ressources de soins.

L'organisation du travail exige des horaires de fonctionnement et des rendez-vous, seules des exceptions ouvrent droit à des dérogations. L'urgence est une circonstance qui ouvre droit à l'exception.

Le degré d'urgence est une évaluation du délai de traitement qui donne au sujet une priorité pour être traité « vite ». Plus on est classifié urgent, plus on réclame la priorité sur d'autres. L'urgence donne donc le pouvoir de « mobiliser » les autres d'une manière « extraordinaire », de passer par le « court-circuit » avec des « coupe-file ». Comme tout pouvoir social, il donne des avantages et on peut en abuser très facilement. Combien de personnes dans notre société moderne, qui de plus ne supporte plus de « perdre » du temps, s'attribuent le privilège de l'« urgent » pour se donner du pouvoir ?

Le degré d'urgence médicale n'est pas monofactoriel, c'est un concept médical polyfactoriel. De plus, c'est un concept social de priorité aux soins exceptionnels.

La classification en files d'attente dépend de quatre facteurs qui permettent l'évaluation du degré d'urgence.

La gravité

La gravité et le pronostic sont des facteurs importants pour évaluer le degré d'urgence mais ils ne sont pas exclusifs. Nos hôpitaux sont pleins de malades graves qui n'ont pas besoin d'être traités en urgence. Vice-versa, la « mort » qui est la gravité nulle par définition peut être une urgence médicale.

Les temps et délais

L'urgence comprend la notion de temps qui coule vite pour le pronostic et pour le traitement. Dans la grande majorité des cas, la rapidité des soins est exagérée et réclamée pour le traitement des urgences, or elle n'est pas tout et peut être dangereuse. Toute urgence devrait toujours être quantifiée en délais précisés en minutes. Par exemple, on sait depuis des siècles qu'une plaie ouverte des séreuses doit être traitée avant la 360e minute si on veut diminuer les risques infectieux et avant la 60e s'il y a interruption artérielle et si on veut éviter les effets anoxiques sous-jacents.

La qualité de soins

Sous prétexte d'urgence, on a tendance à oublier la qualité. L'organisation des services d'urgence par les professionnels peut et doit être exigée. Ceci entraîne une révolution de l'organisation de la chaîne des secours médicaux. Ces chaînes qui débutaient aux « secouristes » et aboutissaient à des « internes des urgences » sont révolues. L'avenir, en France, est d'augmenter la qualité du premier maillon : le citoyen, et du dernier : le réseau-hôpital, pour ce qui est des urgences « vitales » (graves-pressées-nécessitant des soins intensifs), le tout coordonné régionalement par un centre de régulation médicale (le SAMU). Pour ce qui est des urgences médicales ne nécessitant pas des soins intensifs, la meilleure organisation sera celle des généralistes et des ambulanciers.

Pour l'orientation et le triage des patients vers des soignants, il est toujours facile de se baser sur les différents types de soins (par exemple soins infirmiers ambulatoires, consultations médicales ambulatoires, soins hospitaliers, soins intensifs, soins palliatifs et même soins funéraires).

La valence sociale

La valence sociale est la valeur qui influence le choix de soigner l'un « avant » l'autre entre deux patients aussi gravement atteints et qui nécessiteraient les mêmes délais et les mêmes besoins de soins. Non reconnu, c'est un facteur qui se déguise sous une fausse évaluation de la gravité et des temps. C'est le facteur qui explique qu'on puisse considérer qu'un sujet mort soit une urgence médicale ou qu'on mette en œuvre des ressources médicales importantes pour ceux qui nous sont « chers » et pas pour d'autres.

En résumé, pour évaluer, classifier les urgences, les orienter vers des files d'attente, il faut évaluer les quatre facteurs.

Formule pour la quantification du degré d'urgence

Urgence = Gravité * Temps * Soins * Valence

Le dernier facteur est un facteur qui choque les soignants qui se contentent de la formule creuse de l'« égalité des soins » car il est inégalitaire et il quantifie, nous l'avons vu, la « valeur du patient urgent », de sa pathologie ou de son entourage pour la collectivité. Ceci exige l'établissement d'une éthique qui nous donne des règles de conduite dans la tâche de soigner « en même temps » des patients multiples et « inégaux ».

2 fondements pour une éthique des urgences médicales

(Dr M. Martinez-Almoyna)

Ils ont été proclamés en 1989 dans la Déclaration de Lisbonne sur l'éthique des services médicaux d'urgence sous l'égide du Conseil de l'Europe et du SAMU de France.

Premier principe : augmenter l'autonomie du soigné

Les soins prodigués dans les services d'urgence doivent apporter plus d'autonomie au sens physique, psychologique et social aux patients. Mais, de plus, tout citoyen, même malade, a le droit au respect de son autonomie au sens de sa liberté de choix thérapeutique, même lorsqu'il est le plus vulnérable. Le personnel des services d'urgences doit respecter ce droit fondamental du soigné et accepter qu'il puisse refuser ses soins même quand ils sont indispensables. La liberté totale de choix du soignant par le soigné est en revanche presque toujours impossible à préserver par les soignants dans les circonstances de l'urgence médicale et, particulièrement, pour les soins intensifs. En revanche, l'hôpital, et notamment l'infirmier d'accueil et d'orientation, doivent donner toute information au patient pour qu'il choisisse le meilleur traitement concernant son cas. Le droit à la confidentialité[1] est également un des droits dérivés de celui à l'autonomie. Les services médicaux d'urgence ne doivent pas tolérer, faute d'organisation, la diffusion d'informations à des tiers, qu'on attente à la pudeur des patients, ou qu'on ne respecte pas leurs croyances religieuses sous prétexte de l'urgence.

Deuxième principe : assurer la qualité des soins

Le patient doit recevoir des soins de meilleure qualité et au moindre coût, même en cas d'urgence, pour qu'il en tire le plus grand bénéfice possible. En principe tout État garantit la sécurité de ses citoyens et doit mettre en œuvre le secours médical. La santé publique et les professionnels des soins doivent s'organiser pour assurer[2] la qualité de ces soins et les secours d'urgence à l'aide de dispensaires, de services hospitaliers[3], de centres de télémédecine régionaux, d'unités mobiles ambulancières basiques[4] et de soins intensifs médicaux[5] assurant une permanence opérationnelle nécessaire et suffisante 24 heures sur 24.

Troisième principe : limiter les préjudices liés à la pression de l'urgence

Le retard au diagnostic ou au traitement est un facteur d'aggravation dans les pathologies suraiguës et dans les détresses vitales. Il impose à la santé publique de s'organiser pour éviter le préjudice qu'occasionnent les lenteurs et les délais trop importants dus au manque d'organisation.

Les procédures de l'urgence sont plus risquées que les procédures normales et sont donc particulièrement iatrogènes car elles sont dégradées par les contraintes de ressources et de temps. Les médecins et les autorités sanitaires, comme dans tout le reste de l'organisation des soins, doivent veiller à diminuer au maximum cette « iatrogénie » propre à la thérapeutique d'urgence.

Il existe également un danger de dérives dû tant à la demande exagérée du public qu'à l'offre et à l'organisation des soins d'urgence[6] qui ont une tendance inflationniste alors que les besoins en soins d'urgence sont stables, sauf épidémie ou désastre.

Ce troisième principe de non-préjudice au soigné impose au médecin qu'il refuse de traiter dans la précipitation et les conditions précaires de l'urgence ceux qui n'en ont pas besoin et qu'il réoriente ces patients vers les procédures et organisations de soins normales autant que faire se peut.

Quatrième principe : donner des soins de manière égale

L'égalité des droits des citoyens exige que l'on fasse bénéficier du maximum de soins d'urgence le maximum de patients en ayant besoin, et ceci avec équité.

Pour des motifs de justice et d'équité dans la répartition des ressources communautaires de santé, les médecins des services d'urgence sont chargés, dans l'intérêt de tous, de l'économie de ces ressources de santé, particulièrement rares et chères dans le domaine de l'activité d'urgence.

Les professionnels chargés de la régulation des urgences, notamment l'infirmière d'orientation, établissent des priorités et ne peuvent pas respecter les principes habituels d'égalité du « premier arrivé-premier soigné ». Au contraire, pour des raisons de solidarité, dans la pratique de l'urgence, et particulièrement en cas d'afflux de patients, ils doivent utiliser le pouvoir que leur délègue la communauté de trier et d'établir les priorités dans les files d'attente, et éventuellement de les changer. S'ils n'ont que des critères techniques pour choisir, ils soignent d'abord ceux dont la pathologie s'aggrave le plus vite et/ou qui peut être stabilisée ou guérie au moindre coût en temps et en ressources. Les règles de la déontologie exigent que le médecin doive toujours rester libre de ses décisions de soins pour pouvoir *rester juste.*

1. Un système de secours médical idéal ne devrait pas être obligé d'utiliser du personnel, des moyens d'archivage ou des moyens de communication dépendant directement d'organismes de sécurité publique. En effet, certains services, qui participent encore en Europe, en Amérique et au Japon à l'aide médicale urgente dépendant des services de sécurité, ont un devoir de renseignement envers les autorités. Si on veut appliquer les principes de la Déclaration des droits de l'homme, ils ne devraient donc plus continuer à traiter l'alerte ni la gestion des secours médicaux dès qu'un système médical *ad hoc* est devenu opérationnel. Les informations personnelles, notamment celles qui concernent la vie privée et la santé d'un individu, doivent rester protégées par le secret médical donc être traitées par un service médical exclusif, c'est pour cela qu'on a créé en France des services médicaux gérant l'alerte séparés physiquement des services de sécurité (15 des SAMU en France, 061 des CICUM en Espagne). Il faut être vigilant pour que l'implantation du numéro d'appel aux secours « 112 » prévue depuis 1992 en Europe ne fasse revenir vers le passé où l'alerte aux secours médicaux serait à nouveau gérée par les policiers ou les pompiers.

2. Les mêmes catégories de professionnels qui ont le monopole des soins dans les hôpitaux et dans les ambulances, et non des simples « secouristes ».

3. La réputation de haute qualité technique des soins prodigués dans les hôpitaux dans les pays modernes (soins dits secondaires ou tertiaires) a induit une déviation vers eux des flux de demande de soins primaires normalement pris en charge par les généralistes et, de plus en plus souvent, sous prétexte d' « urgence ». La mauvaise organisation des médecins généralistes aggrave encore cette tendance à l'inflation du nombre des patients qui se présentent dans les services d'urgence des hôpitaux. Le triage par un professionnel, **notamment par l'infirmière d'orientation**, à l'entrée du système de soins urgents devient une nécessité pour les autorités de santé. Pour que ce triage professionnel soit efficace, **il faut donner à celui qui trie trois moyens :**
- l'autorité. En le désignant formellement, en garantissant sa liberté de décision et de régulation et en empêchant son court-circuitage. Cette autorité, déléguée à l'infirmière d'orientation à la fois par le directeur et par la médecin-chef des urgences, est une nouvelle fonction prévue par les statuts de l'infirmière (voir législation) ;
- les moyens conceptuels, tels qu'une normalisation et une typologie claire et des procédures formalisées pour l'infirmière d'orientation ;
- des moyens matériels de secrétariat et de télécommunication.

4. Peu de pays en Europe (Angleterre et pays nordiques) ont aujourd'hui un système professionnel d'ambulances et, dans la plupart des cas, cela a été dû à la négligence de ces besoins et de cette demande par les autorités sanitaires et médicales. Ceci a abouti à la génération spontanée de systèmes para-ambulanciers tenus par des non-professionnels secouristes, dérivés des services de maintien de l'ordre, des services de sécurité ou même d'associations humanitaires qui entrent forcément en compétition puis en conflit avec les systèmes de santé.
5. Les unités mobiles hospitalières françaises sont des unités de soins intensifs qui « sortent » des hôpitaux et « font rayonner » la technicité hospitalière grâce à des véhicules terrestres ou aériens. Ces types d'unités existent aussi en Belgique, au Luxembourg, en Allemagne, au Portugal, en Espagne, dans les pays nordiques et dans certains pays d'Amérique latine. Les pays anglo-saxons et le Japon, qui les suivent dans ce domaine, n'ont pas encore adhéré à ce progrès et confient ces soins, pourtant complexes, à des techniciens ambulanciers dits *paramedics*.
6. Les institutions secouristes sont devenues tellement puissantes qu'elles installent de véritables systèmes médicaux parallèles qui gênent l'organisation des soins. C'est bien connu à Paris, mais aussi ailleurs : le Portugal, le Brésil, l'Espagne, le Japon et les États-Unis, entre autres, connaissent cette inquiétante « iatrogénie sociale » des services de secours qui coûtent de plus en plus cher à la collectivité. Voir Bajos N. *Les Logiques sociales et institutionnelles de l'aide médicale urgente à Paris.* Thèse doct. santé publique. Université Paris Sud. 1990 ; 1 vol : 220 p.

La pratique extrahospitalière

(Dr M. Martinez-Almoyna)

En dehors de la présence du médecin responsable et en cas d'urgence, l'infirmier de dispensaire, des entreprises, de l'hospitalisé à domicile se trouve dans la même position que l'infirmier des unités de soins hospitaliers que nous venons de voir, sauf qu'il ne peut habituellement joindre le médecin téléphoniquement comme à l'hôpital. En France, le médecin du SAMU est celui qu'il doit alerter en composant le 15. Il doit se localiser, se présenter comme professionnel et dire ce qui se passe au permanencier auxiliaire de régulation qui reçoit en premier l'appel. Pour des impératifs de sécurité médico-légale, les prescriptions et les conversations avec le médecin régulateur du SAMU sont enregistrées.

Les médecins responsables des unités extrahospitalières sont tenus de fournir des protocoles écrits pour les cas d'urgence et pour la coordination avec le SAMU ; cela est possible même pour les infirmiers isolés en zone d'accès difficile (plates-formes de forage en mer, îles, brousse, etc.). Les médecins et infirmiers qui prévoient de se trouver confrontés avec des urgences dans ces conditions doivent préventivement prendre contact avec leur SAMU pour organiser les secours.

En France et dans les pays où le « médecin régulateur du SAMU » existe déjà, il n'est pas licite que dans l'exercice extrahospitalier de professionnels paramédicaux, on appelle au secours de simples secouristes en cas d'urgence médicale, l'article 63 du Code pénal exige maintenant que l'alerte soit donnée au SAMU, d'une part, car c'est le service médical techniquement *ad hoc,* et, d'autre part, parce que le secret médical doit être préservé même en cas d'urgence et que la police comme les pompiers doivent rendre compte à l'autorité de leurs interventions.

L'urgence « de la rue »

L'infirmier diplômé a le devoir, en l'absence d'un médecin, de prendre en charge médicalement un sujet accidenté, pris de malaise, ou une femme en train d'accoucher. C'est lui qui doit organiser le secours et personne d'autre. Les autorités locales et les secouristes doivent lui obéir pour ce qui concerne les soins et l'aider. S'il est empêché d'agir, il doit le faire savoir à l'autorité compétente.

D'une cabine téléphonique ou d'un mobile, d'une borne routière, du téléphone du métro, de celui des contrôleurs de trains, des radiotéléphones de bateaux et même à partir de la cabine des avions ou des consulats de France à l'étranger, l'infirmier confronté à une urgence et qui a besoin d'aide médicale peut immédiatement entrer en contact avec le médecin régulateur du SAMU.

En cas de désastre sanitaire avec afflux de victimes

Tous les principes déjà énumérés doivent être respectés, mais viennent s'ajouter des contraintes de triage et de répartition des ressources médicales devenues rarissimes ou même nulles.

4 plan orsec

(Dr M. Szmajer)

Le plan ORSEC (Organisation des secours) est un dispositif de secours à l'échelon du département. Il peut être déclenché lorsque les moyens habituels sont insuffisants pour faire face à une situation « exceptionnelle ». Il repose sur un schéma d'organisation préétabli et un recensement permanent de la totalité des moyens disponibles, habituels ou exceptionnels.

Son déclenchement est du ressort exclusif du préfet du département concerné. C'est au vu des informations recueillies que celui-ci prend sa décision. D'où l'importance de la qualité et de la rapidité de leur transmission.

Le préfet est le directeur général des opérations : il assure le commandement unique de l'ensemble du dispositif (personnel et matériel). Il peut user de son pouvoir de réquisition. Son état-major est divisé en six directions :

- liaisons et transmissions ;
- police, circulation et renseignements ;
- secours et sauvetage ;
- soins médicaux et entraide ;
- transports et travaux ;
- information et relations avec le public.

Cet organe de commandement se scinde en deux PC (postes de commandement), au sein desquels chaque direction est représentée :

- PC opérationnel ou PC de l'avant, situé au plus près des lieux de l'intervention ;
- PC fixe (PC de l'arrière), qui s'installe généralement à la préfecture du département.

Au sein de la Direction des soins médicaux et entraide, le directeur des Secours médicaux (DSM) est généralement celui du SAMU départemental concerné, la partie « entraide » étant prise en charge par la DDASS (Direction départementale des affaires sanitaires et sociales). C'est dans ce cadre, sous la tutelle de la Santé publique, qu'est regroupé l'ensemble du personnel de santé intervenant. Il garantit le respect, même dans ces circonstances, de la déontologie et de l'éthique médicale. De plus, il permet une coordination efficace avec les structures hospitalières d'aval, appelées à recevoir un afflux de blessés.

La complexité et la disproportion du dispositif ORSEC, face à certaines situations, ont entraîné la mise au point de plans plus restreints, n'impliquant qu'une partie, quantitative ou qualitative, des moyens. Leurs schémas de fonctionnement sont néanmoins calqués sur ceux du plan ORSEC. C'est le cas, notamment, des plans rouges départementaux (avec leur composante « santé », ou plan blanc), conçus et mis en œuvre conjointement par les services de secours (SAMU et sapeurs-pompiers) sous l'autorité du préfet. Il en existe d'autres, très nombreux, dont les noms varient au fil des ans :

- ORSEC-RAD (risque radioactif) ;
- SATER : (chute d'aéronef) ;
- plan spécial SNCF ; etc.

Deux plans plus récents, obligatoires, sont en rapport avec le « risque technologique » (directive Seveso). Ils concernent un site industriel précis et sont mis au point par le chef d'entreprise, en liaison avec les pouvoirs publics :

- le POI (plan d'organisation interne), placé sous l'autorité du chef d'entreprise, pour les risques limités au site industriel ;
- le PPI (plan particulier d'intervention), placé sous l'autorité du préfet, pour les risques dépassant les limites du site.

Pour qu'un plan soit réellement efficace dans la pratique, il faut que ce soit lui qu'on adapte aux circonstances, et non l'inverse...

Notes

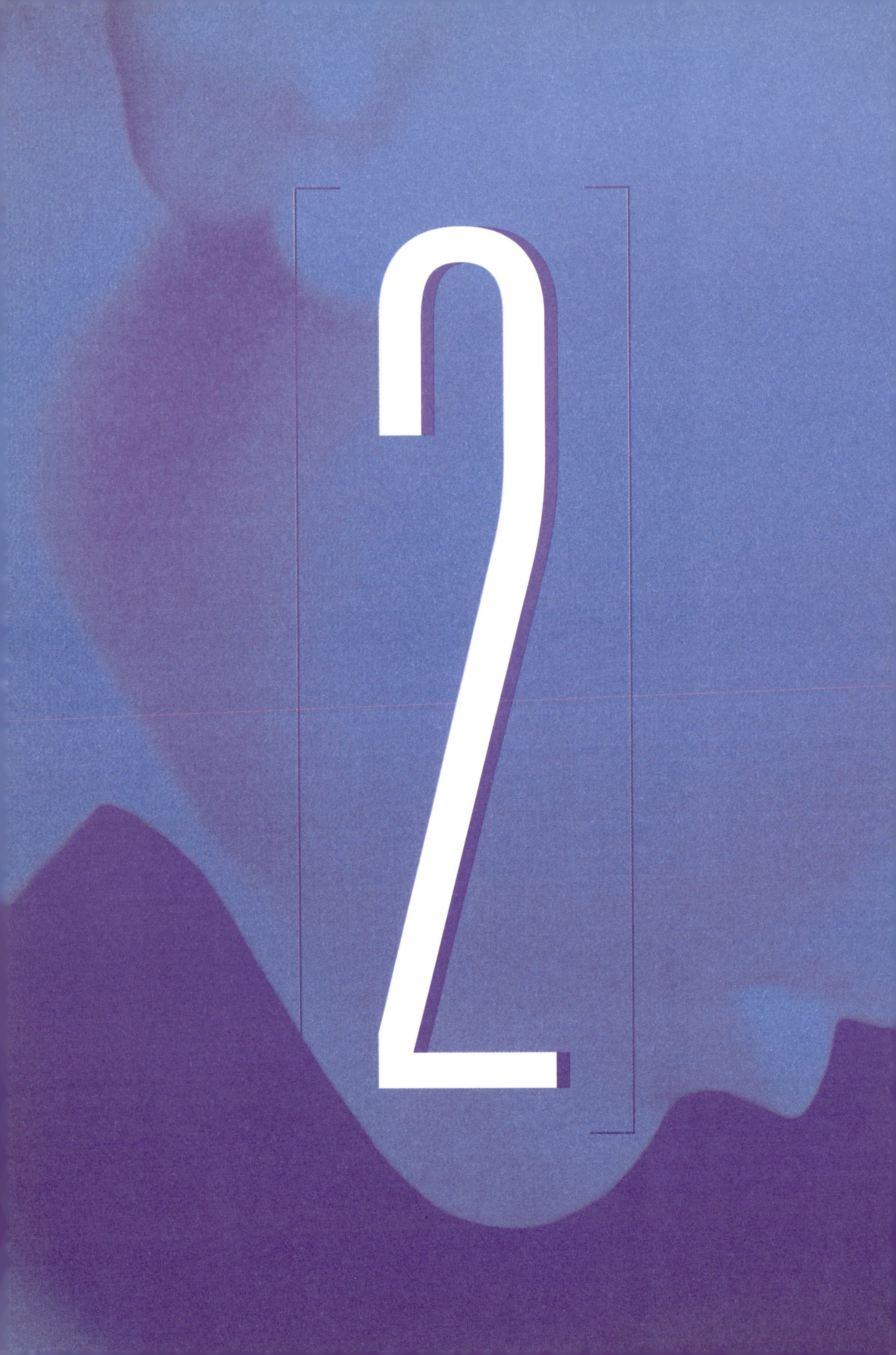

2

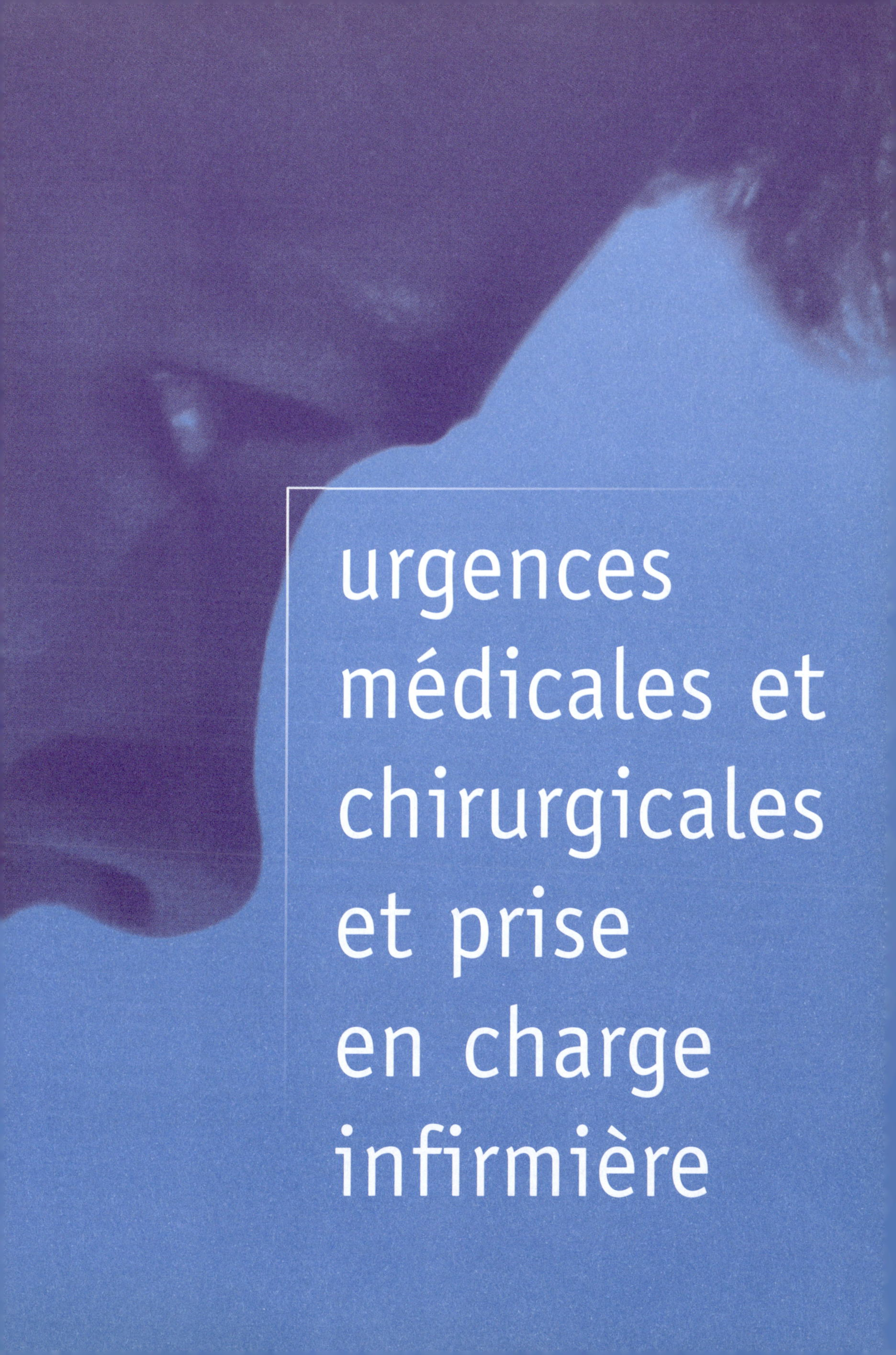

urgences médicales et chirurgicales et prise en charge infirmière

Arrêt cardio-respiratoire

(Pr P. Carli)

Degré d'urgence

L'arrêt cardio-respiratoire est l'urgence absolue. Tout doit être fait pour rétablir une circulation spontanée dans les plus brefs délais. C'est de ce délai que dépend le pronostic.

Points clés

L'arrêt circulatoire par fibrillation ventriculaire peut réaliser une véritable mort subite de l'adulte. Le pronostic dépend de l'efficacité et de la rapidité des étapes suivantes :

- reconnaissance immédiate de l'arrêt cardio-respiratoire et déclenchement de l'alerte ;
- réanimation cardio-pulmonaire de base par les premiers témoins de l'arrêt cardiaque ;
- défibrillation la plus précoce possible de la fibrillation ventriculaire ;
- réanimation spécialisée par une équipe entraînée.

Seul un enchaînement parfait et rapide de ces étapes peut donner une chance de survie du patient.

Pièges à éviter

Le diagnostic d'arrêt cardio-respiratoire ne repose que sur l'absence de pouls et de ventilation. Tous les autres signes peuvent être trompeurs. Il serait très dangereux de commencer le massage cardiaque externe chez un patient qui n'est pas en arrêt cardiaque.

La technique des gestes de réanimation cardio-pulmonaire de base – libération des voies aériennes, ventilation d'urgence et massage cardiaque – doit être parfaitement connue. Ce n'est pas le jour de l'arrêt cardiaque qu'on révise ses connaissances !

Le chariot et le matériel d'urgence doivent être en permanence en état de fonctionner. Un défibrillateur non branché ou un laryngoscope sans piles risquent de ruiner tous les efforts de l'équipe.

Prévention

Il est très difficile de prévenir la survenue d'un arrêt cardio-respiratoire car il peut être subit et sans signes annonciateurs. C'est souvent le cas des fibrillations ventriculaires où le patient tombe brutalement, alors que rien ne laissait présager de l'imminence d'un accident aussi grave.

À l'inverse, chez les patients hospitalisés, il faut savoir appeler le médecin de garde ou le réanimateur avant qu'une détérioration progressive de l'état respiratoire, circulatoire ou neurologique ne conduise à l'arrêt cardiaque. Dans la majorité des cas, une réanimation initiale efficace permettra d'en éviter la survenue.

Enfin, pour prendre en charge de manière efficace un arrêt cardiaque à l'extérieur de l'hôpital comme dans un service de soins ou en réanimation, il est très important de tenir à jour ses connaissances, de s'entraîner et de connaître les lieux et le matériel avec lequel on travaille.

Toute hésitation peut être la source d'une perte de temps fatale.

Prise en charge infirmière

L'arrêt cardiaque survenant à l'extérieur ou à l'intérieur de l'hôpital est pris en charge d'une façon légèrement différente.

À l'extérieur de l'hôpital

L'arrêt cardio-respiratoire est affirmé par l'absence de pouls (carotidien et fémoral) et l'absence de respiration spontanée. Il ne faut pas le confondre avec une perte de connaissance brève, une bradycardie ou une convulsion.

La mise en œuvre des soins doit être immédiate *(Schéma 1)* :

- appeler immédiatement le SAMU le plus proche par le 15 ;
- donner une alerte précise avec une localisation détaillée et en précisant que la victime est en arrêt circulatoire ;
- commencer immédiatement la réanimation cardio-pulmonaire de base, en suivant la séquence A, B, C (*airway, breathing,* circulation) :
  - – libération des voies aériennes *(airway)*, elle est réalisée par la subluxation du maxillaire ou la traction du menton vers le haut ;
  - – recherche de la présence d'un corps étranger que l'on extraira, si nécessaire, avec le doigt en crochet ou en réalisant une manœuvre de Heimlich ;
  - – respiration *(breathing)*, ou ventilation de secours par le bouche-à-bouche ;
  - – circulation, réalisation du massage cardiaque externe. Si deux intervenants sont présents, le rythme est de 5 compressions thoraciques pour 1 insufflation ; s'il y a un seul intervenant, le rythme est de 15 pour 2.

Le reste de la réanimation spécialisée est entrepris par l'équipe du SAMU. Nous en verrons les principales lignes dans le paragraphe ci-après.

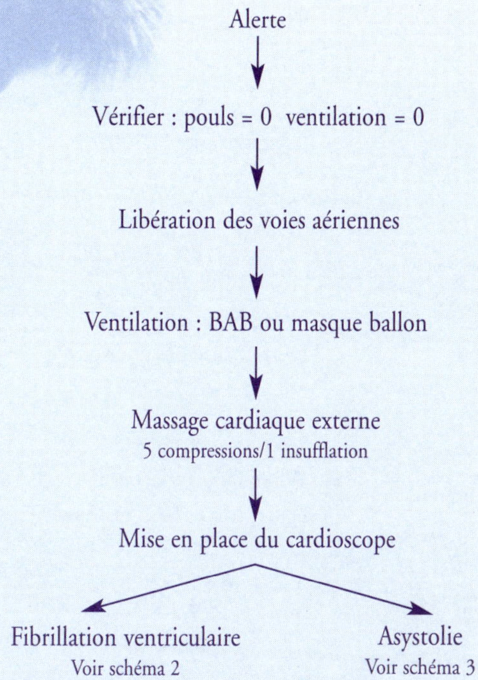

Schéma 1 : *Réanimation des ACR 1.*

À l'hôpital

Le diagnostic d'arrêt cardiaque est porté avec les mêmes signes que précédemment. Cependant, dans certains cas, le patient peut être déjà monitoré par un cardioscope, le diagnostic est alors évident. Il faut immédiatement faire appeler le médecin ou le réanimateur de garde et demander qu'on apporte le chariot d'urgence comprenant au minimum un défibrillateur, le matériel d'intubation et les médicaments d'urgence. On commence la réanimation cardio-pulmonaire de base avec la même séquence qu'à l'extérieur de l'hôpital.

La réanimation spécialisée, qui comprend un certain nombre de gestes techniques de réanimation, est effectuée suivant un protocole déterminé. Les *schémas 2 et 3* résument la prise en charge des deux éventualités les plus fréquentes que sont la fibrillation ventriculaire et l'asystolie.

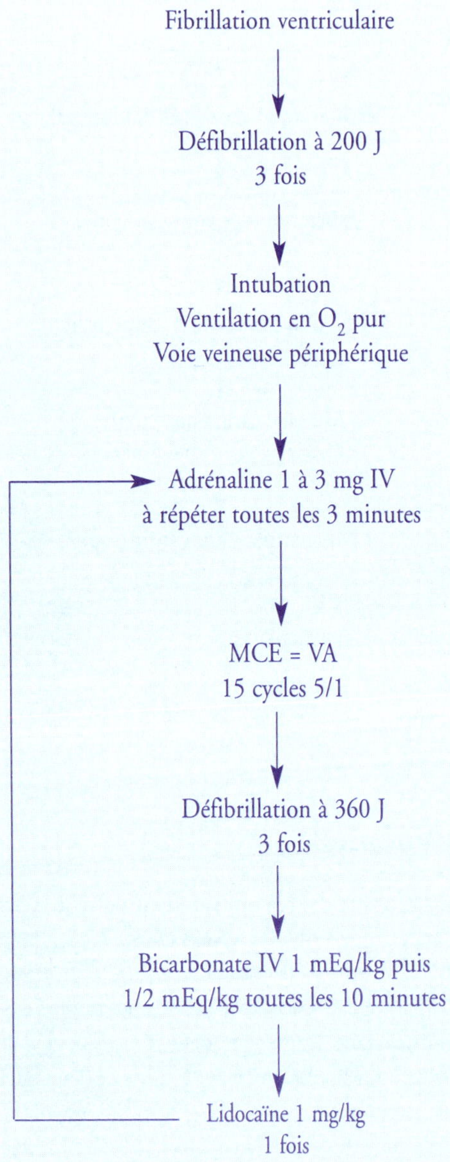

Schéma 2 : *Réanimation des ACR 2.*

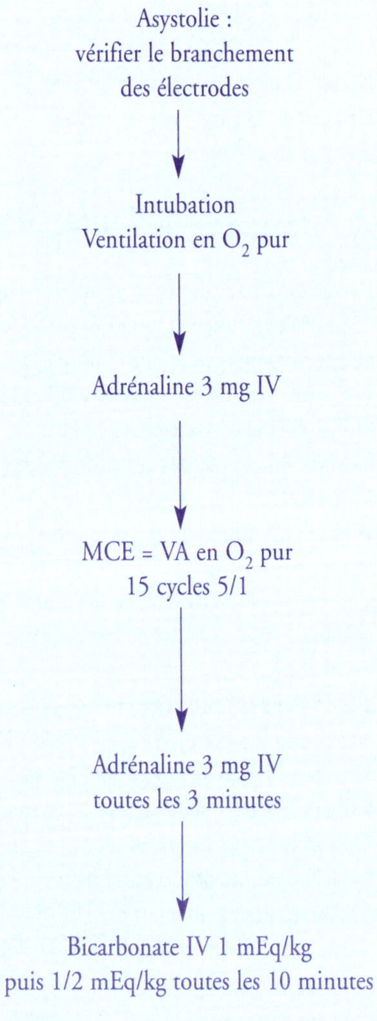

Schéma 3 : *Réanimation des ACR 3.*

Comprendre la prescription

Pour comprendre la prescription et participer à la réanimation avec l'équipe médicale, les éléments suivants doivent être connus :

- le cardioscope permet l'analyse du rythme cardiaque électrique sur un écran ; au moindre doute, on effectue un tracé sur le papier et c'est ce rythme cardiaque qui guide la suite de la réanimation ;
- la défibrillation consiste à faire passer un courant dans le cœur qui dépolarise le myocarde et lui permet de reprendre une activité cardiaque coordonnée. C'est le premier geste à effectuer avant même l'intubation en cas de fibrillation ventriculaire. Le défibrillateur doit toujours être en charge, ce qui permet, au moyen de deux électrodes, de réaliser la défibrillation à une énergie présélectionnée (au maximum 360 joules) ;
- l'intubation est réalisée en urgence par voie endotrachéale ; le plateau d'intubation doit toujours être prêt dans le chariot d'urgence ;
- la ventilation peut être réalisée avant l'intubation par l'intermédiaire d'un ballon et d'un masque. Le ballon peut ensuite être adapté à la sonde d'intubation. La ventilation artificielle d'un arrêt cardiaque est réalisée avec de l'oxygène pur ;
- la voie veineuse périphérique permet d'administrer les médicaments, en particulier l'adrénaline. Si une voie veineuse est déjà en place, on l'utilise, sinon on pose rapidement une voie de gros calibre avec un flacon de soluté cristalloïde de Ringer Lactate :
  - l'adrénaline est le médicament de base de la réanimation de l'arrêt cardiaque ; elle s'emploie en bolus de 1 à 3 mg par voie intraveineuse, sa durée de vie est courte ; c'est un vasoconstricteur très puissant qui permet d'améliorer le débit cardiaque et la circulation coronaire au cours d'un massage cardiaque externe ;
  - les bicarbonates servent à tamponner l'acidose ; leur efficacité est discutée et leur usage est limité ;
  - la lidocaïne est un anti-arythmique utile en cas de fibrillation ventriculaire résistant à la défibrillation.

Cas particulier : le patient intubé et ventilé en réanimation en soins intensifs

Dans ce cas, le diagnostic d'arrêt cardio-respiratoire est souvent simple à porter. Mais en plus de la réanimation précédente, il faut penser avant tout à un problème respiratoire. Pour cela, il faut vérifier immédiatement que le respirateur fonctionne correctement. Si ce n'est pas le cas, on le remplace tout de suite par une ventilation au ballon en oxygène pur. Sinon, on vérifie que le thorax du patient se soulève au cours de la ventilation. Si ce n'est pas le cas, cela veut dire que la sonde d'intubation est bouchée ou en mauvaise position. Le réanimateur doit alors enlever la sonde, ventiler le patient en oxygène pur et le réintuber. Enfin, si les causes précédentes ont été éliminées, il peut s'agir d'un pneumothorax suffocant sous ventilation artificielle, dont le traitement en urgence réalisé par le réanimateur comprendra la ponction de décompression suivie du drainage thoracique.

Palpitations, troubles du rythme cardiaque

(Dr P. Cristofini)

Degré d'urgence

Il est très variable suivant le type d'arythmie. La prise en charge peut aller de la consultation spécialisée sur rendez-vous pour des palpitations épisodiques jusqu'à l'urgence absolue pour un arrêt circulatoire secondaire à une fibrillation ventriculaire.

Le degré d'urgence sera jugé sur l'état hémodynamique du sujet : conscience, pression artérielle, état ventilatoire.

Points clés

La tolérance hémodynamique d'une arythmie cardiaque est différente de son vécu, c'est-à-dire de ce qui est ressenti par le patient (angoisse, gêne thoracique...).

La gravité des arythmies est largement conditionnée par l'état cardiaque sous-jacent : plus la cardiopathie est sévère, moins la tolérance hémodynamique risque d'être bonne.

L'électrocardiogramme (ECG) est le seul moyen de faire précisément le diagnostic du type de l'arythmie.

Pièges a éviter

L'aspect d'un scope peut être trompeur : le diagnostic fiable d'une arythmie repose toujours sur l'analyse de l'enregistrement électrocardiographique (quand il est possible).

Prévention

En soins intensifs, la récidive à court terme d'une arythmie ventriculaire grave à la phase aiguë d'un infarctus est prévenue par la *Xylocaïne* IV qui doit être préparée dès que possible après le premier CEE.

La survenue des troubles rythmiques est favorisée par l'hypokaliémie qu'il importe donc de prévenir par la surveillance du ionogramme chez les patients sous diurétiques.

Pour la plupart des patients, le risque de récidive est fonction de l'évolutivité de la cardiopathie causale et du traitement anti-arythmique préventif.

Prise en charge infirmière

À l'extérieur de l'hôpital

Les troubles du rythme peuvent s'y manifester par des tableaux de présentation et gravité très variables :

- des coups irréguliers dans la poitrine survenant dans un contexte d'agitation, de stress, voire de conflit psycho-affectif ;
- une crise prolongée de palpitations très rapides et angoissantes chez un adulte jeune qui a des antécédents analogues ;
- un malaise, des difficultés respiratoires (œdème aigu du poumon) favorisés par l'accélération brutale du rythme cardiaque chez un patient porteur d'une insuffisance cardiaque jusque-là bien tolérée ou contrôlée par les médicaments ;
- au maximum, un arrêt circulatoire par fibrillation ventriculaire survenant inopinément ou à la phase toute précoce d'un infarctus du myocarde, responsable d'une mort subite en l'absence de traitement (voir « Infarctus du myocarde », p. 28).

Dans tous les cas, et à côté de la prise en charge spécifique du symptôme majeur (voir « Arrêt cardio-respiratoire », p. 18), on peut commencer la démarche diagnostique par la prise du pouls de préférence central (carotidien ou fémoral), qui s'efforcera de déterminer deux paramètres :

- la fréquence cardiaque, en comptant les ondes de pouls au minimum ; pendant 30 secondes elle est anormale au-dessus de 110-120 au repos ;
- le caractère régulier ou non, jugé non pas sur l'intensité du pouls mais sur la longueur des intervalles entre chaque onde de pouls, ce qui peut être difficile en cas de rythme très rapide (supérieur à 150/min).

En règle générale, il est recommandé d'appeler les structures d'urgence médicalisées en faisant le 15 :

– impérativement si le sujet est âgé ou d'âge mûr ;

– même si le sujet est jeune, surtout si les symptômes persistent, en précisant les antécédents éventuels et le traitement en cours.

Seul l'ECG d'urgence, quand il est fait pendant les symptômes, permettra de poser le diagnostic précis de l'arythmie et, donc, de traiter (ou de rassurer définitivement si les palpitations sont en rapport avec une tachycardie sinusale).

À l'hôpital

L'environnement technique (scope, ECG) y est favorable et permet d'enregistrer les différents types de troubles du rythme *(Tab. 1)*.

Les arythmies peuvent être isolées, dites sur cœur sain, et sont alors à l'origine de malaise, syncope,

Tableau 1 : *Principaux troubles du rythme cardiaque.*

Nom	Origine anatomique	Aspect ECG	Pronostic	Traitement
Extra-systoles auriculaires	Oreillettes	Complexes prématurés fins	Bon	0 ou médical
Fibrillation auriculaire	Oreillettes	Tachycardie (150-180/min) irrégulière	Variable selon cardiopathie	Médical en urgence
Flutter auriculaire	Oreillettes	Tachycardie (150/min) régulière	Variable selon cardiopathie	Médical ou stimulation
Tachycardie jonctionnelle (Bouveret)	Nœud auriculo-ventriculaire	Tachycardie (160-230/min) régulière	Bon	Manœuvres vagales ou médical
Extra-systoles ventriculaires	Ventricules	Complexes prématurés larges	Variable selon contexte	0 ou médical
Tachycardie ventriculaire	Ventricules	Tachycardie (150-180/min) régulière, large	Risque de fibrillation ventriculaire	Médical ou choc électrique externe
Fibrillation ventriculaire	Ventricules	Pas de complexes Aspect en fuseaux	Décès sans traitement	Choc électrique externe exclusivement

dyspnée ou palpitations inexpliquées. Mais, beaucoup plus souvent, elles surviennent sur une cardiopathie qu'elles compliquent ou révèlent : anomalie d'une valve cardiaque, insuffisance coronaire, hypertension artérielle ou cardiomyopathie primitive dont dépend en grande partie le pronostic.

Les patients dont les arythmies sont potentiellement les plus graves (infarctus du myocarde) sont hospitalisés en unités de soins intensifs où ils sont surveillés par monitorage (scope) permanent, ce qui permet de dépister et de traiter très rapidement une anomalie ECG.

L'exploration d'une arythmie comprend : le Holter, l'épreuve d'effort, l'exploration électrophysiologique par ECG endocavitaire (HIS) ou par sonde œsophagienne et le bilan de la cardiopathie causale.

Le traitement curatif médical consiste à administrer des drogues anti-arythmiques soit en intraveineux soit per os selon le type de l'arythmie, sa tolérance et le degré d'urgence.

Certaines arythmies se traitent électriquement soit par stimulation (flutter), soit par choc externe (fibrillation auriculaire ou ventriculaire). Le traitement préventif (de la récidive) est presque toujours médical.

Que faire devant un patient hospitalisé qui fait une arythmie symptomatique (en dehors de l'arrêt circulatoire) ? Il faut conjointement :

- apprécier la tolérance sur les critères habituels (pression artérielle, qualité de l'hémodynamique périphérique, fréquence respiratoire, sueurs) ;
- enregistrer un ECG d'urgence que l'on laissera branché en attendant l'arrivée du médecin (interne du service ou réanimateur de garde si le service possède des soins intensifs : cardio, pneumo...), dont la présence est d'autant plus urgente que la tolérance est mauvaise ;
- installer une perfusion si nécessaire. Les drogues anti-arythmiques d'urgence sont variables selon le type d'arythmie et les habitudes des médecins *(Tab. 2)*. Certains anti-arythmiques injectables sont réservés aux spécialistes en raison de leur effets secondaires potentiellement dangereux *(Cipralan®, Flécaïne®, Rythmodan...)* ;
- si l'état hémodynamique du patient le justifie, pratiquer éventuellement un choc électrique d'urgence : toujours s'assurer que les palettes sont enduites de pâte protectrice et que personne ne touche le patient ou même le lit ; par contre, l'électrocardiographe peut rester branché.

Tableau 2 : *Principales drogues anti-arythmiques d'urgence.*

Drogues anti-arythmiques d'urgence actives à l'étage supra-ventriculaire		
Nom commercial	Doses indicatives	Indications usuelles
Cédilanide®	1 amp IVD (0,4 mg)	Fibrillation auriculaire et flutter auriculaire
Striadyne®	1 amp IVD flash (20 mg)	Tachycardie jonctionnelle
Tildiem IV®	0,5 à 1 amp IVD (amp à 25 mg)	Tachycardie jonctionnelle
Cordarone IV	1 à 2 amp/20 min (amp à 150 mg)	Fibrillation auriculaire et flutter auriculaire
Cordarone PO	8 à 12 comp. en 1 prise (comp. à 200 mg)	
Drogues anti-arythmiques d'urgence actives à l'étage ventriculaire		
Xylocaïne	50 à 100 mg IVD puis 2 000 mg/24 h	Toute arythmie ventriculaire (phase aiguë d'infarctus)
Cordarone IV	1 à 2 amp/20 min	Tachycardie ventriculaire

Syncope, malaise vagal

(Dr P. Cristofini)

Une syncope est une perte de connaissance brève d'origine circulatoire, excluant les accidents vasculaires cérébraux, la crise comitiale, l'hypoglycémie.
Une lipothymie est un état pré-syncopal où la conscience est encore conservée, mais qui procède du même mécanisme.
Le malaise vagal n'est pas une maladie en soi mais une mauvaise adaptation de l'organisme à une situation donnée

Degré d'urgence

Une syncope est toujours potentiellement grave surtout chez le sujet âgé et *a priori* relève de la prise en charge médicale. Celle-ci peut être urgente surtout en cas de récidive à court terme ou si la syncope survient sur un terrain fragilisé par des antécédents cardio-vasculaires.

Points clés

Si vous assistez à l'installation du malaise, le plus urgent est de prévenir une chute traumatique et, si possible, l'évolution vers la perte de connaissance.
Ailleurs, le problème est celui de la prévention de la récidive à distance d'une syncope obligatoirement transitoire à laquelle vous n'aurez pas assisté.
Quelle qu'en soit la cause, une syncope est liée à une baisse transitoire du débit sanguin cérébral. La chute est à la fois la conséquence et une adaptation : la position couchée qui en résulte permet le plus souvent de réoxygéner le cerveau.
Une syncope qui se prolonge est un arrêt cardio-circulatoire.

Les médicaments sont de grands pourvoyeurs de syncopes : il faut toujours en faire le recensement auprès du patient ou de sa famille.

Pièges à éviter

Devant un patient inconscient, deux erreurs doivent être évitées :
- méconnaître un arrêt cardio-respiratoire, ce qui retarderait les manœuvres de réanimation : la syncope s'accompagne de la persistance ou de la réapparition rapide d'un pouls. Il faut également se méfier des crises convulsives dans ce contexte, qui traduisent toujours une anoxie cérébrale assez profonde ;
- à l'inverse, commencer un massage cardiaque externe chez un patient souffrant d'une simple lipothymie vagale n'est pas la meilleur façon de lui rendre service : il faut palper le pouls et se rappeler qu'il peut être parfois lent (40/min).

Prévention

La prévention du malaise vagal est fondamentale notamment chez les sujets à risque :
- visiteurs de patients, personnel nouveau ou de passage peu habitué à l'ambiance hospitalière, notamment aux urgences et dans les différents soins intensifs : il faut asseoir les membres d'une famille avant de leur annoncer une mauvaise nouvelle et ménager les sujets âgés ;
- tout patient qui va subir un examen anxiogène et/ou douloureux : ponction de plèvre, lombaire, d'ascite, petite chirurgie sous anesthésie locale ; c'est la justification de l'emploi préventif d'atropine (de 0,25 à 0,5 mg en intraveineux ou sous-cutané) décidé dans certaines circonstances par le médecin. Il faut vérifier que le patient peut être mis en position déclive rapidement.

La prévention de la syncope chez le patient en cours de bilan.

La prévention de l'hypotension orthostatique impose la prudence lors de la manipulation (toilette) des patients à risque (vieillards, sujets déshydratés, prise de médicament hypotenseurs) en attendant que la rééquilibration du traitement les mettent à l'abri d'une récidive.
En cas d'utilisation de la trinitrine ou de ses dérivés, il est recommandé de :

- vérifier que la pression artérielle systolique est supérieure à 100 mmHg ;
- ne jamais l'administrer en position debout ou assise sans possibilité d'allonger rapidement le patient ;
- n'autoriser un lever prudent qu'après un décubitus de 5 à 10 minutes.

Prise en charge infirmière

À l'extérieur de l'hôpital

Il est fréquent, dans la vie de tous les jours, d'être confronté à la victime d'un malaise vagal. Il est important d'en faire le diagnostic pour : en limiter les conséquences et rassurer le patient et son entourage.
Typiquement, le sujet est jeune et le malaise débute par des symptômes prémonitoires : sueurs froides, sensations de tête vide, nausées qui sont suivies (ou non) d'une perte de connaissance d'installation progressive, ce qui permet d'éviter la chute ou d'en amoindrir les effets.
À l'examen, le sujet peut être inconscient et sa pâleur, parfois extrême, oriente vers le malaise vagal. Devant ce tableau de mort apparente, deux éléments rassurent : le patient ventile ; il existe un pouls central, en règle générale lent et bien frappé.
Lorsque vous intervenez, il faut :

- allonger complètement le patient, qui est parfois encore assis, et lui surélever les jambes ;
- se faire préciser les circonstances de survenue qui peuvent renforcer le diagnostic : émotion, chaleur, station debout prolongée.

L'évolution est toujours favorable avec un retour rapide de la coloration cutanée et de la conscience qui permet à la victime de reprendre le plus souvent ses activités après une courte période de repos dans un endroit calme et bien ventilé. Le recours aux soins médicalisés type SAMU se justifie dans trois circonstances :

- syncope profonde, heureusement rare, avec coma, perte d'urine, voire convulsions ;
- malaise s'accompagnant d'une douleur thoracique ou abdominale persistante (ce peut être le mode de début d'un infarctus du myocarde) ;
- sujet âgé avec antécédents cardio-vasculaires et prises médicamenteuses, car le diagnostic de syncope vagale ne sera retenu qu'après élimination des autres causes.

À l'hôpital

La survenue d'un malaise type vagal n'est pas rare, notamment chez les visiteurs occasionnels (voir « Prévention », p. 25). La conduite à tenir est la même qu'à l'extérieur de l'hôpital. Il est recommandé de faire prévenir un interne qui rassurera l'entourage et prendra les mesures nécessaires.
Que faire en cas de syncope chez un malade hospitalisé ? Chez les patients hospitalisés pour bilan de perte de connaissance en service spécialisé, la récidive de la syncope est prévisible, en règle générale rare, mais d'une grande aide diagnostique quand elle survient dans un contexte particulier ou quand le malade est sous monitorage. Vous êtes alerté par un voisin de chambre ou même par le bruit d'une chute. Le patient gît par terre ou sur son lit et peut déjà revenir à lui. Il est alors très important de mener de front deux démarches :

- s'assurer que les fonctions vitales ne sont pas durablement perturbées et que la syncope n'évolue pas en arrêt circulatoire en vérifiant le pouls, la ventilation ;
- noter les circonstances de survenue (prise de médicament, effort même modéré, emporte-pièce, c'est-à-dire sans aucun signe prémonitoire) et, éventuellement, l'aspect du tracé au scope si le patient est monitoré.

Il est urgent d'alerter le médecin le plus accessible : l'interne du service ou le réanimateur de garde si le service possède des soins intensifs (cardio, pneumo...).

Enfin, la chute a pu être traumatique : prudence lors de la mobilisation du patient.

Les causes peuvent être multiples, notamment cardiologiques :

- ralentissement brutal de la fréquence cardiaque liée à un trouble de conduction aigu (dysfonction sinusale, bloc auriculo-ventriculaire paroxystique). Ces patients, souvent âgés, sont à haut risque de récidive, voire de mort subite. Ils sont hospitalisés en unité de soins intensifs de cardiologie pour surveiller leur rythme cardiaque et faire les examens appropriés : ECG endocavitaire, enregistrement de Holter (ECG sur 24 h). Le traitement est la pose d'un pace-maker (externe transitoire puis interne définitif) ;
- d'autres troubles du rythme (tachycardie ventriculaire, torsades de pointe) peuvent être à l'origine d'une syncope, notamment à l'occasion de la prise de certains médicaments (anti-arythmiques, diurétiques...) dont il faudra toujours tenir compte *(Tab. 3)*.
- les obstacles à l'éjection du ventricule gauche représentent la première cause de syncopes survenant à l'effort, notamment le rétrécissement aortique calcifié (RAC) chez le vieillard et certaines cardiopathies rares (dites obstructives) chez le sujet plus jeune. Ces patients bénéficient souvent d'un bilan très complet avec échocardiographie, cathétérisme... Le traitement est le plus souvent chirurgical (remplacement de la valve) pour le RAC, médical pour les autres ;
- l'hypotension orthostatique est définie par une baisse de la pression artérielle systolique d'au moins 20 mmHg lors du passage de la position allongée à la position debout. Elle est à l'origine de pré-syncopes et est largement favorisée par les médicaments, notamment chez le vieillard.

Chez tout patient hospitalisé ou vu aux urgences pour douleur thoracique, l'administration de trinitrine sublinguale ou intraveineuse, ou de ses dérivés (dinitrate d'isosorbide ou *Risordan*®), peut être à l'origine de malaises lipothymiques survenant généralement devant le personnel (sauf en cas d'automédication) : la syncope est favorisée par l'hypovolémie, la position debout et est due à la veinodilatation brutale. La mise immédiate en position allongée, jambes surélevées, suffit le plus souvent à redonner couleur et pression artérielle au patient.

Tableau 3 : *Syncopes iatrogènes.*

Syncopes iatrogènes

↓

Mécanisme

Hypotension orthostatique	**Troubles du rythme**
• NEUROLEPTIQUES	BRADYCARDIE • Digitaliques • ß-bloquants • Isoptine • Cordarone • Association +++
• IMAO	
• ANTI-HYPERTENSEURS – ß-bloquants – Diurétiques – Aldomet® – Clonidine	TACHYCARDIE • Digitaliques • Anti-arythmiques
• DÉRIVÉS NITRÉS	TORSADES DE POINTE • Anti-arythmiques • Cordium® • Diurétiques

Infarctus du myocarde

(Dr P. Cristofini)

L'infarctus du myocarde est du à l'occlusion d'une artère coronaire par un thrombus en aval duquel le muscle cardiaque évolue progressivement vers la nécrose complète en 6 heures environ.

Degré d'urgence

L'infarctus du myocarde aigu (IMA) est une urgence absolue diagnostique et thérapeutique. Le risque immédiat est lié à la survenue de troubles du rythme ventriculaires potentiellement mortels. Il impose la prise en charge par le SAMU et l'hospitalisation en milieu spécialisé.

Points clés

Toute suspicion d'infarctus du myocarde justifie un ECG d'urgence.

Le pronostic immédiat est fonction de la rapidité de la médicalisation : 30 % des décès par IDM surviennent dans l'heure qui suit le début de l'accident coronaire.

Le pronostic ultérieur dépend de la taille de la nécrose, donc des possibilités de reperfusion, dominée par le traitement fibrinolytique qui permet de dissoudre le caillot responsable.

Mieux vaut demander un conseil médical pour une douleur thoracique atypique que laisser évoluer un infarctus du myocarde mal étiqueté.

Pièges à éviter

Il ne faut pas méconnaître un infarctus trompeur (à manifestation digestive prépondérante...) : demander un avis médical est toujours moins néfaste qu'un infarctus du myocarde non diagnostiqué.

L'administration intempestive de trinitrine sublinguale pour des douleurs d'autre origine peut être mal tolérée : respecter la position couchée, vérifier la pression artérielle, prudence chez le vieillard.

Le malaise vagal qui accompagne un infarctus du myocarde peut être très impressionnant : ne pas paniquer et vérifier le pouls et/ou le scope avant de commencer les manœuvres de réanimation.

Inversement, devant un tracé ECG plat, la bonne attitude consiste à regarder le patient et à vérifier les électrodes du scope avant de se précipiter sur le défibrillateur.

Il ne faut pas perdre du temps à débrancher l'électrocardiographe au moment d'un CEE : les appareils modernes sont tous protégés. Par contre, les électrodes autocollantes précordiales doivent être décollées car leur partie métallique peut créer des brûlures lors du CEE.

Prévention

La prévention de l'infarctus du myocarde repose sur la lutte contre ses facteurs de risque :

- arrêt du tabac ;
- dépistage et traitement de l'HTA ;
- lutte contre le surpoids et l'hypercholesterolémie par une alimentation équilibrée et la pratique d'une activité physique régulière.

La prévention de la mort par infarctus passe par la médicalisation et la prise en charge thérapeutique les plus précoces possibles.

Prise en charge infirmière

À l'extérieur de l'hôpital

L'infarctus survient en général au repos et peut débuter n'importe quand (le plus souvent pendant la deuxième moitié de la nuit ou le matin) et n'importe où : domicile, lieu de travail...

On doit suspecter un infarctus du myocarde :

- devant une douleur thoracique survenant sur un terrain prédisposé :
  - le terrain : typiquement l'homme d'âge supérieur à 40 ans qui présente un ou plusieurs facteurs des risques cardio-vasculaires suivants : hypertension artérielle, hypercholestérolémie, hérédité, diabète, tabagisme, obésité. Mais ce portrait robot ne doit pas faire récuser le diagnostic si la douleur est évocatrice chez un sujet jeune avec gros facteurs de risque, ou chez la femme âgée ;
  - la douleur : évocatrice de l'infarctus du myocarde quand elle est spontanée, de début brutal, rétrosternale, constrictive, prolongée, résistante à la trinitrine (TNT) ;
- devant certains éléments très évocateurs : l'irradiation de la douleur vers les mâchoires, les signes d'accompagnement du type pâleur, sueurs, troubles digestifs. Ils doivent faire contacter les secours médicalisés d'urgence même si, par ailleurs, les symptômes sont atypiques : la douleur réduite à ses irradiations (dos, épaules), une lipothymie ou syncope d'emblée, une douleur abdominale suggérant un embarras gastrique.

En attendant les secours, il faut :

- installer le patient confortablement en position couchée ;

- faire préciser les antécédents et les traitements éventuels en cours ;
- prendre le pouls et, si possible, la pression artérielle ;
- si vous disposez du matériel adéquat (infirmerie du travail par exemple) :
  – brancher l'électrocardiographe, prendre le tracé et laisser l'appareil branché ;
  – si vous avez de la trinitrine *(Natirose®, Risordan 5®*, trinitrine sub-linguale, *Natispray Fort®*), il est possible d'en administrer un comprimé ou une bouffée :
    - toujours après avoir enregistré un tracé ;
    - si la PA systolique est supérieure ou égale à 100 mmHg.

En noter l'effet et, si la douleur se modifie, (généralement peu), reprendre un nouveau tracé complet.
En cas de malaise avec pâleur, bradycardie et nausées, allonger complètement le patient, jambes surélevées.
Quel que soit l'état du patient, il faut rester à ses côtés avant l'arrivée du SMUR en lui prodiguant des paroles rassurantes.

À l'hôpital

Aux urgences

La suspicion d'infarctus impose d'installer le patient dans une salle équipée de moyens de réanimation permettant la surveillance scopique du rythme cardiaque et la mise à disposition d'un défibrillateur en état de marche.
Il faut, dans l'ordre :

- prévenir le médecin responsable ;
- prendre les constantes ;
- brancher l'ECG ;
- poser une perfusion (glucosé à 5 % en l'absence de précision) après les prélèvements biologiques (comprenant des enzymes).

Les médicaments dont il faut pouvoir disposer rapidement sont, outre la TNT (sub-linguale puis IV) :

- l'atropine IV en cas de bradycardie vagale ;
- la *Xylocaïne* IV, en cas d'hyperexcitabilité ventriculaire menaçante ;
- un antalgique IV, en cas de forme hyperalgique ;
- l'aspirine per os ou IV à titre anti-thrombotique systématique.

Dans certains cas, un traitement thrombolytique intra-veineux *(Streptase, Actilyse®, Éminase)*, capable de reperfuser la zone menacée en lysant le caillot intra-coronaire responsable, peut être débuté en dehors du service spécialisé pour gagner du temps, facteur majeur de pronostic en cas d'infarctus très précoce. En attendant (et pendant) le transfert soit vers les soins intensifs de l'hôpital, soit, par SAMU, dans un autre établissement, le malade doit rester scopé et surveillé, et ne doit jamais être seul car il est en général anxieux et algique.

En unité de soins intensifs coronaires (USIC)

Le patient est immédiatement scopé, perfusé, et certains traitements sont électivement institués selon des protocoles propres au service : ß-bloquants injectables et thrombolytique. La PA est souvent monitorée par brassard pneumatique automatique *(Dynamap®)*.
Dans certains cas – infarctus mal toléré sur le plan hémodynamique ou contre-indications au traitement thrombolytique – une exploration angiographique des coronaires (coronarographie) est indiquée en phase aiguë. Pratiquée en salle de cathétérisme, elle impose le transfert sous monitorage et la surveillance de l'introducteur artériel *(Desilet®)* au retour.
Un patient souffrant d'infarctus du myocarde ne doit pas se lever et la prévention de la constipation fait partie intégrante du traitement.
La survenue d'un fibrillation ventriculaire, habituellement signalée par le scope chez un malade en arrêt circulatoire, souvent convulsivant, justifie un choc électrique externe (200 joules) de toute urgence après avoir :

- vérifié que le patient est inconscient ;
- enduit les palettes de pâte protectrice ;
- éloigné le personnel du lit ou du brancard.

Asthme aigu grave

(Dr A. Rozenberg)

Il s'agit d'une crise d'asthme avec broncho-constriction majeure, dont le risque est l'arrêt ventilatoire. La conséquence rapide est la mort par anoxie.

Degré d'urgence

C'est une urgence médicale vraie pouvant mettre en jeu la vie du patient parfois en quelques minutes. Le diagnostic et le traitement approprié doivent être les plus rapides possibles.

Points clés

Toute crise d'asthme, même banale en apparence, peut rapidement évoluer vers un asthme aigu grave (AAG).
Il faut donc, devant toute crise d'asthme, rechercher systématiquement un ou plusieurs signes l'évoquant.
La présence d'un ou de plusieurs de ces signes implique de réaliser une prise en charge médicale et un traitement rapides : SAMU en appelant le 15 (ou si impossibilité, médecin urgentiste) si on est à l'extérieur de l'hôpital, service de réanimation si on est dans un hôpital.
Le diagnostic et le traitement sont les mêmes chez l'adulte et chez l'enfant, ainsi que pour les asthmes idiopathiques et allergiques.

Pièges à éviter

Il s'agit essentiellement de la méconnaissance ou de la sous-évaluation de la gravité d'une crise d'asthme.

Prévention

L'infirmière a un rôle important à jouer dans la prévention de la survenue de l'AAG et dans son traitement. Elle doit tout d'abord participer à l'éducation des patients afin de les habituer à respecter les prescriptions médicales et à ne jamais interrompre leur traitement.
Elle doit ensuite savoir reconnaître les signes de gravité d'une crise d'asthme et prévenir sans tarder le médecin.
Elle doit enfin tout mettre en œuvre pour que le traitement soit administré sans délai.

Prise en charge infirmière

Participation au diagnostic

Elle est la même pour l'infirmière à l'hôpital ou en dehors de l'hôpital. Elle consiste à rechercher des signes de gravité *(Tab. 4, p. 33)* et des signes d'alarme *(Tab. 5, p. 33)*. Les signes d'alarme d'une crise d'asthme précèdent de peu l'arrêt cardio-ventilatoire et la mort.

Mise en œuvre des soins infirmiers

Elle peut varier suivant la disponibilité immédiate ou non du médecin.

Tableau 4 : *Signes de gravité d'une crise d'asthme.*

Fréquence respiratoire à 30/min
Pouls supérieur à 140/min
Cyanose, agitation, sueurs profuses
Résistance au traitement habituel
Impossibilité de parler ++, ou parole difficile, hachée
Débit expiratoire de pointe (peak-flow) inférieur à 120 l/mn

Tableau 5 : *Signes d'alarme d'une crise d'asthme.*

Troubles de la conscience
Collapsus cardio-vasculaire
Silence auscultatoire (disparition des râles sibilants en dehors d'une amélioration clinique)
Pouls paradoxal
Pause ventilatoire par fatigue des muscles ventilatoires

Qui appeler ?

À l'extérieur d'un milieu hospitalier, le SAMU le plus proche, en précisant bien de quoi il s'agit. Le médecin régulateur du SAMU peut être amené à conseiller une thérapeutique en cas d'extrême urgence. En cas d'impossibilité d'obtenir une équipe de réanimation dans des délais raisonnables, il est possible d'appeler un médecin équipé pour ce genre d'urgence.

À l'hôpital, le patient doit être examiné le plus rapidement possible par un médecin. En cas d'extrême urgence (pauses ventilatoires, coma, arrêt cardio-ventilatoire), il faut entreprendre la thérapeutique spécifique (manœuvre de secourisme cardio-respiratoire) en même temps que l'on demande de l'aide.

Dispenser les soins immédiats

Traitement symptomatique : oxygénothérapie dans tous les cas (par sonde nasale ou, mieux, au masque : 4 à 6 l/min).

Traitement médicamenteux : il est différent du traitement de fond de la maladie asthmatique et repose sur plusieurs classes pharmacologiques.

Comprendre la prescription

Les ß-mimétiques sont des médicaments bronchodilatateurs. Ils représentent la base du traitement des AAG *(Tab. 6)*. Ils peuvent être administrés par différentes voies :

- voie aérienne :
  - spray de *Ventoline* : il nécessite une synchronisation avec l'inspiration, qui n'est pas toujours possible chez des patients très gênés pour respirer, respirant vite ou chez les enfants. L'emploi d'une chambre de nébulisation permet de s'affranchir de ces contraintes. Dose : il ne faut pas limiter le nombre de sprays ++. La *Ventoline* en spray peut et doit être utilisée par l'infirmière comme première thérapeutique chez un asthmatique en crise, même sans prescription médicale ;
  - nébulisation de salbutamol : 5 mg en 30 minutes nébulisés par 6 à 8 l/min d'oxygène dans un masque facial. Elle est souvent très efficace mais, nécessitant une source d'oxygène, elle est réservée au milieu hospitalier. Elle peut être mise en route par l'infirmière sous couvert d'un protocole thérapeutique d'urgence écrit par les médecins du service ;
- voie parentérale :
  - sous-cutanée : *Bricanyl*®, 1/2 à 2 ampoules. Son action est rapide et vient compléter celle du spray de *Ventoline*®. Son administration peut être faite par l'infirmière (protocole écrit si possible) ;
  - intraveineuse : salbutamol injectable de 0,5 à 6 mg/h en continu au pousse-seringue, sur prescription médicale seulement.

La théophylline est un bronchodilatateur utilisé dans le traitement de fond de la maladie asthma-

Tableau 6 : *Bronchodilatateurs.*

	Catécholamines	Non catécholamines (bronchodilatateurs)
Naturelles	Adrénaline et noradrénaline (Levophed®), bronchodilatateurs et vasoconstricteurs	
Synthétiques	Isoprénaline (Isuprel®, Aleudrine®), bronchodilatateurs et vasodilatateurs	Orciprénaline (Alupent®) Terbutaline (Bricanyl®) Salbutamol (Ventoline, Salbumol) Fénotérol (Berotec®)

tique. Elle peut être utilisée dans l'AAG en remplacement des ß-mimétiques (mais pas en même temps). Toutefois, son efficacité n'est pas supérieure à celle des ß-mimétiques. De plus, son utilisation intraveineuse (indispensable dans l'AAG) est limitée par sa toxicité (cardiaque et neurologique). Il existe un risque de surdosage aigu chez les patients prenant ce médicament de façon continue et dont on ne connaît pas forcément le taux sanguin de théophylline au moment de l'injection. Cela limite son utilisation en urgence, qui ne doit être faite que sur prescription médicale.

Les corticoïdes ne doivent être utilisés ici ni seuls ni en première intention car leur effet bronchodilatateur est retardé dans le temps. Par contre, ils potentialisent l'effet des ß-mimétiques. L'hémi-succinate d'hydrocortisone est donné à la dose de 1 g/24 h fractionné en 6 injections. Chez les patients allergiques, il faut faire attention aux corticoïdes contenant des sulfites *(Soludécadron®, Célestène®...)*. Les corticoïdes ne sont donnés que sur prescription médicale.

Embolie pulmonaire

(Dr A. Rozenberg)

Une embolie pulmonaire (EP) est l'obstruction d'une partie de la vascularisation artérielle pulmonaire par la migration d'un caillot de sang.

Degré d'urgence

L'urgence est surtout de tout faire pour confirmer ou infirmer le diagnostic d'embolie pulmonaire, et cela pour deux raisons :

- le traitement anticoagulant de l'embolie pulmonaire peut entraîner des accidents hémorragiques. Il ne doit donc être mis en route qu'après une certitude diagnostique ;
- le risque mortel des embolies pulmonaires est essentiellement dû aux récidives. Or, celles-ci peuvent être prévenues par le traitement anticoagulant.

Points clés

La gravité d'une embolie pulmonaire est le risque de récidive en l'absence de diagnostic et de traitement approprié.

Une embolie pulmonaire est la complication fréquente d'une immobilisation (suite d'intervention chirurgicale, immobilisation plâtrée d'un membre inférieur).

Pièges à éviter

Il ne faut pas négliger des signes révélateurs d'une embolie pulmonaire.
De même, dès que le diagnostic est évoqué, il faut tout faire pour le confirmer ou l'infirmer.
Il ne faut surtout pas mettre en route un traitement anticoagulant sans certitude diagnostique.

Prévention

La prévention de la maladie thromboembolique chez les patients à risque est la base de la prophylaxie des embolies pulmonaires (lever précoce des opérés, traitement anticoagulants préventifs...). Elle seule permet de diminuer la fréquence de cette complication redoutable.

Prise en charge infirmière

Participation au diagnostic

Certains signes cliniques sont évocateurs dans l'EP *(Tab. 7)*. Une infirmière qui constate un (ou plusieurs) de ces signes, surtout dans les suites d'une intervention chirurgicale, pendant un alitement prolongé ou chez un patient porteur d'un plâtre sur un membre inférieur, doit prévenir le médecin rapidement.
Certains examens complémentaires permettent de suspecter le diagnostic (radiographie pulmonaire, électrocardiogramme, gaz du sang), d'autres sont nécessaires pour l'affirmer *(Tab. 8)*.

Mise en œuvre des soins infirmiers

Qui appeler ?

Devant un ou plusieurs signe(s) clinique(s), il faut appeler un médecin en consultation ou faire hospitaliser le patient si cela n'est pas possible dans des délais raisonnables.

Dispenser les soins immédiats

Oxygénothérapie (4 à 6 l/min).

L'infirmière est chargée d'administrer et de surveiller le traitement anticoagulant. Il consiste à donner, sur prescription médicale, de l'héparine qui permet d'éviter les récidives d'EP. Elle est contre-indiquée dans certains cas : hémorragies, troubles de l'hémostase (par exemple l'hémophilie), allergie connue à l'héparine, taux de plaquettes < 50 000/mm^3, chirurgie du système nerveux central ou de l'œil datant de moins d'un mois, traumatisme crânien important. Certaines pathologies, comme une intervention chirurgicale ou une hémorragie digestive récentes, une hypertension artérielle mal stabilisée, doivent être prises en compte avant d'instaurer un traitement anticoagulant.
L'infirmière devra effectuer les bilans de coagulation avant et pendant le traitement (numérations plaquettaires, temps de Quick, temps de céphaline activée [TCA] qui doit être entre 1,5 et 2,5 fois celui du témoin pour que l'héparine soit efficace). Un surdosage en héparine avec hémorragie sera traité sur prescription médicale par de la protamine (100 UI d'héparine sont neutralisées par 1 mg de protamine).
Si le traitement héparinique est contre-indiqué, le seul traitement sera alors une interruption de la veine cave inférieure (filtre cave par voie externe, clip cave chirurgical). Cette interruption ne traite pas l'embolie, mais permet essentiellement d'en éviter sa récidive.
Dans certains cas, des thrombolytiques peuvent être prescrits (embolie pulmonaire grave chez un

patient jeune sans antécédents particuliers). En plus des contre-indications de l'héparine, ils sont contre-indiqués en cas de chirurgie majeure ou d'injection intramusculaire récentes, d'accouchement de moins de deux semaines, de ponction lombaire ou pleurale récente et de massage cardiaque externe.

Les embolies pulmonaires graves peuvent s'accompagner d'un état de choc pour lequel des tonicardiaques *(Dobutrex)* peuvent être prescrits.

L'embolectomie (extraction chirurgicale des caillots de l'artère pulmonaire) est le traitement de sauvetage d'un patient grave en état de choc en cas de contre-indication ou d'échec des autres traitements. C'est une chirurgie lourde dont la mortalité est élevée.

Tableau 7 : *Signes cliniques classiques d'une embolie pulmonaire.*

Douleur thoracique latéralisée
Phlébite (thrombose veineuse des membres inférieurs)
Dyspnée, tachypnée > 16/min
Tachycardie
Malaise ou lipothymie, syncope
Hémoptysie
Anxiété
Température > 38 °C

Tableau 8 : *Examens complémentaires nécessaires au diagnostic d'une embolie pulmonaire.*

Scintigraphie pulmonaire	Elle élimine le diagnostic si elle est normale.
Angiographie pulmonaire	Elle seule permet de prouver l'embolie, de chiffrer son importance et de donner sa localisation. Elle permet d'affirmer le diagnostic avec certitude. Elle présente moins de risques qu'un traitement anticoagulant aveugle.
Iliocavographie associée à l'angiographie	Pour rechercher un caillot dans la veine : risque de récidive mortelle.
Phlébographie des membres inférieurs	Pour rechercher un foyer emboligène périphérique.

Hémoptysies massives

(Dr P. Delpech)

L'hémoptysie est une hémorragie provenant de l'arbre respiratoire sous-glottique. En présence d'une hémoptysie, il faut savoir reconnaître les signes de gravité et déterminer les priorités thérapeutiques.

Degré d'urgence

C'est surtout le retentissement de l'hémoptysie qui permet d'en apprécier la gravité, le volume étant toujours très difficile à évaluer.

Si elle est rapidement constituée, l'hémoptysie peut engager à court terme le pronostic vital ; elle peut être à l'origine d'une anémie aiguë et d'un choc hypovolémique ; mais c'est d'abord et surtout la fonction ventilatoire qui est compromise du fait de l'inondation alvéolaire.

Points clés

Le traitement symptomatique et le rétablissement des fonctions vitales sont prioritaires en cas d'hémoptysie massive.
Le traitement étiologique permet d'éviter les récidives. Il repose sur un bilan qui ne peut pas toujours être réalisé en urgence :
- étude des antécédents ;
- examen clinique ;
- bilan radiologique (radio pulmonaire, scanner, artériographie...) ;
- examen fibroscopique (étude de l'arbre trachéo-bronchique) ;
- prélèvements biopsiques...

Pièges à éviter

Il ne faut pas négliger une hémoptysie minime qui peut devenir cataclysmique à tout instant.
Il ne faut pas confondre hémoptysie, épistaxis et hématémèse.

Prévention

Elle ne peut, en général, que prévenir les récidives : exploration de toute hémoptysie à la recherche d'un facteur causal ou favorisant accessible au traitement.

Prise en charge infirmière

À l'extérieur de l'hôpital

Participation au diagnostic

L'infirmière amenée à constater une hémoptysie doit savoir la reconnaître et ne pas la confondre avec une hématémèse ou une hémorragie sus-glottique ; il s'agit de crachats hémoptoïques plus ou moins abondants et mousseux, provenant des voies aériennes sous-glottiques et survenant au cours d'accès de toux.
L'interrogatoire succinct permet parfois d'évoquer une pathologie sous-jacente *(Tab. 9)*.
L'étape suivante consiste à rechercher les indices cliniques de mauvaise tolérance de cette hémoptysie :
- tolérance respiratoire en premier lieu, avec fréquence de la toux, dyspnée du type tachypnée, cyanose, sueurs, encombrement trachéo-bronchique, épuisement du patient ;
- tolérance hémodynamique, avec fréquence cardiaque et qualité du pouls, pression artérielle, recherche d'une décoloration des conjonctives et de signes d'hypoperfusion périphérique (marbrures des rotules) ;
- troubles de la conscience : ils sont tardifs et peuvent être dus soit à l'hypoxémie, soit à un état de choc hypovolémique.

Mise en œuvre des soins infirmiers

En dehors d'une structure de soins, le rôle de l'infirmière est limité par les moyens mis à sa disposition :
- traitement symptomatique d'une détresse respiratoire : libération des voies aériennes avant tout ;
- si possible le patient doit être mis en décubitus latéral ;
- au pire, mise en route des manœuvres de réanimation cardio-pulmonaire.

Surtout, et dès que possible, l'infirmier doit contacter le SAMU départemental en faisant le 15, afin de donner l'alerte et d'obtenir une aide médicale adaptée à l'état du patient. Le SAMU se chargera ensuite d'organiser l'hospitalisation du malade.

À l'hôpital

Participation au diagnostic

Elle est la même que précédemment.

Mise en œuvre des soins infirmiers

Elle est plus complète :

- dans un premier temps, alerter le médecin du service ; s'il n'est pas disponible, il faut contacter le réanimateur de l'hôpital ;
- arrêter les traitements anticoagulants en cours (héparine) ;
- amener à proximité du patient le chariot d'urgence contenant tout le matériel nécessaire à sa réanimation ;
- sur le plan respiratoire, outre la libération des voies aériennes supérieures, commencer très vite une oxygénothérapie (6 à 8 l/min) par sonde nasale de préférence au masque facial tant que le malade est en ventilation spontanée ;
- sur le plan hémodynamique, la mise en place d'une voie d'abord périphérique de calibre suffisant va permettre de réaliser un éventuel remplissage vasculaire et d'administrer les drogues à visée hémostatique ; tout remplissage doit être précédé d'un prélèvement sanguin (groupe sanguin, rhésus, agglutinines irrégulières, numération globulaire, hémostase complète, bilan virologique...).

Le traitement comporte ensuite plusieurs volets :

- dans tous les cas, ce patient doit être transféré dans un service capable d'assurer les traitements (service de réanimation, salle de réveil...) et la surveillance continue (pression artérielle invasive, SpO_2...) ;
- le contrôle des voies aériennes peut nécessiter, dans les cas les plus graves, une intubation trachéale avec ventilation contrôlée, sous sédation ou anesthésie ; elle permet de réaliser un lavage trachéo-bronchique avec du sérum physiologique ; elle précède ou suit une fibroscopie bronchique (pas toujours réalisable chez les patients hypoxémiques) qui, souvent, localise l'origine de l'hémoptysie. Une intubation sélective peut être réalisée ;
- le contrôle de l'hémorragie fait appel à plusieurs méthodes :
  - correction d'éventuels troubles de l'hémostase (plasma frais, plaquettes, protamine...) ;
  - instillation sous contrôle de la vue, en zone hémorragique, d'une solution vasoconstrictive (solution d'adrénaline) ou d'une solution hémostatique (thrombine-fibrinogène par exemple) ;
  - perfusion par voie générale d'une solution de lysine-vasopressine *(Diapid®)*, 5 UI diluées dans 5 ml de sérum physiologique injectés en 5 minutes, suivie d'une perfusion continue à la

Tableau 9 : *Pathologies à l'origine d'une hémoptysie.*

Affections broncho-pulmonaires (anciennes ou récentes	Certaines affections cardio-vasculaires
Tumeurs	Embolie pulmonaire
Tuberculose	Rétrécissement mitral
Bronchectasies	Insuffisance cardiaque gauche...
Infections	
Aspergillome	
Traumastismes thoraciques...	

dose de 0,4 UI/min, sous surveillance hémodynamique étroite ;
- en cas d'échec du traitement médical, une artériographie bronchique doit être réalisée. Elle permet souvent de préciser la zone pathologique et d'en faire l'hémostase par embolisation (le *Diapid®* doit être arrêté au moins une heure avant l'artériographie) ;
- en dernier recours, une chirurgie d'exérèse peut s'avérer indispensable (lobectomie, peumonectomie) malgré sa difficulté et ses risques dans ce contexte.

Pneumothorax compressifs

(Dr P. Delpech)

Les épanchements pleuraux gazeux sont une pathologie dont la fréquence évolue parallèlement au développement des techniques invasives. Leur gravité immédiate dépend pour une très grande part de leur caractère compressif ou non.

Degré d'urgence

Un pneumothorax doit toujours être considéré comme une urgence, l'évolution en étant souvent imprévisible. La présence de signes de mauvaise tolérance clinique, respiratoire, circulatoire ou neurologique démontre que le pronostic vital est engagé à court terme.

Le traitement doit alors être entrepris immédiatement.

Points clés

Un pneumothorax devient compressif lorsque la pression du gaz contenu dans la cavité pleurale devient supérieure à la pression barométrique. C'est par exemple le cas lorsque la brèche pleurale fait office de clapet, permettant l'admission d'air lors de l'inspiration mais faisant obstacle à son évacuation au temps expiratoire.

Ce phénomène compressif peut apparaître dans les pneumothorax spontanés, idiopathiques ou non, mais il est plus fréquent lors des pneumothorax traumatiques (volets thoraciques...) ou iatrogènes (ponction thoracique, pose de cathéter veineux central...), et surtout chez des patients ventilés mécaniquement en pression positive.

Les conséquences d'un pneumothorax compressif sont doubles :
- une dégradation des échanges gazeux liée à la diminution des volumes pulmonaires ;
- une altération importante de l'état hémodynamique, liée à l'hyperpression intrapleurale, et due :
  - au déplacement médiastinal vers le côté sain, responsable d'une diminution du retour veineux par plicature de la veine cave ;
  - à la gêne au remplissage diastolique du ventricule droit, responsable d'une baisse du débit cardiaque par diminution du volume d'éjection systolique.

Le diagnostic est l'étape préalable indispensable. Il repose sur la reconnaissance d'une détresse respiratoire ou hémodynamique dans un contexte parfois évocateur :
- la douleur, brutale, suffocante et localisée du côté du pneumothorax ;
- la dyspnée du type tachypnée (ces deux signes sont absents lorsqu'il s'agit de patients sous ventilation mécanique, sous sédatifs ou dans le coma) ;
- l'asymétrie de la ventilation, avec un hémithorax immobile ;
- l'altération des échanges gazeux, qui peut être mise en évidence par une cyanose, des sueurs, la baisse de la saturation périphérique en O_2 (SPO_2) ;

- la possible apparition d'un emphysème sous-cutané ;
- les signes hémodynamiques, qui sont souvent au premier plan : baisse de la pression artérielle, voire état de choc, tachycardie, turgescence jugulaire, apparition d'un pouls paradoxal. En cas d'arrêt circulatoire, les gestes de réanimation ne pourront être efficaces qu'après levée de la compression pleurale ;
- l'examen clinique, qui révèle une disparition du murmure vésiculaire du côté du pneumothorax associé à un tympanisme. Les bruits du cœur sont assourdis et parfois refoulés par le pneumothorax.

Le diagnostic doit être évoqué sur ces arguments cliniques.

L'urgence impose de ne pas attendre une confirmation radiologique pour entreprendre le traitement.

Pièges à éviter

La mauvaise tolérance respiratoire et surtout hémodynamique d'un pneumothorax doit faire évoquer soit un pneumothorax bilatéral, soit un pneumothorax compressif, surtout s'il s'agit d'un patient sous ventilation mécanique ou venant de subir des actes invasifs.

Prévention

Il peut être nécessaire de recourir à la chirurgie de manière à éviter les récidives : talcage, décortication pleurale...

Chez les patients sous respiration contrôlée, la prévention des pneumothorax compressifs passe par la maîtrise des gestes de réanimation (ponction de sous-clavière...) et par le contrôle des pressions d'insufflation qui permet de réduire le barotraumatisme.

Prise en charge infirmière

À l'extérieur de l'hôpital

Tout pneumothorax spontané peut prendre une allure compressive, notamment lorsqu'il survient sur une pathologie broncho-pulmonaire pré-existante.

Le point le plus important, une fois la détresse reconnue, consiste à donner l'alerte : appel au SAMU en faisant le 15.

À l'hôpital

Les pneumothorax compressifs sont particulièrement fréquents chez les patients intubés et ventilés mécaniquement ou au décours d'actes invasifs : ponction pleurale, mise en place de cathéters sous-claviers par exemple.

Le diagnostic est évoqué sur les éléments cliniques.

L'infirmière en charge du patient doit commencer par donner l'alerte et faire prévenir le médecin du service. Il faut faire amener auprès du patient le chariot d'urgence. Si le pneumothorax survient sous ventilation mécanique, et comme chaque fois qu'il existe des signes de mauvaise tolérance au respirateur, il est urgent de débrancher le patient du ventilateur et de le ventiler manuellement au ballon en fort débit d'O_2.

L'urgence impose de lever la compression en ponctionnant ce pneumothorax, et cela dans les plus brefs délais.

Le matériel nécessaire à la réalisation de ce geste est limité : désinfectant cutané et aiguille de calibre suffisant, 14 ou 16 G, sur une seringue de

20 ml. La ponction se fait au niveau du deuxième espace intercostal, sur la ligne médio-claviculaire. Le diagnostic est confirmé par l'issue d'air sous pression, et le seul fait de ramener la pression intra-pleurale au niveau de la pression barométrique permet de supprimer le caractère compressif du pneumothorax et de rétablir ainsi un état respiratoire et hémodynamique initialement suffisant. Une radiographie pulmonaire peut être réalisée lors de cette étape. Il est souvent nécessaire de compléter ce geste par un drainage thoracique de calibre suffisant, branché à un système aspirant.

Hypoglycémie

(Dr D. Jannière)

L'hypoglycémie est la première cause de coma chez le diabétique. Il s'agit alors d'une déstabilisation du traitement par l'insuline.

Attention, l'hypoglycémie peut se voir aussi :

- chez les diabétiques non insulinodépendants ;
- chez certains sujets non diabétiques.

Degré d'urgence

Il s'agit d'une urgence extrême, la thérapeutique doit être mise en œuvre même sans certitude diagnostique, car la souffrance cérébrale est constante.

Le glucose est le nutriment presque exclusif des neurones. En son absence, l'œdème cérébral apparaît, suivi d'une destruction cellulaire irréversible.

En l'absence de traitement d'urgence, l'hypoglycémie peut provoquer de lourdes séquelles.

Points clés

Devant un coma chez le diabétique, il faut toujours penser à l'hypoglycémie même si d'autres causes de coma sont associées (intoxication, traumatisme, etc.).

Devant tout coma et devant tout trouble, même mineur, de la conscience ou de l'humeur, l'infirmière doit pratiquer une glycémie au doigt, que le sujet soit ou non diabétique.

Le traitement d'urgence doit être entrepris avant d'appeler le médecin. Il n'a, en effet, aucune contre-indication.

Pièges à éviter

Les diabétiques ne sont pas seuls à faire des hypoglycémies.

Une personne en état d'ivresse aiguë est souvent en hypoglycémie surtout s'il s'agit d'un éthylique chronique ou d'un enfant.

Les spasmophiles sont, dans un tiers des cas, en hypoglycémie au cours de la crise de tétanie.

À l'hôpital, l'interruption brutale d'une perfusion concentrée en glucose (réanimation) peut induire des hypoglycémies qui passent inaperçues : multiplier les glycémies au doigt.

Enfin, il vaut mieux faire cent erreurs par excès qu'omettre le diagnostic et le traitement d'une seule hypoglycémie.

Prévention

C'est l'éducation du diabétique et de son entourage.

Le rôle de l'infirmière est ici capital : apprentissage des signes prémonitoires, lecture des glycémies au doigt, tenue du cahier du diabétique, règles diététiques...

Le diagnostic et le traitement d'urgence de l'hypoglycémie sont du ressort de l'infirmière : cela évite l'évolution vers les complications et les séquelles.

Prise en charge infirmière

Participation au diagnostic

Il existe deux tableaux principaux :

- le malade est encore conscient : il présente une agitation, parfois violente, une incohérence dans les propos, des sueurs profuses, une tachypnée, une tachycardie et, parfois, des douleurs abdominales. Il faut lui faire prendre du sucre per os sans délai ;
- le malade est déjà comateux : le coma est souvent profond, le malade est en sueur. La ventilation est efficace, mais la profondeur du coma contre-indique l'administration de sucre.

Quelquefois, des clonies peuvent survenir (surtout chez l'enfant).

Parfois, le tableau est pseudo-vasculaire avec des signes en foyer (hémiplégie...).

Enfin, lorsque le patient prend des cardiotropes (ß-bloquants en particulier...), les sueurs peuvent manquer. Le diagnostic se fait donc sur la mesure de la glycémie au doigt et, surtout, sur la réponse positive au traitement par le glucose per os ou IV.

Mise en œuvre des soins infirmiers

À l'extérieur de l'hôpital

Le malade est conscient ou stuporeux : lui faire prendre du sucre puis du pain ou un fruit.

Le malade est comateux : appeler sans délai le SAMU en faisant le 15 pour mise en place d'une perfusion. Si le malade est diabétique, il possède parfois dans son réfrigérateur une ampoule de *Glucagon* qui peut être injectée en IM ou en IV.

À l'hôpital

Le médecin est appelé ou, en fonction d'un protocole écrit, la glycémie au doigt est pratiquée immédiatement. Une perfusion de glucosé à 10 % est mise en place et une glycémie est envoyée au laboratoire.

Avant tout résultat du laboratoire, on injecte en urgence 40 ml de glucosé à 30 % dans la tubulure, éventuellement renouvelés en l'absence d'effet dans les 5 minutes.

Le médecin prescrira le reste de la thérapeutique et les examens nécessaires à la rééquilibration du patient.

Hémorragie digestive

(Dr D. Jannière)

De diagnostic facile lorsqu'elle est extériorisée, l'hémorragie digestive est plus difficile à suspecter en l'absence d'hématémèse.

Les causes principales en sont :

- la rupture de varice œsophagienne ;
- l'ulcère gastro-duodénal ;
- la gastrite, les œsophagites.

Le diagnostic repose actuellement sur la fibroscopie.

Degré d'urgence

Le pronostic vital peut être mis en jeu lorsque l'hémorragie (extériorisée ou non) aboutit au collapsus puis au choc. L'hospitalisation est la règle et le transfert vers un service spécialisé doit être demandé au SAMU en faisant le 15. En cas de choc, c'est un véhicule du SMUR qui transportera la patient après remplissage vasculaire.

Points clés

Les antécédents du patient peuvent orienter le diagnostic, mais il faut se souvenir qu'un cirrhotique habituellement porteur de varices œsophagiennes peut saigner aussi d'une gastrite hémorragique.

Le diagnostic étiologique est donc fibroscopique.

La présence d'un choc hémorragique, même si la tension artérielle est encore conservée, doit faire appeler le SAMU.

La présence de troubles de la conscience (coma hépatique chez un cirrhotique) doit faire mettre le patient en position latérale de sécurité afin d'éviter l'inhalation de l'hématémèse.

Pièges à éviter

Il ne faut pas :

- sous-évaluer une hémorragie digestive non encore extériorisée et dont la pression artérielle est encore correcte (penser aux signes indirects du choc) ;
- confondre hématémèse et hémoptysie ;
- confondre hématémèse et morsure de langue dans l'épilepsie ;
- confondre hématémèse et épistaxis déglutie.

Il faut être prudent lors du passage des sondes gastriques chez le malade choqué : il y a risque d'arrêt cardio-respiratoire.

Il faut être attentif aux troubles de la conscience (choc, encéphalopathie hépatique), car il y a risque d'inhalation.

Il est préférable de remplir le ballonnet gastrique par de l'eau afin d'éviter les ruptures brutales de ce ballonnet gonflé à l'air : il y a risque de gastrite hémorragique sur muqueuse fragilisée.

Prévention

Traiter les douleurs ulcéreuses après diagnostic fibroscopique évite l'évolution vers l'hémorragie digestive.

Il faut éviter l'automédication par les anti-inflammatoires non stéroïdiens, l'aspirine et les corticoïdes, et combattre l'alcoolisme, première cause de cirrhose...

Prise en charge infirmière

Participation au diagnostic

À l'hôpital, comme à l'extérieur de l'hôpital, l'infirmière recherchera :

- les signes d'hémorragie digestive (vomissement sanglant ou hématémèse franche) ;
- les signes de choc hémorragique (voir « Choc hémorragique », p. 82).

Mise en œuvre des soins infirmiers

Qui appeler ?

➡ **À l'hôpital :** on alerte l'anesthésiste-réanimateur chirurgical dès qu'il existe des signes de gravité. Le médecin du service mettra, pour sa part, tout en œuvre pour obtenir en urgence une fibroscopie.

➡ **À l'extérieur de l'hôpital :** il faut alerter le SAMU, en faisant le 15, qui déléguera le moyen de transport adapté au cas du patient. La description de l'hémorragie (quantité, signe de choc, antécédents du patient) est donc très importante lors de l'alerte.

Dispenser les soins immédiats

➡ **À l'extérieur de l'hôpital :**

- allonger le patient ;
- le placer en position latérale de sécurité au moindre trouble de la conscience ;
- prendre, si possible, une voie veineuse périphérique au plus tôt ;
- éviter toute mobilisation intempestive avant le remplissage vasculaire.

➡ **À l'hôpital :**

- prendre une voie veineuse périphérique de bon calibre, voire deux voies ;
- prélever pour groupe/agglutinines/coagulation/numération formule sanguine/plaquettes avant le remplissage par grosses molécules ;
- faire un micro-hématocrite et/ou une hémoglobine ;
- mettre en place une sonde gastrique pour lavage à l'eau froide. La fibroscopie ne sera possible qu'après décaillotage de l'estomac ;
- la décision de pose d'une sonde de Blakemore pour compression des varices œsophagiennes est du ressort du médecin ;
- de même, en cas de varices œsophagiennes, la prescription de dérivés de la somatostatine peut diminuer l'hypertension portale ;
- en cas de varices œsophagiennes encore, la décision de sclérose par voie endoscopique peut être prise.

Un cas particulier : pose de la sonde de Blakemore

Cette sonde a pour objectif le tamponnement des varices œsophagiennes qui saignent *(Schéma 4)*. Elle est mise en place au mieux après le diagnostic formel de la fibroscopie. Elle est souvent proposée en cas d'échec de la sclérose.

Enfin, en l'absence de certitude diagnostique, elle peut être mise en place en urgence chez un cirrhotique (probablement porteur de varices œsophagiennes) si l'importance de l'hémorragie l'impose.

➡ **Description :**

- sonde d'aspiration de bon calibre ;
- munie d'un ballonnet qui sera gonflé dans l'estomac ;
- munie d'un deuxième ballonnet oblong qui servira au tamponnement des varices œsophagiennes.

➡ **Technique :**

- classiquement introduite dans la narine avec les mêmes précautions qu'une sonde gastrique normale ; on s'assure par l'instillation d'air que l'on est dans l'estomac *(Schéma 5)* ;
- puis le ballon gastrique est gonflé habituellement par 60 ml d'air (il serait préférable pourtant

de le gonfler à l'eau) ; on positionne dans le cardia en exerçant une légère traction sur la sonde ;

- enfin, le ballonnet œsophagien est gonflé lentement à l'air. Par l'intermédiaire d'un dispositif à trois voies, on mesure la pression œsophagienne qui doit être inférieure à la pression artérielle systolique et de même niveau que la pression artérielle diastolique, de façon à éviter l'ischémie de la muqueuse tout en comprimant suffisamment les varices œsophagiennes.

Schéma 4 : *Sonde de Blakemore.*

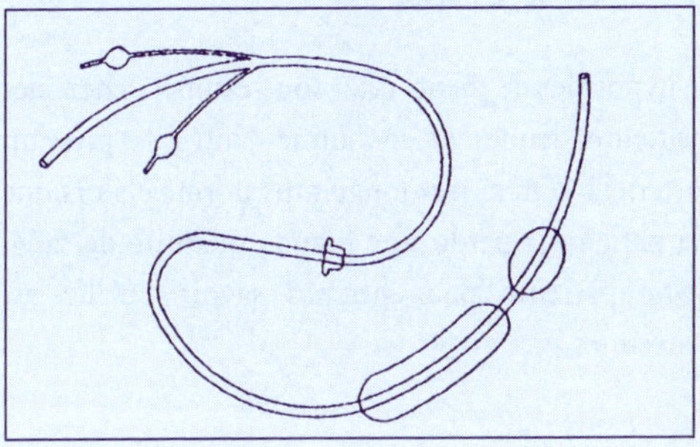

Dès que l'hémodynamique du patient est correcte, il peut être installé en position demi-assise, plus confortable sur le plan ventilatoire.

Schéma 5 : *Sonde de Blakemore en place.*

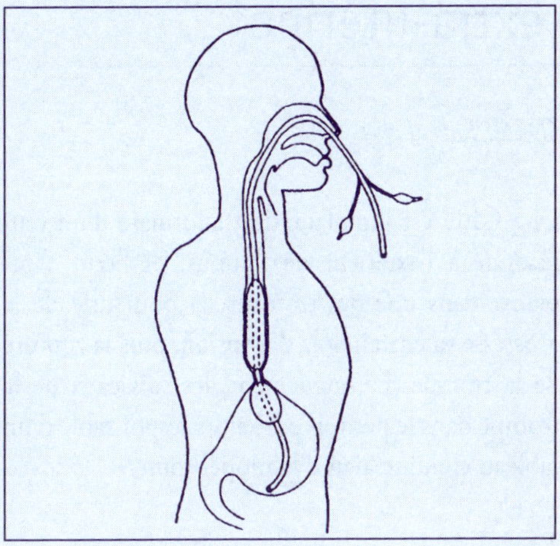

Rupture de grossesse extra-utérine

(Dr A. Rozenberg)

Une GEU est l'implantation anormale d'un œuf fécondé à l'extérieur de l'utérus. Si l'œuf s'implante dans une des trompes, la poursuite de la grossesse va entraîner la distension, puis la rupture de la trompe. Le saignement des vaisseaux de la trompe dans le péritoine est alors responsable d'un tableau clinique aigu d'hémopéritoine.

Degré d'urgence

Il s'agit d'une urgence chirurgicale qui met la vie de la patiente en danger. Elle nécessite une prise en charge et un transport médicalisés rapides vers un milieu hospitalier chirurgical.

Points clés

Tout saignement génital anormal avec douleurs abdominales et retard de règles chez une femme en âge de procréer est, jusqu'à avis contraire, une GEU.

Tout état de choc hémorragique (en dehors d'un traumatisme évident) chez une femme en âge de procréer est, jusqu'à preuve du contraire, une rupture de GEU.

Pièges a éviter

L'hypovolémie peut être sous-estimée chez des patientes jeunes et en bonne santé : la pression artérielle restera très longtemps normale alors que la patiente a perdu une grande quantité de sang.

Une patiente peut ne pas savoir qu'elle est enceinte.

Prévention

Toute femme en âge de procréer ou en début de grossesse et qui présente un saignement génital anormal, associé ou non à des douleurs abdominales et à un retard de règles, doit consulter sans tarder un médecin, car il est préférable de traiter une GEU avant sa rupture et en dehors d'une hémorragie cataclysmique.

Prise en charge infirmière

Participation au diagnostic

Le diagnostic est le même à l'extérieur de l'hôpital ou dans l'hôpital : il s'agit d'une femme en âge de procréer présentant un hémopéritoine avec signes de choc hémorragique, c'est-à-dire hypovolémique *(Tab. 10)*. La notion de grossesse à son début, ou simplement l'association d'un retard de règles, de douleurs abdominales ou pelviennes et d'un saignement génital anormal suffiront à confirmer le diagnostic.

Mise en œuvre des soins infirmiers

À l'extérieur de l'hôpital

Qui appeler ?

La prise en charge par le SAMU est indispensable, tant pour la mise en condition que pour le transport vers l'hôpital. Il faudra préciser qu'il s'agit d'une suspicion de rupture de GEU et donner une brève description de l'état clinique de la patiente. Le médecin régulateur du SAMU pourra donner des conseils thérapeutiques en attendant l'arrivée de l'équipe médicale du SAMU.

Dispenser les soins immédiats

En attendant le SAMU, la patiente doit être allongée, les jambes surélevées.

À l'hôpital

Qui appeler ?

Un médecin le plus vite possible (anesthésiste ou réanimateur si possible).

Dispenser les soins immédiats :

- l'infirmière pourra commencer un remplissage vasculaire, si possible sous couvert d'un protocole thérapeutique d'urgence écrit par les médecins du service, après pose d'un abord veineux périphérique (le plus gros calibre possible) (macromolécules de type *Plasmion*, *Haemaccel*, ou sérum salé) ;
- elle prélèvera en même temps un tube sec de sang, qui servira par la suite à déterminer le groupe sanguin de la patiente ; elle pourra donner aussi de l'oxygène (5 l/min) par sonde nasale ou, mieux, au masque ;
- le seul examen biologique indispensable est le groupe sanguin avec recherche d'agglutinines irrégulières. D'autres examens (NFS, hématocrite...) ne devront pas retarder le seul traitement possible qui est l'hémostase chirurgicale.

Tableau 10 : *Signes d'une GEU.*

Signes cliniques d'une hémorragie	Signes généraux
Cf. « Choc hémorragique » (p. 82)	Soif
	Extrémités froides
	Angoisse, agitation ou prostration
Douleurs pelviennes importantes	

Menace d'accouchement prématuré

(Dr V. Asbroucq)

Degré d'urgence

L'accouchement prématuré est déterminé par deux facteurs :
- le terme, qui définit l'importance du risque pour l'enfant en cas de naissance prématurée ;
- l'imminence de l'accouchement, qui est estimée par l'examen (intensité des contractions, modifications du col, rupture de la poche des eaux).

Points clés

Une menace d'accouchement prématuré est une situation pouvant aboutir à un accouchement entre la 28e et la 36e semaine d'aménorrhée.
La menace d'accouchement prématuré (MAP) est réelle lorsque les contractions utérines s'accompagnent de modifications du col utérin.
Les principales causes de prématurité sont :
- générales (infections, pathologies chroniques) ;
- locales (malformations utérines, « anomalie » du contenu utérin telles qu'hydramnios, grossesse gémellaire) ;
- de mauvaises conditions socio-économiques (travail pénible pendant la grossesse, nombreux enfants à charge, étage élevé sans ascenseur).

C'est l'immaturité des grandes fonctions vitales de l'enfant qui est responsable de la mortalité et de la morbidité des accouchements prématurés.

Pièges à éviter

Un erreur de terme est toujours possible : intérêt de l'échographie précoce.
Contraction n'est pas toujours synonyme de MAP.

Prévention

Définir le CRAP (coefficient de risque d'accouchement prématuré). Ce score prend en compte les antécédents médicaux et obstétricaux, la situation socio-économique, le mode de vie et le déroulement de la grossesse.
Favoriser le repos.
Diagnostiquer et traiter précocement toute infection intercurrente, même mineure.

Prise en charge infirmière

À l'extérieur de l'hôpital

Participation au diagnostic

Outre le diagnostic de menace d'accouchement prématuré, il faut s'attacher à en rechercher l'étiologie.
La lecture du carnet de maternité déterminera le terme, la parité, l'existence d'une grossesse multiple et les complications éventuelles de la grossesse (infection, diabète, hypertension).
L'interrogatoire renseignera sur :
- les contractions utérines : quelles en sont la fréquence et l'intensité ?
- la poche des eaux : est-elle rompue ou fissurée ?

Enfin, le toucher vaginal réalisé par une personne habilitée permettra de définir les modifications cervicales (longueur, consistance, dilatation).

Mise en œuvre des soins infirmiers

Qui appeler ?

Si les contractions sont peu nombreuses, modérées sans atteinte de la poche des eaux, contacter le médecin traitant. La patiente pourra être mise au repos à domicile avec une prescription médicale. Dans les autres cas, contacter le SAMU qui, en fonction des renseignements qui lui seront fournis, déterminera le meilleur moyen pour transporter la patiente dans la maternité où elle est suivie. Ce sera le plus souvent une ambulance simple à moins que la sévérité de la MAP ne requière la mise en route d'une tocolyse dès le domicile. Dans ce cas, la patiente sera prise en charge par une équipe du SMUR.

Dispenser les soins immédiats

Imposer le repos absolu, en position allongée, le plus souvent possible en décubitus latéral gauche afin de faciliter la circulation fœtale.

Toute rupture de la poche des eaux impose l'hospitalisation.

Comprendre la prescription

Le traitement médicamenteux des MAP repose sur deux types de molécules :

- la progestérone : c'est l'hormone naturelle de la grossesse et son administration favorise la poursuite de celle-ci ;
- les ß-mimétiques (*Ventoline*, salbutamol, *Prépar®*) : ils ont une action myorelaxante directe sur l'utérus.

La dose et le mode d'administration dépendent de la sévérité de la MAP.

À l'hôpital

Participation au diagnostic

L'interrogatoire et l'examen clinique seront complétés par :

- l'enregistrement des contractions utérines et du rythme cardiaque fœtal pour objectiver l'importance des contractions et évaluer la vitalité de l'enfant ;
- les examens complémentaires à la recherche de l'étiologie (échographie, prélèvements bactériologiques).

Mise en œuvre des soins infirmiers

Qui appeler ?

Le gynécologue-obstétricien du service.

Dispenser les soins immédiats :

- exiger le repos ;
- surélever les pieds du lit afin de diminuer la pression qu'exerce la tête fœtale sur le col (en cas de présentation céphalique) ;
- poser une voie d'abord veineux.

Comprendre la prescription

En cas de MAP sévère, le traitement comportera, outre l'administration de progestérone à forte dose, une tocolyse par ß-mimétiques en perfusion. Celle-ci ne sera mise en route qu'en l'absence de contre-indication (cardiopathies sévères, coronaropathies). Le débit initial de perfusion sera très faible, puis augmentera progressivement en fonction de la tolérance (pouls, pression artérielle) et de la réponse au traitement.

Accouchement inopiné

(Dr V. Asbroucq)

Degré d'urgence

Il est très variable selon l'imminence de l'accouchement et les risques potentiels.

Points clés

Un accouchement se déroule en trois phases : travail, expulsion et délivrance. Cela reste un acte naturel se déroulant le plus souvent sans complications. Il faut savoir s'occuper de la mère et de l'enfant. Les accouchements survenant à domicile sont souvent le fait de grossesses peu ou pas suivies, voire ignorées, survenant dans des contextes socio-économiques défavorisés.

Prise en charge infirmière

À l'extérieur de l'hôpital

Participation au diagnostic

Il consiste à déterminer l'imminence de l'accouchement et à rechercher d'éventuelles complications. L'interrogatoire est l'élément essentiel de cette étape. Le carnet de maternité sera d'un apport précieux.

Imminence de l'accouchement : elle sera estimée par le score de Malinas *(Tab. 11)*. Si la maternité est à moins d'une demi-heure de transport, la patiente pourra y être amenée par ambulance simple si le score de Malinas est inférieur à 5. Il faut aussi demander à la femme si elle a envie de pousser : dans l'affirmative, cela traduit un accouchement imminent. Enfin, l'examen le plus précis sera le toucher vaginal réalisé par un médecin habitué à cela ou une sage-femme qui précisera l'état du col de l'utérus.

Recherche des risques potentiels :

- prématurité (terme < 36 semaines d'aménorrhée) ;
- grossesse multiple ;
- hypertension ou diabète gestationnel ;
- présentation non céphalique ;
- indication connue de césarienne (utérus cicatriciel, petit bassin osseux).

Mise en œuvre des soins infirmiers

Qui appeler ?

Le SAMU qui, en fonction du score de Malinas, des éventuelles complications et des conditions géographiques locales (proximité de la maternité) décidera soit du transport de la patiente par ambulance simple, soit de l'envoi d'une équipe du SMUR.

Dispenser les soins immédiats

Pour une personne n'ayant pas d'expérience en matière d'accouchement, la conduite à tenir consiste essentiellement en une surveillance et un soutien psychologique :

- pendant le travail :
  - demander à la patiente de rester allongée, le plus souvent possible en décubitus latéral gauche ce qui favorise la circulation fœtale, de respirer rapidement pendant les contractions afin de s'empêcher de pousser et de respirer calmement entre les contractions afin de se reposer ;
  - lui expliquer comment elle devra pousser au cours de l'expulsion : en saisissant ses genoux, cuisses écartées, en relevant la tête pour mettre le menton sur la poitrine et en poussant en même temps que les contractions, comme si elle voulait

aller à la selle le plus fort et le plus longtemps possible ; la faire se reposer entre les contractions ;
– si possible, vérifier la glycémie et poser une voie d'abord qui permettra, si nécessaire, de resucrer la patiente ;
– la vessie doit être vidée avant l'expulsion, si besoin à l'aide d'une sonde urinaire à usage unique ;
– désinfecter largement le périnée avec de la bétadine ou, à défaut, laver avec du savon ;
- pendant l'expulsion :
– si l'accouchement doit se dérouler à domicile, installer la patiente les fesses au bord du lit sur des draps propres ;
– la phase d'expulsion débute lorsque la dilatation est complète. Il faut alors que la femme pousse de façon synchrone avec les contractions utérines ;
– lorsque la tête apparaît, la maintenir avec la main comme si on voulait l'empêcher de sortir, tout en demandant à la patiente de continuer de pousser ; plus la présentation sort progressivement, plus faible est le risque de déchirure périnéale ;
– dès que la tête est sortie, il faut demander à la patiente de ne plus pousser ;
- premiers soins à l'enfant :
– maintenir l'enfant la tête en position légèrement déclive ; le poser sur le ventre de sa mère ; clamper le cordon avec une pince de Kocher, un clamp de Barr ou, à défaut, de la ficelle, à une vingtaine de centimètres de l'enfant ; placer une deuxième pince trois centimètres plus loin et couper le cordon avec une paire de ciseaux propres entre les deux pinces ;
– essuyer doucement l'enfant avec un linge propre, puis le recouvrir.

À l'hôpital

L'attitude hospitalière est identique à celle du domicile.

Tableau 11 : *Score de Malinas.*

	0	1	2
Parité	I	II	III
Durée du travail	< 3 heures	De 3 à 5 heures	> 5 heures
Durée des contractions	< 1 min	1 min	> 1 min
Intervalle entre les contractions	> 5 min	De 3 à 5 min	< 3 min
Rupture de la poche des eaux	Non	Récente	> 1 heure

Éclampsie

(Dr V. Asbroucq)

L'éclampsie est une complication grave de l'hypertension artérielle au cours de la grossesse. Il s'agit d'une crise convulsive généralisée survenant habituellement au cours du troisième trimestre de la grossesse.

Degré d'urgence

L'éclampsie met en jeu le pronostic vital maternel et fœtal à brève échéance.

Points clés

Il est capital de savoir détecter une pré-éclampsie afin de mettre en route le traitement avant la survenue de l'éclampsie.

Pièges à éviter

Il ne faut pas sous-estimer les conséquences d'une hypertension gravidique.

Prévention

Elle consiste à contrôler, tous les mois, la pression artérielle des femmes enceintes et, le cas échéant, à mettre en route rapidement le traitement adapté. Un volet capital de ce traitement est le repos en décubitus latéral gauche.

Prise en charge infirmière

À l'extérieur de l'hôpital

Participation au diagnostic

L'interrogatoire est important, permettant de définir les antécédents obstétricaux et l'histoire de la grossesse en cours.

La mesure de la pression artérielle au repos est essentielle. Si elle est supérieure à 140/90 mmHg, il s'agit d'une hypertension artérielle de la grossesse.

On recherchera alors les signes d'une pré-éclampsie :

- brusque prise de poids ;
- œdèmes diffus ;
- protéinurie élevée (diagnostiquée à l'aide de bandelettes réactives) ;
- douleur épigastrique en barre ;
- troubles de l'humeur à type d'angoisse ;
- réflexes vifs.

La vitalité du fœtus sera évaluée par les mouvements actifs (interrogatoire de la mère, palpation de l'abdomen).

Le diagnostic d'éclampsie est celui d'une crise convulsive généralisée.

Mise en œuvre des soins infirmiers

➡ Qui appeler ?

Le SAMU, en faisant le 15, qui enverra une équipe de réanimation pour la prise en charge de la patiente et organisera son admission immédiate en milieu obstétrical réanimatoire.

➡ Dispenser les soins immédiats

En cas d'hypertension artérielle modérée et non compliquée, la patiente doit être mise au repos et être adressée à son gynécologue pour faire le bilan de cette hypertension et mettre en route le traitement.

La pré-éclampsie nécessite une hospitalisation urgente en milieu spécialisé. Le traitement antihypertenseur sera mis en route par le SAMU dès le domicile de la patiente.

En cas d'éclampsie, l'urgence consiste à faire céder la crise dans les plus brefs délais. Si les crises se répètent, les apnées de la mère entraînent l'hypoxie du fœtus.

➡ Comprendre la prescription

En cas d'hypertension modérée, il s'agit d'éviter les pics hypertensifs. Le traitement fera appel aux antihypertenseurs (ß-bloquants essentiellement), éventuellement associés à des anxiolytiques (benzodiazépines).

En cas de pré-éclampsie, le traitement fera appel à des antihypertenseurs par voie veineuse. La prévention de la crise convulsive sera réalisé par l'administration intraveineuse continue de *Valium*®.

La crise d'éclampsie sera traitée par *Valium*® intraveineux direct. Si elle ne cède pas rapidement, la patiente sera endormie, intubée et ventilée.

À l'hôpital

Participation au diagnostic

La démarche diagnostique initiale sera complétée afin de déterminer :

- le retentissement de la maladie sur les grandes fonctions de la mère (rénales, hépatiques, cardiovasculaires) ;
- le retentissement sur l'état du fœtus (échographie, enregistrement du rythme cardiaque fœtal) ;
- les conditions obstétricales (terme, état du col...).

Mise en œuvre des soins infirmiers

➡ Qui appeler ?

L'anesthésiste-réanimateur et l'obstétricien qui mettront en route le traitement de réanimation et décideront ensemble de la conduite obstétricale à suivre.

➡ Dispenser les soins immédiats :

- poser une voie d'abord ;
- mettre une sonde urinaire.

➡ Comprendre la prescription

L'évaluation du retentissement maternel et fœtal ainsi que l'examen obstétrical de l'éclampsie vont déterminer la conduite obstétricale. Dans les formes graves, l'évacuation utérine rapide est indiquée et suffit le plus souvent à la guérison :

- si l'enfant est viable, la césarienne en urgence est indiquée. Une équipe pédiatrique doit être présente afin de prendre l'enfant en charge dès la naissance ;
- si l'enfant est mort *in utero* et si l'état de la mère le permet, l'accouchement par voie basse sera préféré et l'on restera toujours prêt à la césarienne en urgence.

10 urgences en rapport avec des agents physiques

Principales intoxications médicamenteuses

(Dr J. Muszynski et Dr S. Tartière)

Les intoxications sont une des premières causes d'admission à l'hôpital dans les pays développés et une des premières causes de décès dans les pays en développement.
Les intoxications par des médicaments sont les plus fréquentes, en grande partie volontaires, avec un objectif suicidaire. Tous les âges sont concernés, et, particulièrement, la tranche d'âge des 25-50 ans. L'intoxication médicamenteuse est plus rarement due à un surdosage accidentel.
Les intoxications ont une mortalité globale faible, excepté celles qui sont dues à des médicaments cardiotropes comme la *Nivaquine* ou la digitaline, par exemple.
En cas d'intoxication médicamenteuse, on s'efforcera de :

- reconnaître l'intoxication, en apprécier la gravité potentielle ;
- effectuer les gestes de secourisme indispensables en cas de coma ;
- comprendre l'importance d'une prise en charge psychiatrique.

Degré d'urgence

Toute intoxication médicamenteuse, quel que soit le produit en cause, doit conduire à une hospitalisation du sujet dans les plus brefs délais.

Points clés

L'absence de coma ne doit jamais rassurer. La gravité de l'intoxication n'est pas liée à sa présence ou à son absence.
Les intoxications qui n'entraînent pas de coma sont souvent plus graves que celles qui en provoquent un. C'est le cas des TS aux digitaliques ou à la *Nivaquine*.

Pièges à éviter

En général

Ne jamais laisser à domicile un patient conscient qui a ingéré une quantité importante de médicaments. Tout faire pour le convaincre d'une prise en charge médicale.
De même, ne jamais laisser à domicile un patient qui a fait une overdose et qui a été totalement réveillé par l'injection de *Narcan*®. Le risque de remorphinisation secondaire, et donc de dépression et d'arrêt respiratoires, doit entraîner une surveillance en milieu hospitalier.

À propos des intoxications les plus fréquentes

➡ **Benzodiazépines :** *Tranxène*, *Témesta*®, *Lexomil*®, *Rohypnol*®, *Havlane*, *Valium*®, *Halcion*®, et molécules plus récentes, *Imovane*®, *Stilnox*®. Prescrites très largement comme anxiolytiques ou hypnotiques, elles sont à l'origine d'intoxications fréquentes de pronostic favorable. Elles provoquent un coma calme, hypotonique, peu profond. Associées à l'alcool, elles entraînent rapidement un coma aréactif nécessitant une assistance ventilatoire (intubation et ventilation assistée). L'antidote spécifique est l'*Anexate*®.

Carbamates : *Équanil* et *Mépronizine.* L'intoxication est fréquente et potentiellement grave. Elle provoque un coma profond, hypertonique, parfois très agité et de longue durée (réabsorption et cycle entéro-hépatique). Elle peut entraîner un collapsus vasoplégique et un choc cardiogénique qui en font la gravité.

Barbituriques : *Gardénal* (antiépileptique). L'intoxication se caractérise par un coma profond d'apparition progressive et de longue durée. Le métabolisme et le mode d'élimination du phénobarbital permettent d'utiliser la diurèse osmotique alcaline pour accélérer son évacuation.

Antidépresseurs : *Laroxyl, Anafranil®, Surmontil, Prothiaden, Ludiomil®.*
L'intoxication est fréquente (environ 25 % des intoxications médicamenteuses) et grave. Le coma est hypertonique, agité, souvent convulsif. Le patient présente une mydriase bilatérale et une sécheresse des muqueuses. Les signes cardio-vasculaires sont très évocateurs et font toute la gravité de cette intoxication : tachycardie, troubles de la conduction intracardiaque, QRS élargi, QT long, troubles de l'excitabilité, extra-systoles ventriculaires, tachycardie et fibrillation ventriculaires, arrêt cardiaque.

Digitaliques
Il existe deux formes d'intoxications : accidentelle par surdosage (fréquente chez les personnes âgés) et volontaire. L'intoxication est grave, la mortalité est élevée. Les signes digestifs sont toujours présents, du type nausées et de vomissements. Les signes neurosensoriels peuvent orienter le diagnostic (troubles visuels). Les symptômes cardiaques en font toute la gravité. Ils sont très variables et imprévisibles : bradycardie sinusale, bloc auriculo-ventriculaire du 1er, 2e ou 3e degré, troubles du rythme, fibrillation ventriculaire. Un traitement spécifique par fragments FAB d'anticorps antidigitaliques améliorée le pronostic.

Chloroquine : *Nivaquine* (antipaludéen de synthèse).
L'intoxication est très grave et met en jeu le pronostic vital. La toxicité cardio-vasculaire est précoce, un arrêt cardiaque peut apparaître de 1 à 3 heures après l'ingestion. La prise en charge médicale doit être immédiate.

Paracétamol : *Doliprane®, Dafalgan®.*
Ce sont des toxiques à action retardée. Les signes cliniques initiaux sont modérés : nausées, vomissements. L'hépatotoxicité en fait toute la gravité avec un risque d'hépatite cytolytique mortelle au 2e ou 3e jour. L'indication d'une greffe hépatique peut être discutée. Un antidote spécifique, la *N-acétylcysteine®*, est efficace s'il est administré avant la 10e heure.

Salicylés : *Aspirine®, Aspégic®.*
L'intoxication est potentiellement grave. Acouphènes, confusion, hyperventilation, sueurs, déshydratation, coma et convulsions (surtout chez l'enfant) en sont les signes.

Prévention

Il faut éviter l'automédication qui, dans les meilleurs cas, est inadaptée et qui peut, dans les cas extrêmes, entraîner des accidents. Toute thérapeutique non prescrite est potentiellement dangereuse !
Tout patient ayant fait une tentative de suicide par ingestion de médicament(s) doit être adressé à un psychiatre pour prise en charge.
Il faut impérativement hospitaliser toute personne suspecte d'intoxication médicamenteuse pour surveillance et traitement éventuel.

Prise en charge infirmière

À l'extérieur de l'hôpital

Participation au diagnostic

Tout trouble de la conscience doit faire suspecter une intoxication médicamenteuse Dans la majorité des cas, celle-ci est due à des médicaments psychotropes provoquant des troubles de la vigilance de profondeur variable (somnolence, état confusionnel, coma).

Classiquement, un coma médicamenteux est un coma calme, hypotonique et sans fièvre. À l'examen neurologique, il n'existe pas d'asymétrie dans les mouvements spontanés ni lors de la stimulation douloureuse (absence de signes de localisation). Les pupilles sont symétriques et réagissent normalement à la lumière. L'état hémodynamique est conservé. Cependant, le coma dû à une ingestion d'antidépresseurs est hypertonique, agité, avec parfois des convulsions.

Les intoxications sont souvent polymédicamenteuses et associées à une prise d'alcool potentialisant leurs effets. Tout cela favorise les vomissements spontanés et expose au risque d'inhalation de liquide gastrique. Une intoxication *a priori* sans gravité peut ainsi évoluer vers une intoxication gravissime où le pronostic vital est engagé (asphyxie, pneumopathie d'inhalation, SDRA).

Le diagnostic peut être suspecté par l'interrogatoire du patient et de son entourage, par la présence d'emballages de médicaments (vides ou entamés), par les dernières ordonnances du malade et enfin, parfois, par une lettre explicite. Cependant, aucun de ces éléments ne donne de certitude sur le type de médicament ingéré, la quantité et l'heure d'ingestion.

Seule l'analyse toxicologique confirme le diagnostic.

Mise en œuvre des soins infirmiers

Si le malade est conscient, on le convainc de se faire hospitaliser. On appelle le SAMU en composant le 15. Le bilan transmis au médecin régulateur comprend, si possible, les éléments suivants :

- nature des médicaments ingérés, quantité, horaire de la prise, état de conscience, existence de céphalées ou de troubles visuels ;
- fréquences respiratoire et cardiaque.

Si le malade est dans le coma, la mise en PLS précède toujours l'appel au SAMU. Le bilan comprend, outre les éléments précédents, ceux qui suivent :

- réactions aux stimuli douloureux ;
- encombrement respiratoire, pauses respiratoires, cyanose, sueurs ;
- existence de points de compression cutanée, température cutanée.

Le patient est surveillé jusqu'à l'arrivée de l'ambulance, médicalisée ou non, envoyée par le médecin régulateur. Toute nouvelle prise médicamenteuse doit être empêchée.

À l'hôpital

Participation au diagnostic

Le diagnostic est parfois évident. Il doit toujours être confirmé par des analyses toxicologiques. La recherche de toxiques s'effectue au niveau : du liquide gastrique, du liquide de lavage gastrique, du sang et des urines.

Si le sujet est dans le coma et si le contexte n'est pas évocateur, on élimine d'abord les autres causes de coma : métaboliques ou neurologiques (traumatiques, vasculaires, tumorales, infectieuses).

Le dosage de la glycémie doit être systématique.

Mise en œuvre des soins infirmiers

Qui appeler ?

Le médecin ou le réanimateur de garde.

➡ Dispenser les soins immédiats

Le traitement peut associer trois types de prises en charge : un traitement symptomatique, un traitement épurateur et, parfois, un traitement spécifique :

- le traitement symptomatique consiste en la prise en charge non spécifique d'un patient dans le coma ;
- le traitement épurateur a pour objectif l'élimination du toxique : les vomissements provoqués ou le lavage gastrique, suivi éventuellement de l'ingestion de charbon activé, accélèrent l'élimination digestive ; l'élimination sanguine de certains toxiques est favorisée par une diurèse osmotique (barbituriques) ou par une dialyse rénale (toxiques ultrafiltrables) ;
- le traitement spécifique ou étiologique repose sur l'utilisation des antidotes :
  - *Anexate*® en cas d'intoxication isolée aux benzodiazépines ;
  - *Narcan*® en cas d'intoxication isolée aux morphiniques ;
  - hydroxocobalamine en cas d'intoxication aux cyanures ;
  - fragments FAB d'anticorps antidigitaliques en cas d'intoxication à la digitaline.

Ingestion de caustiques

(Dr S. Tartière)

Les produits caustiques provoquent des brûlures chimiques. Ce sont des bases, des acides ou des oxydants capables de détruire les tissus humains. Les produits les plus souvent en cause sont les produits ménagers : eau de Javel, soude caustique (entrant dans la composition des liquides utilisés pour déboucher les éviers), potasse, ammoniaque, liquide pour lave-vaisselle, détartrant pour les WC, etc.

Les paillettes, les gels et les poudres qui adhèrent aux muqueuses entraînent des brûlures de l'oropharynx et de l'œsophage, les liquides provoquent surtout des brûlures gastriques.

L'ingestion de caustique peut être accidentelle, le liquide est alors rapidement recraché et la quantité ingérée faible. Elle peut être faite dans un but suicidaire et la quantité ingérée est beaucoup plus importante.

Il est donc nécessaire de :

- connaître la toxicité de ces produits ;
- éviter tous les gestes qui peuvent aggraver une ingestion de caustique.

Degré d'urgence

Selon la quantité et la nature du produit ingéré, il s'agit soit d'une urgence vitale, soit d'une urgence fonctionnelle.

Points clés

Certains gestes sont interdits car ils aggravent l'ingestion de caustique :

- il ne faut surtout pas faire vomir, car les voies digestives seraient brûlées une seconde fois ;
- il ne faut pas essayer de neutraliser le caustique car les lésions déjà existantes seraient aggravées : une brûlure thermique se surajouterait à la brûlure chimique. En effet, les réactions de neutralisation dégagent de la chaleur ;
- enfin, il ne faut pas poser de sonde gastrique avant d'avoir réalisé la fibroscopie en raison du risque de fausse route et de perforation.

Un patient qui a ingéré un caustique doit toujours être hospitalisé dans un service spécialisé.

Pièges à éviter

Il ne faut pas donner de pansement gastrique car il gênerait la fibroscopie gastrique

Prévention

Ne jamais transvaser dans un récipient un produit caustique contenu dans une bouteille de forme souvent spécifique et dont le bouchon est muni d'un système de sécurité empêchant une ouverture trop facile.
Ranger les produits dangereux dans des endroits peu accessibles, notamment pour les enfants, et fermés à clé.

Prise en charge infirmière

À l'extérieur de l'hôpital

Participation au diagnostic

Le diagnostic est le plus souvent facile, le sujet expliquant lui-même ce qui s'est passé. L'ingestion entraîne des douleurs buccales, rétrosternales et gastriques. Le patient est souvent agité, il hypersalive et des vomissements sanglants sont fréquents.
L'examen local retrouve une brûlure de toutes les muqueuses qui ont été en contact avec le caustique (lèvres et cavité buccale).
L'absence de brûlure grave de la cavité buccale ne doit pas rassurer. En effet, il peut exister des brûlures gastriques très graves sans brûlure buccale. Une dyspnée est le signe d'une brûlure laryngée associée.

Mise en œuvre des soins infirmiers

Rappelons les gestes interdits : ne rien donner à boire, ne pas faire vomir.
Appeler le SAMU en composant le 15. Le bilan transmis au médecin régulateur comprend si possible les éléments suivants : nature du produit, concentration, quantité ingérée, horaire de prise, lésions buccales observées, douleurs abdominales, dyspnée.

À l'hôpital

Participation au diagnostic

Voir plus haut.

Mise en œuvre des soins infirmiers

➡ Qui appeler ?

Le patient doit toujours être examiné par un médecin.

➡ Dispenser les soins immédiats

Rappelons les gestes interdits : ne rien donner à boire, laisser le malade à jeun, ne pas le faire vomir, ne pas poser de sonde gastrique.
Les matériels nécessaires pour une endoscopie digestive et une endoscopie bronchique sont préparés.
Le patient est perfusé et mis sous surveillance électrocardioscopique.
Une dyspnée laryngée est traitée par des corticoïdes.

➡ Comprendre la prescription

L'examen à réaliser le plus rapidement possible est la fibroscopie œsogastroduodénale associée ou non à une fibroscopie trachéobronchique. Seule cette dernière réalisée en urgence, permet de faire le bilan des lésions et de poser les indications thérapeutiques.

Les lésions observées sont classées en trois stades :
- stade 1 : lésions superficielles peu étendues (érythème) ; l'alimentation orale normale est maintenue avec pansements gastriques, antibiothérapie et fibroscopie de contrôle au 10e jour ;
- stade 2 : lésions plus profondes localisées ou étendues (ulcérations) ; on arrête l'alimentation orale à laquelle on substitue une nutrition parentérale ou entérale par jéjunostomie. En cas de sténose, on pose sous endoscopie une sonde œsophagienne avec contrôle endoscopique à intervalles réguliers jusqu'à la guérison ;
- stade 3 : lésions de nécrose localisées ou étendues ; le traitement est alors chirurgical et peut conduire à une intervention très délabrante, l'œsophagectomie, associée ou non à une gastrectomie en urgence, accompagnée, dans les mois qui suivent, de multiples interventions de chirurgie rétablir pour tenter de rétablir la filière digestive.

La surveillance des patients atteints de lésions des stades 2 et 3 se fait en service de réanimation pendant les trois premières semaines en raison du risque de survenue de complications digestives (perforations, hémorragies), respiratoires (fistule œsotrachéale, pneumopathie d'inhalation) ou infectieuses.
L'évolution à long terme est dominée par le risque de sténose œsophagienne.

Inhalation de liquide gastrique

(Dr G. Orliaguet et Dr S. Tartière)

L'inhalation de liquide gastrique est le passage de liquide gastrique acide dans les voies aériennes d'un sujet. Elle entraîne une brûlure chimique de la trachée, des bronches et des alvéoles. Les situations favorisant sa survenue sont toutes celles responsables d'une diminution ou d'une perte des réflexes de protection des voies aériennes, en particulier les comas ou une anesthésie générale chez un sujet qui n'est pas à jeun.
C'est une des complications les plus graves pouvant survenir chez un patient inconscient. La brûlure qu'elle provoque peut être responsable d'une insuffisance respiratoire mortelle.
Un geste, très simple à réaliser, évite le risque d'inhalation chez un sujet inconscient : la mise en position latérale de sécurité.

Degré d'urgence

L'inhalation de liquide gastrique peut entraîner une détresse respiratoire aiguë qui met immédiatement en jeu le pronostic vital.
L'hospitalisation est toujours nécessaire dans un service de soins intensifs.

Points clés

Les signes cliniques et les symptômes dépendent du volume et du pH du liquide gastrique, ainsi que de la présence ou non de micro-particules alimentaires.
Le volume critique de liquide inhalé est de 25 ml chez l'homme.
Le pH critique du liquide inhalé est égal à 2,5. S'il est supérieur à 2,5, les lésions pulmonaires sont limitées et rapidement réversibles ; s'il est inférieur à 2,5, l'œdème pulmonaire est constant.
Les microparticules alimentaires aggravent l'obstruction bronchiolaire et entraînent des atélectasies.

La survenue de complications infectieuses, à germes anaérobies, est très fréquente et doit être prévenue.

Pièges à éviter

En cas d'inhalation peu importante, la pneumopathie peut ne survenir que sur le poumon droit.

Prévention

Elle repose sur l'enseignement de la PLS au public le plus large.
Le respect du jeûne pré-opératoire doit être également un impératif.

Prise en charge infirmière

Les circonstances favorisant la survenue d'une inhalation de liquide gastrique sont les comas, quelles qu'en soient l'étiologie et la profondeur (coma toxique, coma post-critique, coma post-traumatique...).

À l'extérieur de l'hôpital

Participation au diagnostic

L'insuffisance respiratoire aiguë domine le tableau avec tachypnée, cyanose, sueurs, *wheezing*, tachycardie... Ces signes ne sont pas spécifiques, ils peuvent s'observer dans toute détresse respiratoire aiguë.

Mise en œuvre des soins infirmiers

Le patient est mis en PLS (voir « Position latérale de sécurité », p. 120) et surveillé (conscience, pouls, respiration...).
On appelle ou on fait appeler immédiatement le SAMU en composant le 15.
Le bilan à transmettre au médecin régulateur comprend, si possible, les éléments suivants : étiologie et profondeur du coma, fréquence respiratoire, encombrement respiratoire, cyanose, sueurs, fréquence cardiaque, gestes effectués (PLS).

À l'hôpital

Participation au diagnostic

À l'hôpital, l'anesthésie d'un sujet non à jeun ou d'une femme enceinte est à haut risque d'inhalation de liquide gastrique.
Cette inhalation et les complications qu'elle entraîne ont été décrites par Mendelson en 1946. L'inhalation était alors très fréquente au décours d'une anesthésie générale pour césarienne sans intubation.

Mise en œuvre des soins infirmiers

➡ Qui appeler ?

Le patient doit être examiné le plus rapidement possible par un médecin.

➡ Dispenser les soins immédiats

Le patient est mis en PLS, oxygéné (masque facial transparent, si possible avec FiO_2 100 %, débit de 6 à 10 l/min).
On aspire les éventuels vomissements à l'aide d'un tuyau d'aspiration ou d'une sonde d'aspiration de gros calibre (CH 18).

➡ Comprendre la prescription

Un abord veineux périphérique et une surveillance par électrocardioscope sont mis en place.

Les matériels d'aspiration, d'intubation et de ventilation sont préparés et vérifiés. L'intubation trachéale va protéger les voies aériennes d'une nouvelle inhalation. Elle permet également la ventilation contrôlée, nécessaire au traitement de la détresse respiratoire, responsable d'une hypoxie et d'un œdème pulmonaire.
Les antibiotiques servent à prévenir et/ou à traiter les complications infectieuses dues essentiellement à des germes anaérobies.
La fibroscopie bronchique permet d'aspirer les particules alimentaires et, ainsi, de désobstruer les bronches. Elle permet également d'effectuer des prélèvements bactériologiques permettant d'adapter, en un second temps, l'antibiothérapie.
Un remplissage vasculaire trop important peut aggraver l'œdème pulmonaire.
Enfin, tout essai pour tamponner le liquide inhalé est inutile, les lésions pulmonaires étant immédiates.

Coup de chaleur

(Dr N. Deny)

Le coup de chaleur survient dans des circonstances particulières :
- effort musculaire prolongé (marathon, course de fond...) ;
- travail en ambiance chaude et confinée ;
- vague de chaleur touchant surtout des sujets vulnérables (vieillards, enfants, obèses) ou, en milieu tropical des sujets non acclimatés.

Dans tous les cas, il existe des facteurs favorisants :
- absence de ventilation ;
- ambiance saturée en vapeur d'eau ;
- déshydratation ;
- prise de médicaments interférant avec la thermorégulation (atropine, vasoconstricteurs, bêtabloquants et, surtout, neuroleptiques).

Degré d'urgence

C'est une urgence vitale qui exige la prise en charge rapide du sujet par un service de réanimation sous peine de complications graves :
- rhabdomyolyse (coup de chaleur d'effort +++) ;
- insuffisance rénale aiguë ;
- troubles de la coagulation (CIVD) ;
- défaillance hépatique.

Points clés

La précocité de la réfrigération et de la réhydratation est garante d'une évolution favorable et sans séquelles.

Pièges à éviter

Il faut éviter les antipyrétiques classiques (salicylés) car inefficaces et favorisant le saignement.
Le coup de chaleur doit être absolument distingué de l'insolation qui se manifeste par une température inférieure à 40 °C, des maux de tête, des brûlures cutanées et des œdèmes.

Prévention

Voir plus haut les circonstances de survenue et les facteurs favorisants.

Prise en charge infirmière

À l'extérieur de l'hôpital

Déshabillage et réfrigération : plus que le glaçage au moyen de vessies de glace, il faut recourir à l'aspersion d'eau froide à 15 °C et à sa vaporisation en surface au moyen d'un courant d'air (en utilisant éventuellement un ventilateur).

À l'hôpital

Participation au diagnostic

La température, prise par voie rectale, est constamment supérieure à 39 ou 40 °C.
Les troubles neurologiques sont initialement constitués d'un syndrome pseudo-ébrieux avec anomalies du comportement, puis ils évoluent vers un coma vrai avec convulsions.
Il existe une défaillance circulatoire avec collapsus de type hypovolémique.

Mise en œuvre des soins infirmiers

Sur prescription médicale ou à partir d'un protocole écrit, il faut :
- poursuivre la réfrigération ;
- mettre en oxygénation, pratiquer une PLS, et effectuer les manœuvres de liberté des voies aériennes en cas de coma ;
- administrer des benzodiazépines *(Valium®)* en cas de convulsions ;
- procéder au remplissage et à la réhydratation en cas de collapsus ;
- administrer du *Dantrolène®* IV (très utilisé au cours du traitement de l'hyperthermie maligne per anesthésique), qui est ici d'une efficacité variable et discutée.

Hypothermie accidentelle

(Dr N. Deny)

On parle d'hypothermie lorsque la température centrale est inférieure à 35 °C et d'hypothermie modérée lorqu'elle est comprise entre 35 et 32 °C.
L'hypothermie se manifeste par des frissons généralisés et une accélération de la fréquence respiratoire et du pouls.
Les circonstances de survenue sont :
- l'exposition prolongée au froid (accidents survenant en mer, montagne...) ;
- les comas profonds (intoxications médicamenteuses, hypothyroïdie) ;
- certains états septiques graves.

Les hypothermies sont d'autant plus graves qu'elles surviennent sur des terrains particulièrement fragilisés (grand âge, nourrissons, éthyliques...).

Degré d'urgence

Hypothermies graves et profondes :
- au-dessous de 32 °C, apparaissent les troubles de la conscience, le frisson disparaît ;
- au-dessous de 30 °C, le tableau clinique associe coma profond, ralentissement de la respiration et du pouls, mydriase ; l'arrêt respiratoire survient théoriquement à 18 ou 20 °C.

Les complications s'observent surtout au cours des hypothermies profondes et sont, pour l'essentiel, cardio-circulatoires :
- collapsus par défaillance myocardique ;

• troubles du rythme et de la conduction tels que : bradycardie, bloc auriculo-ventriculaire, hyperexcitabilité auriculaire et ventriculaire. La fibrillation ventriculaire est un risque bien connu et survient souvent, lors du réchauffement, dans la zone des 28 °C ;
• on peut aussi observer un risque accru de thromboses périphériques et de pneumopathies.

Points clés

Ne jamais essayer de réchauffer trop rapidement le patient car il existe un risque de collapsus.

Pièges à éviter

En cas d'hypothermie profonde, il ne faut pas se fier à un état de mort apparente. Le décès ne doit être affirmé qu'après la restauration de la normothermie et l'inefficacité des manœuvres de réanimation à température normale +++.

Prévention

Certaines hypothermies sont facilement évitables par le port de vêtements adaptés en cas d'exposition prolongée et prévisible au froid et par une attitude prudente et lucide vis-à-vis de ses propres moyens !

Prise en charge infirmière

À l'extérieur de l'hôpital

La prise en charge sur le terrain ne doit pas retarder l'évacuation médicalisée vers un centre spécialisé, car on ne dispose en général pas de techniques de réchauffement réellement efficaces.
L'essentiel consiste à :
• soustraire le sujet à l'atmosphère froide en le mobilisant doucement pour éviter l'apparition de troubles du rythme ;
• l'isoler, si possible, dans une couverture métallique isotherme (gain de température de 0,5 °C par heure) ;
• pratiquer, si besoin, les manœuvres de réanimation respiratoire (certains services de secours disposent d'inhalateurs d'air chaud).
En cas d'arrêt cardiaque, aucune des techniques habituelles de réanimation ne pouvant prétendre rétablir une activité stable avant réchauffement, ventilation et massage cardiaque externe s'imposent de façon prolongée, même dans des situations apparemment très compromises (le degré de protection cérébrale augmente avec la profondeur de l'hypothermie), jusqu'à un niveau de température compatible avec une reprise de l'activité cardiaque.

À l'hôpital

Les méthodes de réchauffement sont fonction du niveau de température :
• en cas d'hypothermie modérée : matelas ou couverture chauffante, inhalation d'air chaud humidifié, réchauffement des perfusions, lavage gastrique chaud ;
• en cas d'hypothermie profonde : réchauffement extracorporel par hémodialyse ou dialyse péritonéale. La circulation extracorporelle (CEC), dont le rendement est maximal (10 à 15 °C/h), a l'énorme avantage d'offrir un dispositif d'assistance circulatoire en cas d'arrêt cardiaque, évitant la poursuite du massage cardiaque externe pendant le réchauffement.

Brûlures graves, les huit premières heures

(Dr D. Jannière)

La brûlure thermique est la forme la plus habituelle de la brûlure. Mais il ne faut pas perdre de vue qu'il en existe d'autres formes : brûlure électrique, chimique, radique, etc.
La brûlure n'est pas qu'un traumatisme cutané, c'est aussi une maladie générale. S'y associent le plus souvent une atteinte pulmonaire, un risque hémodynamique, septique et nutritionnel. Ces diverses atteintes débutent dès l'instant de la brûlure et doivent être intégrées à la prise en charge initiale.

Degré d'urgence

Au-delà de 20 % de surface brûlée, le pronostic vital est en jeu (10 % chez les nourrissons et les grands vieillards).
Les lésions associées (traumatiques, pulmonaires) et les maladies préexistantes (cardiopathie, diabète) aggravent le pronostic.
Au-delà des vies sauvées, le traitement rapide et bien conduit des grands mais aussi des petits brûlés permet de sauvegarder le pronostic fonctionnel.

Points clés

Le grand brûlé entre dans une chaîne de soins qui part des premiers gestes de secourisme et qui se termine par la rééducation fonctionnelle.
La prise en charge est multidisciplinaire : secouriste, médecin du SMUR, médecin régulateur du SAMU, réanimateur « brûlologue » des centres spécialisés, médecin, psychologue, dermatologue, prothésiste des services de réadaptation fonctionnelle.
La prise en charge initiale vise à limiter l'étendue de la brûlure, à combattre le choc hypovolémique, à dépister et à traiter les lésions associées.

Pièges à éviter

En général

On doit traiter le brûlé plus que la brûlure.
Il faut penser :
- aux polytraumatismes, aux poumons, aux intoxications ;
- aux antécédents (insuffisance cardiaque ou rénale, hypertension, diabète) ;
- à l'infection, à l'hypothermie par défaut de couverture cutanée.

Cas particuliers

Les brûlures électriques

Elles se caractérisent par une surface cutanée brûlée extrêmement faible en regard d'un énorme délabrement musculaire interne invisible au début. Suivant les points d'entrée et de sortie du courant, le médecin s'efforcera de déterminer la masse de tissu impliqué dans la brûlure électrique et prescrira habituellement un remplissage important avec alcalinisation de façon à éviter l'insuffisance rénale, très fréquente dans cette circonstance. À la brûlure peuvent s'associer des lésions propres à l'électrisation (coma, arrêt ventilatoire, arrêt cardiaque par fibrillation ventriculaire).

Les brûlures chimiques

Les soins immédiats sont les plus importants. Il convient d'insister sur l'importance du lavage rapide et prolongé de ces brûlures. Le contact avec les services spécialisés (centre antipoison, INRS) permet de connaître les complications dues à tel ou tel toxique. Les brûlures oculaires doivent être confiées le plus rapidement possible à un ophtalmologiste.

Prévention

La moitié des brûlures concerne les sujets de moins de 15 ans. La prévention passe donc essentiellement par la lutte contre les accidents domestiques (brûlures par eau bouillante) et les accidents de loisirs (barbecue).

Prise en charge infirmière

Sur les lieux de l'accident

Immédiatement

Dans tous les cas :

- éteindre par une douche, une couverture, etc. ;
- refroidir, par lavage de la zone brûlée pendant 5 minutes à l'eau du robinet, pendant 20 minutes en cas de brûlure chimique ;
- réchauffer en enveloppant le patient dans un drap propre ou, mieux, une *Métaline*®.

L'utilisation d'une couverture imprégnée de gel hydrocolloïde (*WaterGel*®, *Bruls stop*®) permet un effet « tampon thermique » : refroidissement puis lutte contre l'hypothermie.

Participation au diagnostic

Après déshabillage prudent dans un lieu propre et chaud (cellule sanitaire du SMUR, service d'urgence, bloc opératoire), on apprécie l'étendue des lésions suivant la règle des 9 de Wallace *(Tab. 12)* ou la table de Lund et Brouwder *(Tab. 13)* chez l'enfant : la surface de la tête est proportionnellement plus importante que la surface des membres chez celui-ci.

À ce stade, il est illusoire de faire un diagnostic de profondeur de la brûlure *(Tab. 14)*.

Soins infirmiers sur le terrain

La prévention ou le traitement du choc hypovolémique passe par la mise en place d'une bonne voie veineuse périphérique.

Pendant les huit premières heures, on passera du *Ringer Lactate* à la vitesse de 2 ml/kg/% de surface brûlée.

L'oxygénothérapie, jamais contre-indiquée, devra être mise en place en cas de lésions pulmonaires évidentes mais aussi chaque fois que des gaz chauds ou toxiques (incendie) ont pu être inhalés par le patient.

Soins infirmiers durant le transport SMUR

Surveillance du choc hypovolémique : pouls, tension, bien sûr, mais surtout diurèse qui doit être supérieure à 1 ml/kg/h.

Sédation, voire anesthésie générale sous contrôle du médecin (benzodiazépines, morphiniques et, parfois, *Kétamine*®).

Surtout, traitement et dépistage des lésions associées :

- polytraumatisme possible ;
- lésions pulmonaires toxiques (fumée), traumatiques (blast) et œdémateuse (poumon du brûlé).

Suivre la saturation du sang capillaire.

À l'hôpital

En service spécialisé, mais aussi dans la salle d'urgence ou au bloc opératoire d'un hôpital général :

- le bilan de la brûlure est refait (surface, profondeur, lésions associées) ;
- les premiers pansements sont faits, les phlyctènes son excisées et des incisions de décharge sont éventuellement pratiquées pour éviter, en particulier, les ischémies des membres ;
- la ou les voies veineuses sont stabilisées ; une sonde urinaire est mise en place si nécessaire ;

• le bilan biologique, en particulier l'ionogramme, l'hématocrite et la gazométrie, permet d'adapter la réanimation métabolique et respiratoire ;
• les apports hydriques sont adaptés. Un remplissage par albumine à 4 % peut être indiqué.

Ce n'est qu'après parfaite stabilisation que l'on envisage un transport secondaire vers un centre spécialisé prévenu par le SAMU.

Tableau 12 : *Règle des 9 de Wallace.*

Tête		9 %
Tronc	Devant	18 %
	Derrière	18 %
Membres supérieurs	Droit	9 %
	Gauche	9 %
Membres inférieurs	Droit	18 %
	Gauche	18 %
Organes génitaux externes		1 %
Total		100 %

Tableau 13 : *Table de Lund et de Brouwder. Estimation des surfaces cutanées brûlées chez l'enfant, en pourcentage par rapport à la surface corporelle totale en fonction de l'âge. Ne pas oublier de multiplier par 2 lorsque les faces dorsale et ventrale sont atteintes.*

Face dorsale et ventrale	< 1an	1 an	5 ans	10 ans	15 ans
Tête	9,5	8,5	6,5	5,5	4,5
Cou	0,5	0,5	0,5	0,5	0,5
Bras	2,0	2,0	2,0	2,0	2,0
Avant-bras	1,5	1,5	1,5	1,5	1,5
Main	1,5	1,5	1,5	1,5	1,5
Tronc	13,0	13,0	13,0	13,0	13,0
Fesse	2,5	2,5	2,5	2,5	2,5
Organes génitaux externes	1,0	1,0	1,0	1,0	1,0

Tableau 14 : *Profondeur des brûlures.*

1er degré	Érythème, lucite ou coup de soleil
2e degré superficiel	Phlyctènes Suitement important
2e degré profond	Douleur intense Moins douloureuse Épiderme racorni Phlyctène effondrée
3e degré	Blanc nacré ou carbonisé indolore

Inhalation de fumées d'incendie

(Pr P. Carli)

Degré d'urgence

Les intoxications graves provoquent un arrêt cardio-respiratoire. La seule chance de survie est alors une réanimation préhospitalière très rapide. À l'inverse, des intoxications légères peuvent s'accompagner de peu de signes mais s'aggraver secondairement.
Tout patient ayant respiré, dans un local clos, de la fumée, doit être hospitalisé.

Points clés

Une détresse respiratoire peut survenir plusieurs heures après une inhalation de fumée.
Seule la fibroscopie permet d'affirmer avec certitude le diagnostic : elle montre des suies déposées sur les parois de la trachée.
L'intoxication aux fumées s'associe très souvent à celle par le CO, ou même par les cyanures.

Pièges à éviter

Ne pas se laisser abuser par un état initial rassurant, l'insuffisance respiratoire secondaire peut être mortelle.
Un patient conscient et qui ne tousse pas peut avoir une atteinte respiratoire très sévère.

Prise en charge infirmière

À l'extérieur de l'hôpital

Participation au diagnostic

L'existence d'une dyspnée, d'une voie rauque, d'une toux, de crachats pleins de suie témoignent de l'atteinte respiratoire.
Des dépôts de suie sur la face et les orifices naturels sont évocateurs. L'arrêt cardio-respiratoire est la situation la plus grave.
À l'inverse, même en l'absence de signes cliniques, toute personne se plaignant d'avoir respiré de la fumée dans un local clos doit être admise à l'hôpital.

Mise en œuvre des soins infirmiers

À l'extérieur de l'hôpital, l'intoxication est prise en charge par le SAMU. Les sujets atteints de forme grave sont directement hospitalisés en réanimation.

➡ Dispenser les soins immédiats

L'urgence est l'oxygénothérapie par sonde nasale. En cas d'arrêt cardiaque, il faut commencer la réanimation cardio-pulmonaire de base (voir « Arrêt cardio-respiratoire », p. 18).

➡ Comprendre la prescription

Les intoxications graves peuvent recevoir de l'hydroxocobalamine qui est un antidote des cyanures.

À l'hôpital

Participation au diagnostic

La surveillance de tous les patients suspectés d'avoir inhalé des fumées s'impose.

Elle est complétée, au moindre doute, par une fibroscopie bronchique. L'apparition secondaire de signes d'IRA est un important facteur de gravité. Le dosage en urgence du CO dans le sang et un prélèvement pour le dosage ultérieur des cyanures sont réalisés.

Mise en œuvre des soins infirmiers

Aux urgences, l'oxygénothérapie reste la base du traitement. En cas d'intoxication par le CO, l'oxygénothérapie hyperbare est indiquée.

Choc anaphylactique

(Dr D. Jannière)

Il s'agit d'un accident allergique avec collapsus et parfois bronchospasme.
Le traitement de choix est l'adrénaline.

Degré d'urgence

Le pronostic vital est engagé. Le diagnostic doit être fait et le traitement du choc mis en route avant toute mobilisation du patient. De même, l'éventuel bronchospasme doit être traité avant le transport vers l'hôpital.

Points clés

Le traitement par l'adrénaline est très efficace et il n'est pas rare que le SMUR dépose aux urgences ou en réanimation un patient apparemment guéri. Il faut cependant se méfier des récidives possibles du collapsus pendant 24 heures. Tout sujet ayant subi un choc anaphylactique doit donc être hospitalisé.
Attention : tout accident allergique n'est pas un choc anaphylactique. Les accidents cutanés et les œdèmes sans détresse circulatoire ni respiratoire ne nécessitent pas, en règle générale, l'hospitalisation du patient.
Le choc est dû à la libération de divers médiateurs vasodilatateurs, dont l'histamine.
L'œdème laryngé et la broncho-constriction dépendent des mêmes médiateurs.

Par son effet α vasoconstricteur, l'adrénaline lutte efficacement contre le collapsus. Par son effet ß2, elle lève la broncho-constriction. Les corticoïdes, toujours associés, évitent les récidives et combattent l'œdème.

Pièges à éviter

Il ne faut pas confondre le choc anaphylactique avec un choc.
La « guérison » sous adrénaline n'est qu'apparente et le patient qui fait une chute tensionnelle au cours d'un phénomène allergique doit être hospitalisé.
Corticoïdes et anti-histaminiques ne traitent pas le choc, ils empêchent la récidive du phénomène.
L'adrénaline ne doit pas être injectée par voie IM.

Prévention

À l'hôpital, en cas d'examen radiologique avec produit de contraste ou en cas d'anesthésie, l'interrogatoire soigneux du malade à la recherche d'allergie antérieure, d'asthme ou d'autres phénomènes atopiques permet d'éviter l'apparition du choc par une prémédication adaptée.
À l'extérieur de l'hôpital, l'administration d'un médicament que le patient n'a jamais pris auparavant doit être précédée du même type d'enquête.
L'infirmière doit savoir reconnaître les signe principaux du choc anaphylactique afin de déclencher les moyens de traitement adaptés (adrénaline, SAMU).

Prise en charge infirmière

Participation au diagnostic

Il s'agit d'un collapsus cardio-vasculaire avec une pression artérielle inférieure à 6. Le patient est rose et chaud. Il n'y a ni pâleur ni marbrures.
Il peut y avoir un urticaire mais ce n'est pas obligatoire. Il apparaît souvent de façon retardée.
Il peut y avoir un œdème de la face, voire un œdème de Quincke, mais ce n'est pas non plus obligatoire.
Il peut exister un bronchospasme qui, là encore, peut survenir de façon retardée avec détresse respiratoire asthmatiforme.
Le contexte de survenue de l'accident peut mettre sur la voie du diagnostic :
- en dehors de l'hôpital : piqûre d'hyménoptère, prise de médicaments, plus rarement ingestion de certains aliments... ;
- à l'hôpital : examen radiologique avec produit de contraste, anesthésie locale ou générale, introduction d'une nouvelle thérapeutique, antibiotique en particulier...

Mise en œuvre des soins infirmiers

Qui appeler ?

À l'extérieur de l'hôpital : le SAMU (par le 15), qui précisera la conduite à tenir selon les moyens dont vous disposez en attendant le SMUR.
À l'hôpital : le médecin de l'unité ou le réanimateur.

Premiers gestes

Devant le collapsus, il convient d'allonger le patient jambes légèrement surélevées.
En cas de bronchospasme associé ou d'œdème laryngé : oxygénothérapie.

Gestes médicaux

En cas d'extrême urgence, le médecin du SAMU peut demander à l'infirmière de mettre en place une perfusion de Ringer Lactate (ou de glucosé) et d'injecter 0,1 mg d'adrénaline toutes les 5 mn par voie IV (1 mg dilué dans 10 ml - injectée ml par ml). L'adrénaline sera injectée jusqu'à obtention d'une tension entre 10 et 12.
4 mg de *Soludécadron* ® et 200 mg d'hémisuccinate d'hydrocortisone seront associés. S'il n'est pas possible de poser une voie veineuse, l'infirmière pourra injecter 1/2 mg d'adrénaline par voie sous-cutanée profonde.
Le médecin du SMUR poursuivra la thérapeutique par l'Adrénaline au pousse-seringue en commençant par la dose de 1 mg/heure. L'adrénaline (effet vasoconstricteur et bronchodilatateur) associée à l'hémisuccinate d'hydrocortisone suffit, en règle, au traitement du choc anaphylactique.
On peut quelquefois être amené à ajouter une oxygénothérapie avec nébulisation de salbutamol® si les phénomènes respiratoires sont au premier plan.

Électrisation

(M. Besnier et Dr D. Folliot)

L'électricité représente la forme d'énergie la plus couramment utilisée. Son utilisation comporte des risques liés à différents facteurs :

- la tension exprimée en volts ; le voltage est responsable des brûlures (ou, plus exactement, des nécroses cellulaires) ;
- l'intensité, exprimée en mA, qui tue en fonction du temps de passage ;
- la fréquence, exprimée en Hertz, le signal est continu ou alternatif ;
- la résistance du corps humain, exprimée en ohms, qui dépend de plusieurs paramètres :
  - le degré d'humidité et de chaleur de la peau ;
  - les paramètres liés aux circonstances de l'accident ;
  - la surface du contact peau-conducteur (plus elle est grande, plus la résistance diminue) ;
  - la pression de contact ; plus elle est grande, plus la résistance diminue ;
  - la durée de contact ; son augmentation favorise l'apparition d'une fibrillation ;
  - la nature du contact avec le sol (humide ou sec, port semelles isolantes ou non) ;
  - le trajet du courant dans le corps entre le point d'« entrée » et le point de « sortie » et dont dépendent la localisation des atteintes musculaires, les risques d'atteinte cardiaque et cérébrale.

En France, le courant alternatif de 50 Hz délivré sous la tension de 220 volts est le plus utilisé pour des usages domestiques. En milieu industriel, on utilise des tensions plus importantes et le courant peut-être continu, alternatif de 50 Hz, ou la fréquence plus élevée.

On appelle :

- électrisation, l'ensemble des accidents dus à l'électricité ;
- électrocution, l'évolution mortelle consécutive à une électrisation.

Degré d'urgence

Il est variable, de la simple secousse électrique à l'électrisation grave, avec perte de connaissance qui peut mettre en jeu le pronostic vital immédiatement ou de façon quelque peu différée du fait de l'importance des brûlures.

Au-delà de l'accident initial, il peut persister de séquelles fonctionnelles, esthétiques, cardiaques, neurologiques, sensorielles, voire psychiatriques.

Points clés

Toute personne au décours d'un accident électrique, même apparemment bénin, doit au minimum consulter un médecin.

Les très jeunes enfants sont particulièrement exposés et les causes matérielles d'électrisation tiennent dans « le creux de le main ».

Ce sont :

- la fiche plate à broches conductrices sur toute leur longueur ;
- les prises mobiles de prolongateur non munies de jupe ;
- l'interrupteur (olive) démontable sans l'aide d'un outil ;
- les prises murales sans dispositif obturateur et situées à portée de l'enfant.

La rapidité de la réanimation cardio-respiratoire (gestes élémentaires de survie : BAB + MCE, puis défibrillation et assistance ventilatoire) conditionne grandement l'évolution ultérieure.

Pièges à éviter

Il ne faut pas intervenir tant que le courant électrique n'est pas coupé ou tant qu'on n'est pas correctement isolé en fonction de la tension en cause.

Se rappeler que le degré d'humidité constitue un facteur d'aggravation pour la victime et un facteur de risque important pour le sauveteur.

Les arrêts ventilatoire et/ou circulatoire peuvent être différés et justifient le transport médicalisé et l'hospitalisation systématique.

Il faut mobiliser avec prudence un électrisé et ne pas négliger la possibilité de lésions traumatiques graves liées à une chute ou à une projection.

En cas de brûlures, l'aspect des points d'électrisation ne permet pas de préjuger de la gravité des brûlures profondes.

Chez l'enfant, ne pas négliger :

- une brûlure de la lèvre, car il peut y avoir une atteinte de l'artère labiale, des commissures, des germes dentaires ;
- une brûlure de la langue, qui entraîne un œdème avec difficulté respiratoire et qui peut nécessiter une intubation trachéale ;
- une brûlure des doigts.

Prévention

En milieu domestique

N'utiliser que des appareils dont les fils ou les prises sont strictement conformes aux normes NF (sécurité) et en bon état.

Ne jamais faire de travaux sur l'installation électrique sans avoir coupé l'électricité au disjoncteur principal et, dans le doute, faire appel à un spécialiste !

Pour les enfants en bas âge, protéger les prises électriques par des cache-prises ou, mieux, par des prises à éclipses, proscrire les prolongateurs non conformes aux normes et préférer des jouets à piles ou équipés d'un transformateur de sécurité (norme NF).

Ne jamais laisser branché un prolongateur non raccordé à un appareil.

Ne pas utiliser d'appareil électrique en milieu humide mal isolé (mains mouillées, sol humide, salle de bains).

Attention aux appareils mixtes piles-secteur ! Si l'on se raccorde au réseau lorsque les piles sont usées, ne pas oublier qu'il s'agit alors du secteur 220 volts.

Ne pas négliger une simple sensation de picotement, témoin de la défectuosité d'un appareil, et le débrancher immédiatement.

En milieu professionnel

Respecter les règles de sécurité (décret du 14 novembre 1988).

En cas d'orage

Le contact s'interrompt seul (éclair).

La conduite à tenir est la même.

Ne jamais se placer près d'un point haut qui risque d'attirer la foudre (arbre, poteau, pylône...), car la foudre frappe de préférence les objets pointus et en situation « élevée ».

Cas particulier : la foudre

La foudre délivre des décharges de très haute tension (plusieurs millions de volts), de très haute intensité (40 000 A), mais de durée très brève (quelques centaines de millisecondes) et qui associent à l'électrisation une brûlure thermique, un phototraumatisme et, souvent, des lésions traumatiques (barotraumatisme par effet de blast).

Prise en charge infirmière

À l'extérieur de l'hôpital

Participation au diagnostic

On peut se trouver en présence de trois situations de gravité croissante :

- la simple secousse électrique :
  - c'est le cas heureusement le plus fréquent et le plus bénin, qui se manifeste par des fourmillements douloureux parfois associés à de puissantes contractions musculaires ;
  - la victime peut être violemment rejetée en arrière, avec risque de traumatismes graves, ou rester aggripée à la source électrique sans possibilité de se dégager elle-même. C'est le « collage », qui cède avec la coupure du courant ;
  - il n'y a, en général, pas de perte de connaissance ou celle-ci est très brève et le sujet reprend conscience spontanément ;
- la perte de connaissance :
  - troubles cardio-ventilatoires, avec reprise de la conscience plus ou moins rapide ;
  - l'oubli des circonstances de l'électrisation est habituel ;
- l'état de mort apparente :
  - la perte de connaissance est associée à un arrêt ventilatoire qui représente une urgence immédiate. Deux éventualités se présentent :
    - la reprise de la ventilation se fait rapidement après quelques insufflations et il s'agissait très probablement d'une tétanisation du diaphragme ;
    - l'arrêt ventilatoire se prolonge malgré la poursuite de la ventilation artificielle et est sans doute en rapport avec une inhibition des centres nerveux bulbaires ou médullaires de la commande respiratoire (éventualité très rare) ;
    - la victime est en arrêt cardio-respiratoire. Objectivée par l'absence de pouls carotidien, l'inefficacité circulatoire résulte d'une fibrillation ventriculaire ou d'un arrêt cardiaque.

Conduite à tenir

Couper ou faire couper le courant au disjoncteur, arracher le cordon d'alimentation sans s'exposer soi-même.

Si la coupure est impossible dans l'immédiat, il faut dégager la victime en s'isolant soi-même :

- en se chaussant, si possible, de sabots ou de bottes en caoutchouc ;
- en montant sur un escabeau ou une chaise en bois ;
- en enfilant des gants de caoutchouc ou de cuir secs ;
- en dégageant la victime à l'aide d'un tissu caoutchouté isolant ;
- en éloignant le fil conducteur à l'aide d'une canne, d'une perche en bois ou d'une branche sèche, au pire avec un journal sec plié en grosses épaisseurs.

S'il s'agit d'un courant supérieur à 220 volts, il faut appeler les secours spécialisés qui disposent d'équipements spéciaux.

Alerter ou faire alerter immédiatement les secours d'urgence.

Faire les premiers gestes en fonction de la gravité :

- simple secousse électrique :
  - calmer et rassurer ;
  - conseiller à la victime de consulter un médecin (ECG) ;
- perte de connaissance : s'assurer de la liberté des voies aériennes supérieures et mettre la victime en PLS avec précaution si l'on suspecte une chute (respect de l'axe tête-cou-tronc) ;
- état de mort apparente : pratiquer le bouche-à-bouche et le massage cardiaque jusqu'à l'arrivée des secours ;
- en cas de brûlures graves chez un blessé encore conscient, les gestes immédiats sont les mêmes que pour une atteinte thermique classique :

- refroidir les lésions externes à l'eau froide ;
- ôter les vêtements superficiels ;
- protéger les surfaces brûlées en les enveloppant dans un linge stérile ou des pansements de protection spéciaux que l'on doit trouver dans une boîte de secours ;
- mettre la victime au calme si possible, l'allonger et la surveiller jusqu'à l'arrivée des secours.

Les brûlures graves, mettant en jeu le pronostic vital, sont l'apanage des accidents dus à la haute tension (> 1 000 volts) et surviennent donc essentiellement en milieu industriel mais aussi lors de contacts électriques accidentels avec des lignes électriques aériennes (par exemple, canne à pêche en fibre de carbone et ligne de 20 000 volts). Elles peuvent résulter d'une électrisation simple par passage du courant à travers le corps, mais être aussi la conséquence d'un arc électrique.

À l'hôpital

Électrisation bénigne :

- on fait un ECG de principe ;
- le patient reste hospitalisé au moins 24 heures pour surveillance.

Électrisation grave :

- le malade est admis en service de soins intensifs ;
- en fonction de la prescription, prévoir :
  - des examens paracliniques tels qu'ECG, radio du squelette et cliché pulmonaire, groupe sanguin, NFS, hémostase, enzymes musculaires, ionogramme, dosage de la myoglobinémie, recueil des urines (myoblobinurie, albuminurie) ;
  - une réanimation cardio-respiratoire,
  - une réanimation hydro-électrolyitique,
  - éventuellement une dialyse.

Comas, pertes de connaissance

(Dr S. Tartière)

Quelques définitions :
- le malaise vagal survient chez un sujet vagotonique avec syncope éventuelle, bradycardie et sueurs ;
- la lipothymie est une sensation de malaise passager sans perte de connaissance vraie ;
- l'hystérie peut simuler un coma, mais certains signes orientent vers une crise d'hystérie :
  - résistance à l'ouverture des paupières ;
  - la main du patient levée au-dessus de son visage et brusquement lâchée retombe en évitant le visage et se glisse le long du corps ;
  - un contact verbal attentif suffit parfois à « réveiller » le patient ;
  - le coma est une altération de la conscience spontanément irréversible.

Devant toute perte de connaissance, on s'efforcera :
- de reconnaître le coma et d'en apprécier la profondeur ;
- d'effectuer les gestes de secourisme indispensables ;
- de rechercher l'étiologie du coma et de le traiter ;
- de prévenir les complications respiratoires.

Degré d'urgence

Tout coma, quelles que soient son étiologie et sa profondeur, est une urgence qui engage le pronostic vital.

Tout patient dans le coma doit être hospitalisé.

Tout patient qui a présenté une perte de connaissance brève sans étiologie doit être hospitalisé afin de rechercher la cause de cette perte de connaissance.

Points clés

La PLS doit être systématique devant tout patient dans le coma en attendant de protéger ses voies aériennes par une intubation trachéale.

La recherche d'une hypoglycémie doit être systématique chez un patient dans le coma.

Pièges à éviter

Toujours penser à la possibilité d'une hypoglycémie devant un patient dans le coma. L'injection de 20 ml de sérum glucosé à 30 % est systématique dans certains services d'urgence même en l'absence de contrôle de la glycémie.

Prévention

Elle dépend de l'étiologie du coma ou de la perte de connaissance.

Il semble possible de prévenir certains traumatismes crâniens par des mesures de sécurité (port du casque...).

L'intoxication à l'oxyde de carbone peut être évitée par l'entretien soigneux des chauffe-eaux et des poêles.

Prise en charge infirmière

À l'extérieur de l'hôpital

Participation au diagnostic

En présence d'un patient qui a perdu connaissance, la conduite à tenir est la suivante :
- l'appeler par son nom ;
- en l'absence de réaction :
  - lui demander d'exécuter un ordre simple : « Ouvrez les yeux », « Serrez-moi la main » ;
  - le pincer assez fortement au niveau du bras ;
  - vérifier la présence d'une respiration efficace en se penchant vers son visage pour l'écouter respirer ;
- en l'absence de mouvements respiratoires, rechercher un pouls carotidien.

Mise en œuvre des soins infirmiers

Au terme de ce bilan très rapide effectué en moins de 30 secondes, trois situations sont possibles :
- le patient ne réagit ni à la parole, ni aux ordres simples, ni à une stimulation douloureuse, mais il respire et son pouls carotidien est perceptible ; il est dans le coma et doit aussitôt être placé en PLS ;
- le patient ne réagit pas, il ne respire pas mais son pouls carotidien est encore perceptible ; il est en arrêt respiratoire, une ventilation assistée par bouche-à-bouche doit aussitôt être démarrée ;
- le patient ne réagit à aucune stimulation, il ne respire pas et son pouls carotidien n'est pas perceptible ; il est en arrêt cardio-respiratoire et une réanimation doit être aussitôt effectuée si l'arrêt est récent.

Une fois les manœuvres de secourisme effectuées, on appelle, pendant qu'un aide surveille le patient, ou on fait appeler le SAMU en composant le 15. Le bilan transmis au médecin régulateur comprend, si possible, les éléments suivants : état neurologique, fréquence respiratoire, fréquence cardiaque, étiologie envisagée, manœuvres de secourisme effectuées.

À l'hôpital

Participation au diagnostic

La conduite est la même qu'en dehors de l'hôpital. La profondeur du coma est appréciée par différents scores. Le plus ancien, encore utilisé et très incomplet, est le classement des comas en trois stades (le stade 4, correspondant à la mort cérébrale, précède de manière inéluctable la mort du sujet. C'est à ce stade que sont effectués les prélèvements d'organes) :
- le stade 1 correspond à un patient obnubilé, confus, désorienté, donnant souvent l'impression d'un état ébrieux. Ce patient doit être surveillé et son état ne doit surtout pas être attribué à un excès de consommation d'alcool ;
- le stade 2 correspond à un patient ne répondant pas aux ordres simples mais qui réagit à une stimulation douloureuse de manière inadaptée. C'est à ce stade qu'apparaissent les complications respiratoires du coma (hypoventilation, encombrement bronchique, inhalation) ;
- le stade 3 correspond à un stade de coma profond. Le patient n'a aucune réaction adaptée aux stimuli et les troubles ventilatoires sont constants.

Ces trois stades sont insuffisants pour évaluer la profondeur d'un coma et le score de Glasgow, beaucoup plus précis, est de plus en plus utilisé : on étudie l'ouverture des yeux, la réponse verbale et la réponse motrice à une stimulation douloureuse ; chaque réponse est notée et la somme de ces trois notes constitue le score de Glasgow qui s'échelonne de 3 à 15 *(Tab. 15)*.

Tableau 15 : *Score de Glasgow.*

Ouverture des yeux	Réponse verbale	Meilleure réponse motrice
Spontanée 4 Ouverture spontanée des yeux avec respect des cycles éveil/sommeil	*Orientée* 5 Le malade a conscience de soi et de son environnement	*Obéit* 6 Obéit à l'ordre oral
Au bruit 3 À la parole	*Confuse* 4 Conversation possible mais signes de confusion et de désorientation	*Orientée* 5 À au moins 2 endroits, le mouvement de flexion tend à faire disparaître la cause de douleur là où elle se trouve : réponse orientée
À la douleur 2 Provoquée par un stimulus nociceptif	*Inappropriée* 3 Mots compréhensibles mais conversation impossible avec évitement	*Évitement* 4 Pas de réponse orientée mais flexion rapide du coude avec évitement
1 *Jamais*	*Incompréhensible* 2 Mots incompréhensibles (gémissements, grognements)	*Décortication* 3 Membre supérieur : réponse en flexion lente Membre inférieur : extension
		Décérébration 2 Membre supérieur : rotation interne et et hyper-extension Membre inférieur : extension et flexion plantaire
	1 Rien	1 Rien

Mise en œuvre des soins infirmiers

Qui appeler ?

Le médecin de garde doit toujours être appelé une fois que les gestes de secourisme ont été effectués.

Dispenser les soins immédiats

Le dosage de la glycémie doit être systématique et toute hypoglycémie doit être corrigée par l'injection IV de sérum glucosé à 30 (= 30 g de sucre pour 100 ml d'eau).

L'entourage du patient est interrogé sur les circonstances de découverte, les pathologies préexistantes (diabète, hypertension...), les traitements en cours.

Le patient est perfusé, placé sous surveillance électrocardioscopique. Le score de Glasgow, la fré-

quence respiratoire, la pression artérielle, la fréquence cardiaque et la température sont notés à intervalles réguliers.
Le bilan biologique, la recherche de toxiques et les examens radiologiques dépendent de l'étiologie du coma.
Les causes des comas sont classées en trois groupes :
• le 1er groupe comprend les causes neurologiques, elles-mêmes classées en causes traumatiques, vasculaires, infectieuses et tumorales. Ce sont :
– les traumatismes crâniens et les hématomes qu'ils peuvent entraîner par plaie artérielle ou veineuse (hématome extra-dural ou sous-dural) ;
– les hématomes intracrâniens par rupture de malformations vasculaires (anévrismes ou angiomes) ;
– les encéphalites, les méningites ;
– les tumeurs primitives et secondaires (métastases) ;
• le 2e groupe comprend les causes toxiques :
– les intoxications médicamenteuses, l'overdose ;
– l'intoxication alcoolique ;
– l'intoxication par l'oxyde de carbone ;
• le 3e groupe comporte les causes métaboliques :
– l'hypoglycémie ;
– l'hypothermie ;
– l'hypoxie.

Comprendre la prescription

En l'absence d'étiologie retrouvée, le traitement est symptomatique. Il prévient et traite la dépression ventilatoire, il remplace les fonctions défaillantes (nutrition) et comporte les gestes suivants :
• oxygénothérapie ;
• protection des voies aériennes supérieures par une intubation orotrachéale ou nasotrachéale avec ballonnet gonflé ;
• ventilation contrôlée au masque puis à l'aide d'un respirateur ;
• nutrition parentérale.
Le traitement étiologique peut être médical ou chirurgical :
• utilisation d'antidotes des benzodiazépines *(Anexate®)* en cas d'intoxication isolée aux benzodiazépines ;
• utilisation d'antidotes des morphiniques *(Narcan®)* en cas d'intoxication isolée aux morphiniques ;
• exérèse chirurgicale d'une tumeur cérébrale ;
• embolisation d'une malformation vasculaire ;
• lyse pharmacologique d'un thrombus obstruant une artère cérébrale (utilisation de thrombolytiques).

Épilepsie

(Dr J. L. Hanouz et Dr S. Tartière)

Une crise d'épilepsie est une manifestation clinique d'une hyperactivité neuronale. Des neurones peuvent, en effet, être le siège d'une activité électrique paroxystique, excessive, entraînant des mouvements incontrôlables d'une ou de plusieurs parties du corps. Une crise d'épilepsie est toujours le symptôme d'une souffrance neuronale.
Devant une crise d'épilepsie, il faut :
• reconnaître la crise, la différencier en particulier d'une crise de tétanie ;
• reconnaître également un état de mal épileptique ;
• traiter parfois la crise, toujours l'état de mal épileptique ;
• rechercher l'étiologie de la crise ou de l'état de mal.

Degré d'urgence

L'état de mal épileptique est une urgence qui nécessite un traitement médical rapide et une hospitalisation.
Un patient qui convulse peut se blesser en tombant. Il est alors urgent de prévenir sa chute et d'éviter qu'il se blesse.

Points clés

Une crise d'épilepsie survenant chez un patient épileptique connu, traité, ayant déjà subi des explorations et suivi par un médecin doit être différenciée d'une première crise survenant chez un patient sans aucun antécédent d'épilepsie.

Pièges à éviter

Une crise d'épilepsie survenant chez une femme enceinte est une crise d'éclampsie jusqu'à preuve du contraire. Le pronostic vital maternel et fœtal est engagé. Un traitement médical et obstétrical urgent ainsi qu'une hospitalisation par ambulance médicalisée s'imposent.
Il faut éviter de maintenir les membres d'un sujet qui convulse en raison du risque de luxation.

Prévention

Un traitement anticonvulsivant ne doit jamais être interrompu brutalement.
Le dosage sanguin des anti-épileptiques permet d'adapter le traitement.
L'alcool est interdit en cas de traitement anti-épileptique.

Prise en charge infirmière

À l'extérieur de l'hôpital

Participation au diagnostic

On distingue plusieurs types de crises d'épilepsie :
- la crise d'épilepsie généralisée ;
- la crise d'épilepsie partielle ;
- l'état de mal épileptique.

La crise généralisée, ou crise tonico-clonique de type « grand mal », est la plus classique et la plus impressionnante. Elle comprend trois phases. Le début en est brutal, le patient pousse parfois un cri et il tombe, très souvent en se blessant (plaie du crâne, plaie du visage...) :
- la phase tonique dure de 10 à 20 secondes, le patient est raide (tonique), ses yeux sont révulsés ;
- la phase clonique dure environ de 30 à 40 secondes, le patient présente des secousses rythmiques du corps (clonies ou convulsions) de faible amplitude. Il est cyanosé. Il peut se mordre la langue et hypersaliver (écume au coin des lèvres), mais ceci est inconstant ;
- la phase stertoreuse peut durer de quelques minutes à plusieurs heures. Le patient est toujours inconscient, hypotonique, sa respiration est stertoreuse, c'est-à-dire bruyante et profonde. Il peut perdre ses urines. Cet état d'inconscience, appelé coma post-critique, s'estompe peu à peu en faisant place à une confusion mentale. Lorsque le patient reprend conscience, il ne garde aucun souvenir de l'épisode (amnésie post-critique). Il se plaint souvent de céphalées et de courbatures.

Les crises partielles sont caractérisées par des mouvements cloniques d'une partie du corps seulement (hémicorps, hémiface, membre...). Elles sont parfois caractérisées par des hallucinations visuelles, auditives, olfactives ou gustatives.

L'état de mal épileptique peut se définir comme une crise généralisée ou localisée qui ne cède pas rapidement, dure plus de 10 minutes ou se répète à intervalles brefs. Il nécessite un traitement médical urgent, car les pronostics vital et fonctionnel cérébral sont engagés.

Devant une crise convulsive, il faut évoquer les causes classiques telles que tumeurs, TC, hypoxie sévère, intoxications tricycliques, sida), mais aussi toujours penser à l'hypoglycémie.

Mise en œuvre des soins infirmiers

Il est important de savoir rassurer l'entourage d'un patient qui convulse. La crise d'épilepsie reste en effet une manifestation très impressionnante et spectaculaire. Lorsque cela est possible, on évite que le sujet se blesse pendant sa chute ou pendant la phase tonico-clonique en enlevant tous les objets contondants de son environnement proche. Éviter la morsure de la langue en introduisant un chiffon propre entre les arcades dentaires est de réalisation difficile et n'est pas conseillé car on risque surtout de se faire mordre.

Bien observer la crise permet ensuite de la décrire au médecin et ceci peut faciliter le diagnostic étiologique.

Pendant la phase stertoreuse, le patient est toujours mis en PLS.

Le patient est surveillé jusqu'à son réveil complet. On appelle ou on fait appeler le SAMU en composant le 15. Le bilan transmis au médecin régulateur comprend, si possible, les éléments suivants : description de la crise (début, durée, morsure de la langue, perte d'urines...), état de conscience, antécédents d'épilepsie, traitement en cours, autres pathologies pouvant expliquer la crise (tumeurs...), fréquence respiratoire, encombrement bronchique, gestes de secourisme effectués.

À l'hôpital

Participation au diagnostic

Voir plus haut.

Mise en œuvre des soins infirmiers

➡ Qui appeler ?

Le médecin de garde ou le réanimateur de garde.

➡ Dispenser les soins immédiats (voir plus haut)

Une hypoglycémie doit toujours être recherchée et corrigée par l'injection de sérum glucosé à 30 % (de 20 à 40 ml).

Une crise brève cède le plus souvent sans traitement médicamenteux immédiat. La survenue d'autres crises doit cependant être prévenue.

Un état de mal épileptique nécessite l'emploi de drogues anticonvulsivantes, en particulier de benzodiazépines et de barbituriques, administrées par voie intraveineuse ou intrarectale. La voie intramusculaire doit être évitée car elle a une résorption aléatoire. Ces drogues ont pour inconvénient d'entraîner une dépression respiratoire imposant une ventilation contrôlée. Le matériel d'aspiration, d'intubation et de ventilation doit toujours être préparé et vérifié.

La ventilation contrôlée peut être également nécessaire au traitement d'une inhalation de liquide gastrique survenue pendant la phase de coma post-critique.

Les examens complémentaires suivants peuvent être utiles au diagnostic :

- dosage de la glycémie (bandelettes réactives) ;
- recherche de toxiques, en particulier certains antidépresseurs *(Laroxyl®)* ;
- dosage de l'alcoolémie ;
- dosage sanguin des anti-épileptiques ;
- électroencéphalogramme (EEG) localisant les zones épileptogènes ;
- examen tomodensitométrique du crâne (scanner) mettant en évidence une tumeur cérébrale,

une malformation vasculaire ou un hématome intracrânien à l'origine des crises ;
- recherche d'une infection due au virus du sida et/ou d'une toxoplasmose.

Comprendre la prescription

Les médicaments le plus souvent employés dans le traitement de fond de l'épilepsie sont les formes orales des spécialités suivantes :
- les benzodiazépines *(Valium®, Rivotril®)* ;
- les barbituriques *(Gardénal, Orténal)* ;
- les hydantoïnes *(Di-hydan)* ;
- le *Zarontin* ;
- le *Tégrétol®* ;
- le valproate de sodium *(Dépakine®)* ;
- la carbamazépine *(Tégrétol®)*.

Les médicaments utilisés dans le traitement des crises et dans l'état de mal épileptiques sont les formes injectables des spécialités suivantes :
- *Valium®* ;
- *Rivotril®* ;
- *Dépakine®* ;
- *Nesdonal®* ;
- *Hémineurine®*.

Tétanie, spasmophilie

(Dr D. Jannière)

La tétanie est la manifestation spectaculaire et angoissante de troubles ioniques induits par une hyperventilation. Ce « syndrome d'hyperventilation » est le plus souvent en rapport avec un trouble psychologique (angoisse, panique...) et, exceptionnellement, avec un problème métabolique. Spectaculaire mais jamais grave, la tétanie doit être prise en charge par le malade lui-même ou par son entourage.

Degré d'urgence

L'urgence est ici sociale : en effet, le spectacle d'un sujet angoissé, tétanisé, avec des signes pouvant faire évoquer une détresse ventilatoire ou neurologique est insupportable pour le public.
L'urgence est aussi psychologique, car l'impuissance que ressent le sujet à maîtriser ce syndrome est extrêmement douloureuse.

Points clés

Il existe, le plus souvent, un antécédent identique.
Le diagnostic est facile chez la jeune femme, plus difficile chez l'homme où l'hyperventilation s'associe à des douleurs pseudo-angineuses faisant évoquer le « cœur neurotonique ».
La crise survient souvent en public dans une ambiance anxiogène, en fin de matinée ou en fin d'après-midi (rôle de l'hypoglycémie fréquemment associée).
Elle s'améliore avec la manœuvre d'hypercapnie provoquée.

Pièges à éviter

Il ne faut pas confondre une tétanie avec une détresse ventilatoire ou un coma.
Il ne faut pas confondre la raideur et les tremblements avec les clonies de l'épilepsie.
Il faut éviter de recourir d'emblée au médecin durant la crise si la manœuvre d'hypercapnie semble suffisante.
Il ne faut pas dramatiser par le recours au SAMU, aux pompiers, etc.

Prévention

Après la crise, le patient doit être mis dans un endroit calme et il faut discuter avec lui.

Il doit, quand il sent venir la crise, sortir de l'ambiance anxiogène, prendre du sucre et contrôler sa respiration. Certains respirent même spontanément dans un sac qu'ils gardent toujours sur eux.

Prise en charge infirmière

Participation au diagnostic

L'aspect du patient est le même à l'hôpital et à l'extérieur de l'hôpital :

- patient angoissé, blême, livide, nez pincé, muscles de la face contracturés ;
- fréquence ventilatoire supérieure à 20 (souvent 30-35) ;
- paresthésie des membres, tremblements légers ;
- mains et doigts raides et serrés réalisant la main d'accoucheur ;
- hyperéflexie à la moindre stimulation, signe de Chvostek ;
- parfois impossibilité de s'exprimer tant est importante la contracture (et l'angoisse).

Mise en œuvre des soins infirmiers

Le recours à de petits moyens permet de remettre le « syndrome d'hyperventilation » dans le domaine des urgences psychologiques. L'objectif est en effet qu'à terme, le patient puisse lui-même prendre en charge son trouble. L'infirmière devra donc :

- parler sur un ton ferme et rassurant, expliquer la cause du malaise sans culpabiliser le patient ;
- isoler le patient de l'ambiance publique et anxiogène ;
- minimiser le trouble : « Je m'occupe de vous, tout va rentrer dans l'ordre et vous allez m'aider en respirant dans ce sac » ;
- faire ventiler le patient dans un sac afin d'obtenir une hypercapnie ;
- être patiente, car il faut une dizaine de minutes pour compenser l'alcalose ventilatoire ;
- ne jamais avoir recours d'emblée aux tranquillisants, surtout injectables, qui « médicalisent » le syndrome ;
- enfin, profiter du calme et de l'asthénie qui suit la crise pour :
  - contrôler la glycémie au doigt (1/3 d'hypoglycémie) ;
  - expliquer la nature psychologique du trouble, son absence totale de gravité mais la nécessité d'une consultation non urgente du médecin traitant. Celui-ci prescrira certainement une prise en charge psychologique : relaxation, gymnastique ventilatoire, conseils diététiques, quelquefois un petit tranquillisant ou du magnésium, quelquefois encore du calcium (qui n'a pas fait la preuve de son efficacité).

Choc hémorragique

(Pr P. Carli)

Degré d'urgence

Urgence chirurgicale ou médicale mettant en jeu le pronostic vital, le choc hémorragique nécessite une réanimation préhospitalière par le SAMU et l'hospitalisation d'urgence.

Points clés

Un sujet jeune peut, pendant longtemps, supporter une hémorragie puis, brutalement, présenter un choc hémorragique.
Le transport sans réanimation d'un patient atteint de choc hémorragique peut conduire à un arrêt cardiaque par désamorçage.
Le remplissage vasculaire n'est que le traitement symptomatique du choc hémorragique, le traitement de la cause étant toujours nécessaire.
Le remplissage vasculaire est commencé en urgence par un substitut artificiel du plasma : une solution de gélatine ou d'amidon.

Pièges à éviter

Ne pas sous-estimer l'hypovolémie.
Le remplissage vasculaire d'urgence est réalisé à l'aide d'une voie veineuse de gros calibre, périphérique. Un cathéter central n'est pas nécessaire et il est moins efficace pour un remplissage rapide que la voie périphérique.
Il faut déterminer le groupe sanguin avant tout remplissage vasculaire car la dilution importante des éléments figurés du sang provoquée par les solutés macromoléculaires rend impossible cette opération par les méthodes classiques.
Attention à ne pas administrer de la morphine ou un sédatif à un blessé en état de choc ! L'effet sur la ventilation et l'état hémodynamique peut être catastrophique.
Attention aux hémorragies chez les patients traités par anticoagulants : elles sont beaucoup plus sévères que chez les autres !

Prévention

C'est celle de tous les traumatismes : l'examen clinique initial ou la surveillance à l'hôpital permet de dépister précocement l'hémorragie et de la traiter avant l'installation de l'état de choc.

Prise en charge infirmière

À l'extérieur de l'hôpital

Participation au diagnostic

Le choc hémorragique est évident lorsqu'on observe un patient :
- pâle, avec des conjonctives décolorées ;
- polypnéïque ;
- obnubilé ou agité ;
- avec une pression artérielle basse et différentielle pincée, une tachycardie ;
- des extrémités froides et marbrées ;
- une sensation de soif et, si on la mesure, une diurèse effondrée.

Bien souvent les signes sont plus discrets, ou incomplets, mais chez un sujet jeune et conscient, il peuvent déjà s'accompagner d'une perte sanguine importante.

L'hémorragie peut être extériorisée (plaie artérielle ou veineuse) ou interne (hémopéritoine, hémothorax, hématome rétropéritonéal). Elle nécessite généralement un traitement étiologique chirurgical.

Mise en œuvre des soins infirmiers

Qui appeler ?

À l'extérieur de l'hôpital, la constatation d'un choc hémorragique doit faire appeler le SAMU.

Dispenser les soins immédiats

Il faut comprimer les plaies qui saignent pour limiter la perte sanguine.

Le traitement repose sur le remplissage vasculaire : mise en place d'une voie veineuse de gros calibre (14 ou 16 Gange chez l'adulte) en périphérie et perfusion rapide d'un flacon de substitut du plasma.

On associe au remplissage une oxygénothérapie par sonde nasale ou masque (de 6 à 9 l/min).

Les médicaments utilisés pour le remplissage vasculaire sont des substituts du plasma qui restaurent la volémie. Ils associent des électrolytes et une solution de gélatine *(Plasmion, Haemaccel)* ou d'amidon *(Elohes)*. Ces solutions ne comportent pas d'hémoglobine. Elles provoquent une hémodilution qui diminue le transport d'oxygène par le sang.

À l'hôpital

Participation au diagnostic

Les signes classiques du choc peuvent être rencontrés. La baisse de la diurèse peut, à elle, seule signer l'hypovolémie. En plus de celle décrite plus haut, les causes de l'hémorragie d'un patient hospitalisé peuvent être multiples : hémorragie en deux temps par rupture d'un hématome, hémorragie post-opératoire favorisée par une complication, un trouble de l'hémostase.

Mise en œuvre des soins infirmiers

Qui appeler ?

La constatation d'un choc hypovolémique fait appeler d'urgence le médecin ou le réanimateur de garde.

Dispenser les soins immédiats

Le traitement d'urgence est le même qu'à l'extérieur de l'hôpital : voie veineuse et remplissage vasculaire. À l'hôpital, les substituts du plasma peuvent être remplacés par une solution d'albumine.

Il faut prélever un tube pour le groupage sanguin ou vérifier la carte de groupe. En effet, après une perfusion de substitut du plasma, le remplissage est continué par la transfusion de culots globulaires (isogroupe, isorhésus).

Il ne faut pas oublier qu'au traitement d'urgence, il faut associer la recherche et le traitement de la cause de l'hémorragie, cer dernier au besoin chirurgical.

Comprendre la prescription

La transfusion est indiquée pour maintenir la pression artérielle et assurer un hématocrite d'au moins 30 %. Les culots globulaires sont commandés à la banque du sang et vérifiés avec soin avant la transfusion. Compte tenu du risque de contamination virale qui n'est jamais nul, les transfusions doivent être le plus possible limitées.

Section de membre

(Dr O. Lamour)

Pathologie traumatique accidentelle assez fréquente, la section de membre regroupe une grande variété de situations cliniques. C'est toujours une urgence fonctionnelle qui peut gravement handicaper la vie personnelle, sociale ou professionnelle du blessé. La stratégie repose sur les possibilités de réimplantation chirurgicale. C'est parfois aussi une urgence vitale par l'importance et la brutalité du saignement qu'elle peut entraîner.

Degré d'urgence

L'urgence se situe à deux niveaux :

- sur le plan fonctionnel, le succès de la réimplantation (quand elle est possible) dépend de la rapidité du transfert vers un centre chirurgical spécialisé. On admet que les délais pour une tentative de réimplantation sont d'environ 6 heures ;
- sur le plan vital, il peut s'agir d'une urgence extrême en cas de section proche de la racine du membre provoquant alors un saignement important. Cette situation justifie l'intervention d'une équipe de réanimation préhospitalière.

Points clés

Les pertes sanguines lors de la section, même partielle, d'un membre peuvent être à l'origine d'un choc hypovolémique qui met en jeu le pronostic vital.

Tout doit aller vite car les centres spécialisés dans ce type de chirurgie sont rares en France, donc souvent (très) éloignés du lieu de l'accident.

Ce n'est pas au secouriste, à l'infirmier ou même au médecin d'urgence de décider qu'une réimplantation est impossible. On doit donc toujours amener un blessé et son membre sectionné dans les meilleures conditions possibles au chirurgien spécialiste qui, lui, jugera.

Il faut à tout prix retrouver le membre.

Pièges à éviter

Attention à ne pas méconnaître d'autres lésions associées pouvant, elles aussi, mettre en jeu le pronostic vital (polytraumatisé).

Ne pas donner à boire ou à manger à ce blessé qui va être opéré.

Il ne faut pas sous-estimer les pertes sanguines et risquer alors la survenue d'un choc hypovolémique difficilement contrôlable.

Retrouver le membre sectionné n'est pas toujours chose facile. Se faire aider pour sa recherche.

Prévention

Elle repose essentiellement sur le respect des règles de sécurité pour les travailleurs utilisant certains types de machines (port de gants de travail, protection par barrière ou volet de sécurité...).

Elle doit se pratiquer également au quotidien, notamment en manipulant avec précaution certains appareils ménagers et outils, et en évitant de les laisser branchés après leur utilisation (robots ménagers, couteaux électriques, scies, etc.).

Prise en charge infirmière

À l'extérieur de l'hôpital

Participation au diagnostic

Le diagnostic est évident. On distingue les sections complètes des sections incomplètes, les sections franches des sections avec gros délabrement par écrasement.

Toute section, qu'elle soit partielle ou totale, est une urgence sur le plan fonctionnel. Le pronostic dépend de la nature et de la rapidité des soins apportés. La gravité est liée à l'importance du saignement. Le retentissement hémodynamique peut être apprécié par :

- une tachycardie ;
- une pâleur cutanéo- muqueuse ;
- une polypnée ;
- une baisse de la pression artérielle (signe tardif).

Mise en œuvre des soins infirmiers

Qui appeler ?

On peut s'aider, 24 heures/24, de son SAMU départemental en composant le 15, qui, grâce à son médecin régulateur, pourra donner des directives médicales sur l'attitude à adopter et sur la destination hospitalière la plus adaptée. Il choisira également le type de secours à dépêcher. Il faut, là encore, opposer le cas d'une section très périphérique (par exemple une phalange) qui ne nécessite que le concours d'une équipe de secouristes (sapeurs-pompiers, ambulanciers privés, etc.) à celui d'une amputation complète d'un membre qui impose l'intervention d'une unité mobile hospitalière.

Dispenser les soins immédiats

Le traitement local :

- l'urgence est tout d'abord de stopper l'hémorragie. Le saignement est le plus souvent d'origine veineuse (plaie suintante). Il peut s'associer à un saignement artériel reconnaissable à son caractère pulsatile. Il faut tout d'abord pratiquer une compression de la tranche de section proximale avec un linge propre. Cette manœuvre suffit en général à stopper l'hémorragie. Si le saignement persiste néanmoins, il faut pratiquer des techniques de compression à distance des axes vasculaires concernés (voir « Points de compression artérielle – pansement compressif » p. 148). La pose d'un garrot ne garde que quelques indications extrêmement limitées. Au niveau des soins infirmiers, ce geste est donc à proscrire. Ensuite, la réalisation d'un véritable pansement compressif s'effectue après désinfection locale par un antiseptique iodé, à l'aide de compresses stériles recouvertes par de l'élastoplaste ou des bandes Velpeau ;
- le bout distal doit être retrouvé. Il sera conditionné dans une enveloppe plastique (les sacs des supermarchés font très bien l'affaire !), puis posé sur des glaçons afin de le réfrigérer. On évitera soigneusement la mise en contact direct du segment de membre avec les glaçons (risque de destruction tissulaire).

Le traitement général :

- les sections distales (type 3e phalange d'un doigt) n'ont que peu de risque de saignement majeur ;
- les sections proximales s'associent presque toujours à une hypovolémie. Le traitement sera alors d'allonger le patient puis de compenser la perte volémique par la perfusion intraveineuse de solutés macromoléculaires type *Plasmion, Plasmagel, Haemaccel, Elohes,* grâce à une voie d'abord périphérique de bon calibre (≥ 16 Gauge) posée sur un autre membre.

À l'hôpital

Poursuite du remplissage en adjoignant, si nécessaire, des produits sanguins isogroupes isorhésus.

Vérification de l'immunité tétanique.

Antibioprophylaxie et antalgiques s'ils n'ont pas déjà été administrés.

Préparation du blessé à l'intervention chirurgicale.

Traumatismes crâniens

(Pr P. Carli)

Degré d'urgence

Le traumatisme crânien peut provoquer des lésions cérébrales qui sont évolutives.
Dans les heures qui suivent le traumatisme, l'état du patient peut s'aggraver considérablement. En conséquence, tout traumatisé crânien doit être examiné par un médecin et, s'il a perdu connaissance, être hospitalisé pendant au moins 24 heures.

Points clés

L'examen clinique est la base de la surveillance du traumatisé crânien. S'il est normal, la radio du crâne n'est pas systématiquement indiquée.
Tous les traumatisés crâniens qui présentent des troubles de la conscience soit d'emblée, soit secondairement, doivent bénéficier le plus rapidement possible d'une tomodensitométrie cérébrale qui débouchera parfois sur une intervention neurochirurgicale d'urgence.
Un traumatisé crânien dans le coma doit être activement réanimé : il faut assurer une ventilation efficace et maintenir un équilibre hémodynamique.
L'aggravation brutale des troubles de la conscience ou l'apparition de signes déficitaires peut être la conséquence d'un hématome intracrânien : après la tomodensitométrie, le neurochirurgien peut poser l'indication d'une évacuation d'urgence de l'hématome.

Pièges à éviter

Le traumatisme crânien peut être la source de très nombreux pièges :
- il ne faut pas se laisser abuser par l'agitation du blessé et l'attribuer à une intoxication éthylique et médicamenteuse associée. La surveillance du patient agité doit être particulièrement attentive, car cet état constitue peut-être le premier signe d'une complication neurochirurgicale ;
- il faut toujours se méfier de la possibilité d'autres lésions dont les signes sont masqués par le coma ;
- l'hypotension brutale est généralement due à une hémorragie interne sans rapport avec le traumatisme crânien.

Prévention

Le port du casque sur les chantiers, pour les conducteurs de véhicules à deux roues, de la ceinture de sécurité en voiture, le respect des règles de sécurité dans les activités sportives font partie des mesures préventives.

Prise en charge infimière

À l'extérieur de l'hôpital

Participation au diagnostic

Il est simple de reconnaître un traumatisme crânien mais l'évaluation de la gravité initiale est difficile. Après une perte de connaissance brève, le patient peut récupérer une conscience quasi normale. Cependant, l'aggravation secondaire étant possible, il faut envoyer le patient à l'hôpital.

L'existence d'un coma d'emblée avec une réponse absente ou anormale aux stimuli verbaux et physique, ou l'apparition du coma après une période de conscience normale (intervalle libre) sont des signes de gravité très importants.

Mise en œuvre des soins infirmiers

Qui appeler ?

Un traumatisé crânien sans signe de gravité peut être examiné par un médecin généraliste ou envoyé aux urgences de l'hôpital par ambulance simple. Un traumatisé crânien avec des troubles de la conscience doit être pris en charge par le SAMU appelé par le 15.

Dispenser les soins immédiats

Tout traumatisé crânien dans le coma doit être mis en position latérale de sécurité. On doit mobiliser le patient avec précaution car une atteinte du rachis cervical associée au traumatisme crânien est possible.

À l'hôpital

Participation au diagnostic

L'examen clinique du crâne recherche une simple plaie du cuir chevelu, qui nécessitera une suture cutanée, une déformation importante, qui peut faire suspecter une fracture ou une embarrure, enfin une plaie cranio-cérébrale, qui est une urgence neurochirurgicale.

L'évaluation de l'état de conscience doit être réalisée en utilisant le score de Glasgow qui permet une évaluation chiffrée et qui peut être répété très facilement. L'aggravation de ce score (*Tab. 15*, p. 76) ou l'apparition de troubles de la conscience après un intervalle libre, d'un déficit moteur (réponse anormale aux stimuli) et d'une asymétrie pupillaire avec une mydriase sont des signes de gravité du traumatisme crânien.

Mise en œuvre des soins infirmiers

Qui appeler ?

Les traumatismes crâniens bénins doivent être examinés par un médecin, ceux qui sont graves nécessitent l'appel de l'anesthésiste-réanimateur et, dès que possible, une consultation neurochirurgicale.

Dispenser er les soins immédiats

Les traumatismes crâniens bénins peuvent nécessiter la suture d'une plaie du scalp (ne pas oublier la prévention antitétanique).

Une radio du crâne peut être réalisée lorsqu'on suspecte une fracture de la voûte, en particulier au niveau temporal. Le traumatisme crânien bénin doit être surveillé en notant l'état de conscience du patient (score de Glasgow), mais aussi le pouls, la pression artérielle, et la respiration.

Un traumatisé crânien dans le coma nécessite une réanimation immédiate. Pour éviter le risque d'inhalation gastrique en attendant l'intubation, il doit être mis en position latérale de sécurité.

Comprendre la prescription

Pour un traumatisme crânien bénin, il faut avant tout ne pas laisser passer une aggravation.

Les traumatisés crâniens graves nécessitent une réanimation énergique avec intubation et ventilation artificielle, puis un examen tomodensitométrique à la recherche d'une complication neurochirurgicale telle qu'un hématome extradural qui nécessiterait une intervention d'urgence.

Il n'existe aucun médicament permettant d'améliorer l'état des traumatisés crâniens en cas de fracture ouverte du crâne (plaie cranio-cérébrale, otorragie, otorrhée, rhinorrhée). Un traitement antibiotique est nécessaire comme dans toute fracture ouverte.

Fièvre et convulsions fébriles

(Dr J. Lavaud)

Un thermomètre fonctionnel est déja indispensable. Ce qui guette le nourrisson de moins de 6 mois, c'est l'hyperthermie majeure, celui de 6 mois à 3-4 ans la crise convulsive fébrile, le grand enfant le coup de chaleur.

Degré d'urgence

Tout jeune enfant qui dépasse 39,5 °C de température est en danger ; celui qui dépasse 41 °C présente un risque vital.
L'hyperthermie majeure entraîne une atteinte polyviscérale rapidement mortelle avec détresse respiratoire, collapsus, coma, déshydratation, anurie, atteinte hépatique et musculaire par rhabdomyolyse.

Points clés

Partout et en toutes circonstances, on peut mettre en œuvre les moyens physiques.
Une crise convulsive fébrile est *a priori* bénigne mais réclame un examen médical obligatoire et, avant 18 mois, une admission systématique aux urgences pour faire une ponction lombaire et ne pas méconnaître une méningite purulente débutante.

Pièges à éviter

L'aspirine ne doit pas être utilisée pour les grippes et la varicelle ou chez un jeune enfant de moins de 6-8 ans, fébrile et dans un contexte d'épidémie (risque de syndrome de Reye qui associe une stéatose hépatique brutale et majeure et une encéphalopathie convulsivante et œdémateuse d'évolution dramatique).
Les suppositoires d'*Algotropyl*® (association de paracétamol et de prométhazine) sont interdits avant 1 an. La prométhazine procure un endormissement non naturel qui pourrait favoriser certaines morts subites en ne permettant pas à l'enfant de se manifester lorsqu'il est agressé d'une façon ou d'une autre.
Les médicaments composés de plusieurs substances sont dangereux si les parents dépassent les posologies recommandées ou traitent eux-mêmes l'enfant, notamment de moins de 6 mois, sans avis médical et en raison des intoxications accidentelles de l'enfant de moins de 3 ans.
L'alternance thérapeutique aspirine/paracétamol n'est pas souhaitable. L'inactivation du second médicament est provoquée par celui administré en premier. Les deux ont un métabolisme hépatique (risque d'atteinte hépatique).
L'*Aspégic*® IV est contre-indiqué en cas de CIVD ou de toute anomalie acquise ou congénitale (globules rouges, fragilité vasculaire).

Prévention

Elle consiste à traiter sans délai tout enfant fébrile à plus de 38 °C, d'abord par des moyens physiques, ensuite par des moyens médicamenteux, puis par l'association obligatoire des deux.
Ne pas mettre l'enfant en situation favorisant l'hyperthermie et l'asphyxie :
- couette interdite avant 1 an ;
- ne jamais laisser un nourrisson seul dans une voiture ;
- prévention de l'insolation et du coup de chaleur.

Prise en charge infirmière

À l'extérieur de l'hôpital

Seul un thermomètre fonctionnel permet de connaître la température exacte de l'enfant et d'opposer à la fièvre un traitement immédiat et efficace.

Moyens physiques

Déshabillage, boissons à la demande, éloignement d'une source de chaleur, température idéale de la pièce : 20 °C, bain de 2 à 3 °C en dessous de la température de l'enfant pendant 5 à 10 minutes maximum, ou enveloppements répétés avec un linge (drap) mouillé dans de l'eau à la même température.

Dans les cas extrêmes, poser sur le corps de l'enfant 3 à 4 sachets *freeze-pack* (utilisés pour les congélateurs et les glacières portatives) correctement enveloppés dans un linge épais et changés régulièrement de position (toutes les 10 minutes par exemple).

S'il s'agit d'un coup de chaleur, coucher l'enfant à l'ombre ou dans un endroit frais en position latérale de sécurité, le déshabiller, l'asperger d'eau fraîche et bien ventiler l'atmosphère dans son environnement immédiat. (Le coup de chaleur est la conjonction d'un exercice musculaire intense et prolongé, sans apports hydro-salés, plus particulièrement en atmosphère chaude et humide.)

Médicaments

Aspirine *(Aspégic®, Catalgine®, Juvépirine...)*, de 10 à 12 mg/kg par prise unitaire à répéter toutes les 4 ou 6 heures.

Paracétamol *(Doliprane®, Dafalgan®, Fébrectol, Efferalgan®)*, de 12 à 15 mg/kg par prise unitaire à répéter toutes les 4 ou 6 heures.

Toutes les présentations sont possibles : sachets de poudre, comprimés, sirop, suppositoires.

À l'hôpital

On peut traiter une fièvre rebelle par le propacétamol *(Pro-dafalgan®)*, à raison de 20 mg/kg en IV lente.

En cas de crise convulsive fébrile, mettre obligatoirement l'enfant en position latérale de sécurité. Administrer d'abord, en intrarectal, 0,5 mg/kg de *Valium®* (forme injectable, ampoule de 2 ml = 10 mg), en ajoutant 1 mg systématiquement, par une seringue ou une petite poire. Bien fermer les fesses sur l'embout pendant 5 minutes afin de permettre une absorption muqueuse complète. Refaire une dose 15 minutes plus tard si la crise récidive ou se poursuit, mais ne jamais oublier de lutter contre l'hyperthermie, principale responsable de l'excitabilité cérébrale anormale de l'enfant de 6 mois à 3-4 ans.

Asthme grave

(Dr J. Lavaud)

Un asthme grave peut se présenter sous deux tableaux :

- crise d'asthme prolongée malgré le traitement habituel et bien mené de la crise ;
- blocage respiratoire avec disparition du murmure vésiculaire (silence auscultatoire).

Degré d'urgence

C'est une urgence vitale car on peut mourir brutalement d'un asthme grave par mécanismes associés : obstruction bronchique par des sécrétions épaisses, visqueuses, peut-être surinfectées, bronchospasme généralisé, hypoxémie tissulaire par grande consommation d'O_2 cellulaire non compensée et hypokaliémie provoquées par le salbutamol (risque de paralysie musculaire et de troubles du rythme cardiaque).

La gravité se juge sur les signes suivants :

- antécédents de séjour en unité de soins intensifs ;
- crises fréquentes, traitement de fond, anomalies respiratoires entre les crises ;
- cyanose, sueurs, pauses respiratoires ;
- absence de toux, disparition des sibilants expiratoires ;
- tachycardie, hypertension artérielle, pouls paradoxal ;
- troubles de la conscience, somnolence, apathie ;
- emphysème sous-cutané cervical (crépitation à la palpation cutanée), témoin obligatoire d'un pneumomédiastin, annonciateur d'un pneumothorax unilatéral ou bilatéral ou d'une compression brutale du larynx.

Points clés

Un patient dont la crise d'asthme se poursuit malgré le traitement (corticoïdes, bronchodilatateurs) ne se garde jamais à domicile.

L'admission en milieu hospitalier est obligatoire. Tout asthmatique peut faire, un jour ou l'autre, un asthme grave.

Pièges à éviter

Chez le nourrisson, la bradypnée est remplacée par une polypnée avec les signes de détresse respiratoire habituels : battements des ailes du nez, tirage, balancement abdomino-thoracique.

Prévention

L'asthme est une maladie chronique qui peut débuter dès 18 mois avec ou sans passé de bronchiolites à répétition sur un terrain familial allergique fréquent.

Tout enfant asthmatique doit être correctement exploré et pris en charge par une équipe hospitalière spécialisée en relation étroite avec le médecin traitant.

Prise en charge infirmière

À l'extérieur de l'hôpital

Renforcer la corticothérapie : *Célestène*® ou *Soludécadron*®, de 0,3 à 0,5 mg/kg par injection IM.

Bricanyl® sous-cutané, 1/4 à 1/2 ampoule selon l'âge de l'enfant (1 ampoule chez l'adolescent).

À l'hôpital

Participation au diagnostic

Reconnaître un asthme grave est aisé, qu'il s'agisse de la crise typique avec bradypnée et sibilants expiratoires ou du blocage thoracique en inspiration avec disparition de tout signe à l'auscultation pulmonaire.

Les signes de gravité ont été vus précédemment et ils sont souvent associés. On se méfiera tout particulièrement du tableau d'asphyxie (cyanose, sueurs, tachycardie), de l'existence d'apnées ou d'un emphysème sous-cutané cervical extensif.

Mise en œuvre des soins infirmiers

L'appel à l'interne ou au réanimateur est une urgence.

Mettre en place :

- le cardiomoniteur (rythme cardiaque, tracé) ;
- l'oxymètre de pouls (saturation de l'oxyhémoglobine) ;
- la nébulisation de salbutamol, avec une solution concentrée à 0,5 %, soit 10 ml = 50 mg. Prendre 0,03 ml/kg de la solution sans dépasser 1 ml quel que soit le poids du malade, à diluer dans 4 ml de NaCl à 9 ‰ administré par le nébuliseur muni d'un masque transparent adapté à la taille de l'enfant et branché sur une source d'oxygène dont le débit est réglé à 6 l/min. Certains ajoutent à cette nébulisation 1 mg d'adrénaline (1 ampoule) et 4 mg de corticoïdes (1 ampoule = 2 ml).

Voie d'abord veineuse avec cathéter court.

Injection IV de corticoïdes injectables (0,5 mg/kg) ou d'hémisuccinate d'hydrocortisone (HSHC) : 10 mg/kg.

Pour certains, aminophylline IV (en l'absence d'administration de théophylline précédemment), 6 mg/kg en perfusion continue pendant 20 minutes puis perfusion de 0,7 mg/kg/h selon la théophyllinémie. Si l'enfant a déjà reçu de la théophylline, la dose initiale est réduite de moitié dans l'attente de la théophyllinémie prélevée peu après l'admission aux urgences.

Ne pas oublier de prendre la température (infection possible, rôle déclenchant ou favorisant une crise d'asthme et son évolution défavorable).

Les nébulisations peuvent être renouvelées trois fois, espacées de 20 à 30 minutes, en l'absence d'amélioration clinique (et biologique).

En l'absence de toute amélioration, il faudra utiliser le salbutamol en IV en commençant par 5 γ/kg en dose de charge, puis en perfusion continue (0,5 γ/kg/min, à doubler toutes les 15 minutes en l'absence d'amélioration).

Le contrôle d'une oxygénation bien conduite et permanente et la surveillance cardiaque sont impératifs.

Laryngites aiguës de l'enfant

(Dr J. Lavaud)

Reconnaître la laryngite aiguë, c'est affirmer l'existence d'une dyspnée laryngée.

Degré d'urgence

Si les laryngites aiguës du jeune enfant de 6 mois à 3 ans sont fréquentes, peu d'entre elles nécessitent un recours au milieu hospitalier ou un séjour en unité de soins intensifs. Mais il ne faut pas méconnaître une laryngite sus-glottique, rare mais très grave, dite aussi épiglottite aiguë.

Points clés

La dyspnée laryngée de la laryngite virale sous-glottique, la plus fréquente, est une dyspnée inspiratoire avec bradypnée (ralentissement du rythme respiratoire), débutant brutalement, le plus souvent la nuit, chez un enfant anxieux mais bien conscient, rose et peu fébrile.

Pièges à éviter

Une dyspnée laryngée avant l'âge de 6 mois doit faire évoquer un angiome laryngé (rechercher un angiome cutané) ou une infection herpétique ou mycotique grave et généralisée (voies respiratoires et digestives, notamment pharyngées).

Une laryngite aiguë sans toux est une épiglottite jusqu'à preuve du contraire.

Une épiglottite peut être associée à une septicémie (hémoculture) ou à une méningite (PL) (ces examens ne sont effectués qu'une fois l'enfant en sécurité, c'est-à-dire intubé).

L'enfant doit être attaché des poignets aux racines des cuisses avant l'intubation pour éviter toute extubation accidentelle dramatique lors des mobilisations.

Une laryngite virale peut se surinfecter rapidement, donnant lieu à une laryngo-trachéo-bronchite avec température à 40 °C, foyers pulmonaires, teint toxique, grande altération de l'état général et toux réelle.

Une laryngite striduleuse peut précéder une éruption de rougeole.

Prévention

On ne peut prévenir la laryngite virale, mais on peut vacciner le nourrisson contre *Hæmophilus influenzæ* de souche 1B (HIBest), ce qui évitera épiglottites aiguës et quelques surinfections gravissimes.

Prise en charge infirmière

À l'extérieur de l'hôpital

Dans l'attente de la consultation médicale, on peur faire respirer l'enfant dans une atmosphère humide obtenue de plusieurs façons : eau chaude coulant au fond d'une baignoire ou d'un baquet, casserole d'eau bouillante disposée sur une source de chaleur comme un radiateur, autocuiseur... On peut y ajouter un désinfectant respiratoire de type eucalyptus ou goménol.

Le médecin praticien prescrira des corticoïdes per os, habituellement le *Célestène®* en gouttes buvables : 20 gouttes/kg en dose d'attaque puis 10 gouttes/kg/j.

À l'hôpital

Participation au diagnostic

Laryngite aiguë virale sous-glottique œdémateuse et inflammatoire :

- dyspnée inspiratoire avec tirage sus-sternal des muscles respiratoires accessoires cervicaux, cornage ;
- toux sèche, quinteuse, « aboyante » et rauque ;
- température à 38 °C.

Évaluer la gravité :

- existence d'une cyanose des extrémités et péribuccale, diminution du tirage avec somnolence de l'enfant qui devient apathique, tachycardie, rarement sueurs ;
- enfant trouvé en position assise et refusant de s'allonger, très fébrile et au teint toxique (aspect gris, cyanose, cernes oculaires, fatigue, température à 40 °C), respirant très difficilement, ne toussant pas et, très tardivement, ne pouvant plus

avaler sa salive. C'est le tableau de grande urgence de la laryngite aiguë sus-glottique, ou épiglottite aiguë, d'origine bactérienne, à *Hæmophilus influenzæ* presque toujours ;

- si, au début, cette épiglottite aiguë avait été traitée pour une laryngite aiguë virale banale, elle résiste au traitement corticoïde et ne fait que s'aggraver.

Mise en œuvre des soins infirmiers

Qui appeler ?

À l'extérieur de l'hôpital, en l'absence de tout signe de gravité, appeler le médecin traitant (s'il peut se déplacer rapidement) ou un médecin d'une société de médecine d'urgence libérale. Mettre en œuvre, en l'attendant, l'atmosphère humide.

S'il existe des signes d'intolérance ou une suspicion d'épiglottite aiguë, composer le 15 (SAMU).

Aux urgences : dans un premier temps, l'interne remplace le médecin de ville, l'anesthésiste-réanimateur ou le réanimateur pédiatrique remplace l'équipe du SMUR.

Si l'hôpital ne peut garder l'enfant, appel au SAMU pour transférer le malade en unité de soins intensifs, mais une épiglottite aiguë sera toujours intubée sur place (bloc opératoire ou urgences).

Dispenser les soins immédiats

Installer un aérosol efficace avec : adrénaline 1 mg (1 ampoule de 1 ml), corticoïdes 4 mg (1 ampoule de 2 ml de *Betnesol*, *Soludécadron*® ou *Célestène*®), sérum physiologique 4 ml et oxygène à un débit de 6 l/min, bien dirigé sur le nez et la bouche de l'enfant, laissé en position assise, 20 ou 30 cm de distance au maximum.

Trouver immédiatement une voie d'abord veineuse avec un cathéter court (dos de la main par exemple) pour injecter un corticoïde (*Célestène*® ou *Soludécadron*® 4 mg) s'il s'agit d'une laryngite striduleuse d'origine immuno-allergique ou d'une laryngite aiguë virale.

Un antibiotique (*Claforan*, 50 mg/kg) et un corticoïde (4 mg) si une épiglottite aiguë bactérienne est suspectée.

Administrer par nébulisation au masque transparent la solution à inhaler plutôt que par aérosol pour l'épiglottite aiguë.

Respecter la position assise stricte et empêcher tout décubitus dorsal ou examen de la gorge (risque mortel par asphyxie ou arrêt cardiaque réflexe dans le seul cadre de l'épiglottite aiguë).

Rassurer l'enfant et ses parents, leur parler et permettre à ces derniers de rester auprès de l'enfant jusqu'à l'acte thérapeutique d'intubation s'il est nécessaire ou indispensable ; l'angoisse de l'enfant et la détresse respiratoire sont souvent accentuées par l'isolement intempestif et la peur de l'inconnu.

Broncho-pneumopathies bactériennes

(Dr J. Lavaud)

Il faut savoir envisager l'existence d'une staphylococcie pleuro-pulmonaire du nourrisson dans le cadre des broncho-pneumopathies bactériennes de l'enfant, car c'est une grande urgence vu la rapidité d'évolution des lésions pleuro-pulmonaires.

Degré d'urgence

Devant une détresse respiratoire de l'enfant, qu'il y ait hyperthermie ou hypothermie, l'existence d'anomalies à l'auscultation pulmonaire doit orienter le diagnostic.

Après la radiographie thoracique face-profil, seul examen d'urgence, la mise de l'enfant sous traitement antibiotique est la règle, sans attendre les résultats des prélèvements bactériologiques.

Points clés

Une pneumonie de l'enfant se caractérise par une fièvre élevée, une rougeur du visage, une toux sèche, quinteuse et une polypnée avec asthénie et anorexie.

Une staphylococcie pleuro-pulmonaire du nourrisson commence par des signes digestifs et une altération de l'état général (teint gris, terreux, cernes oculaires), les signes pulmonaires leur succédant. Il faut rechercher le contaminateur dans l'entourage proche de l'enfant.

Toute atteinte des voies respiratoires, hautes et basses, d'origine virale peut rapidement se surinfecter à pneumocoque, staphylocoque ou *Hæmophilus influenzæ*...

Les affections chroniques (DDB, mucoviscidose), peuvent se décompenser brutalement lors de poussées infectieuses aiguës.

Pièges à éviter

Ne pas prendre une détresse respiratoire du nourrisson obligatoirement pour une bronchiolite.

Ne pas prendre des douleurs abdominales avec vomissements et fièvre obligatoirement pour une histoire chirurgicale abdominale.

Des céphalées fébriles, avec vomissements et discrète raideur de la nuque, peuvent s'observer dans une authentique pneumonie lobaire aiguë de l'enfant.

Prévention

La contamination se produit par voie aérienne pour toutes les broncho-pneumopathies à partir des gouttelettes de salive contaminées d'un être humain, sauf pour la staphylococcie pleuro-pulmonaire du nourrisson où, le plus souvent, le point de départ est digestif à partir du portage de mains contaminées ou du sein maternel malade, infecté par un staphylocoque.

Il faut donc bien soigner toutes les lésions infectées cutanées et les protéger par un pansement efficace.

On doit toujours se laver les mains avant de s'occuper d'un nourrisson.

Ne pas négliger l'impétigo de l'enfant ou toute autre lésion cutanée, qui peut devenir impétigineuse (eczéma, piqûre d'insecte...).

Prise en charge infirmière

À l'extérieur de l'hôpital

Toute fièvre très élevée avec toux et gêne respiratoire qui résistent à un traitement antibiotique doit faire penser à une pneumonie franche lobaire aiguë de l'enfant. Des vomissements y sont fréquemment associés.

Méfiance devant un nourrisson qui refuse le sein ou le biberon, vomit, « fait des reste », qui semble anormalement fatigué, quel que soit le niveau de sa fièvre. Toujours penser à la staphylococcie pleuro-plumonaire et rechercher dans l'entourage un contaminateur, porteur d'une petite lésion suppurée à staphylocoque négligée (panaris, furoncle, folliculite, lymphangite du sein, petit abcès...).

Une fièvre élevée, une toux grasse, des expectorations purulentes sont le signe d'une surinfection d'une maladie chronique broncho-pulmonaire.

À l'hôpital

Participation au diagnostic

Évaluer la gravité et le degré d'urgence sur :

- la polypnée superficielle, le battement des ailes du nez, le tirage intercostal et sus-sternal, la cyanose des extrémités parfois très étendue, l'existence d'une somnolence et de sueurs, une hypothermie chez le nourrisson ;
- la survenue de pauses respiratoires, qui constitue une grande urgence.

Mise en œuvre des soins infirmiers

Qui appeler ?

L'interne de garde et, s'il y a urgence, le réanimateur pédiatrique ou l'anesthésiste-réanimateur de garde.

Dispenser les soins immédiats

Mettre le malade sous O_2 en fonction de l'âge et des besoins (Hood, sonde ou lunettes nasales), après l'avoir bien installé (nourrisson en décubitus dorsal avec linge sous les épaules, enfant en position demi-assise) et avoir procédé à une aspiration, si un encombrement a été constaté.

Vider le contenu de l'estomac et laisser la sonde gastrique ouverte au sac en déclive (elle sera passée par voie buccale en dessous de 4-5 mois).

Installer un cardiomoniteur.

Mettre en place une voie d'abord veineuse avec un soluté de glucosé à 5 % avec les électrolytes usuels (type B21 ou B27) à faible débit (5 ml/kg/h).

Comprendre la prescription

Faire les prélèvements demandés : NFS, prélèvement de gorge et d'estomac, hémoculture, ionogramme sanguin, calcémie, glycémie...

Vérifier rapidement la demande écrite de l'examen radiologique (carton de radio correctement rempli).

Préparer les premières doses d'antibiotiques IV, en principe une pénicilline ou une céphalosporine et un aminoside (par exemple, *Claforan* [75 mg/kg], *Totapen* [75 mg/kg] et *Amiklin* [7,5 mg/kg] en 1re injection ou *Bristopen* [75 mg/kg] et *Nétilmicine*® [3 mg/kg]).

Appeler le SAMU si nécessaire, car l'enfant est déjà porteur d'une complication : pleurésie, pneumothorax.

Méningites bactériennes

(Dr J. Lavaud)

Il faut savoir reconnaître une méningite, ce qui n'est pas toujours aisé chez un nourrisson, et ne pas méconnaître un purpura fulminans débutant.

Le traitement des méningites bactériennes prime sur certains examens complémentaires et l'antibiothérapie doit être débutée d'emblée.

Degré d'urgence

En raison d'un risque de décès plus ou moins brutal et rapide, et de l'existence de nombreuses séquelles lourdes (surdité, cécité corticale, paralysie motrice, hydrocéphalie, retard psychomoteur, encéphalopathie chronique) dans 5 à 10 % des cas selon le germe, l'urgence est au traitement dès le diagnostic suspecté et/ou confirmé.

Points clés

Toute convulsion fébrile chez un nourrisson de moins de 18 mois doit imposer une ponction lombaire pour la vérification du LCR.

Tout purpura fébrile doit être considéré comme un purpura fulminans jusqu'à preuve du contraire.

L'association céphalées, vomissements, fièvre élevée, raideur de la nuque et photophobie est caractéristique de la méningite de l'enfant au-delà des deux premières années de vie.

Chez le nourrisson, des troubles digestifs, une hypotonie généralisée et de la nuque, une hyperthermie précédant le bombement de la fontanelle (si elle est perméable), le teint gris et l'aspect geignard, fatigué, doivent faire suspecter une méningite.

Pièges à éviter

En fait, deux règles sont à respecter :

- ne pas oublier d'effectuer une ponction lombaire systématique à tout nourrisson âgé de moins de 18 mois qui vient de faire une crise convulsive fébrile, quel que soit son état neurologique au décours de cette crise ;
- ne pas méconnaître un purpura fulminans qui associe, jusqu'à preuve du contraire, jeune âge de l'enfant, fièvre élevée, atteinte rapide et majeure de l'état général, purpura pétéchial au départ.

Prévention

Elle existe à deux niveaux :

- dans l'entourage (seulement des sujets contacts) du malade atteint d'une méningite cérébro-spinale à méningocoque ou d'un purpura fulminans à ce germe, on prescrit de la *Rifamycine®* (15 mg/kg/24 h en 2 prises). S'il existe une épidémie à méningocoque C ou A au sein d'une collectivité (école, caserne), on peut procéder à une vaccination. Il n'y a pas de vaccin disponible actuellement contre le méningocoque B, le plus fréquemment retrouvé en France (70 % des souches) ;
- pour prévenir les infections graves à *Hæmophilus influenzæ* 1 B, nous disposons en France, depuis le 1er avril 1992, de vaccins efficaces (HIB est et Act HIB). Cette vaccination, facultative, doit être couplée à la vaccination par le tétracoq ou le DTCoq polio à 2, 3, 4 et 16 mois. Après 6 mois de vie, on ne fait que deux injections et après 1 an, une seule. Au-delà de 3 ans, la protection par ce vaccin n'est pas nécessaire. Il faut donc encourager cette vaccination bien qu'elle ne soit pas remboursée par la Sécurité sociale.

Prise en charge infirmière

À l'extérieur de l'hôpital

Toute convulsion fébrile doit entraîner un rapide examen médical, quel que soit l'état de l'enfant ensuite.

Chez le nourrisson, le tableau peut être franc ou trompeur, associant plusieurs des signes suivants :

- teint gris, terreux, pâleur ;
- hyperthermie persistante ou hypothermie inexpliquée ;
- anorexie, vomissements ;
- apathie, hyperexcitabilité ;
- gémissements, cri plaintif aigu ;
- troubles de la conscience, de la somnolence au coma ;
- hypotonie de la nuque, voire hypotonie généralisée ;

- convulsions généralisées, tonico-cloniques ou cloniques isolées ;
- ROT vifs, diffusés, polycinétiques ;
- bombement de la fontanelle, à évaluer sur un nourrisson assis.

Chez le grand enfant, le tableau classique en climat fébrile (39,5 °/40 °C) associe :

- céphalées, vomissements répétés (parfois constipation), position couchée en chien de fusil dos à la lumière, hyperesthésie cutanée, raie méningitique, raideur de la nuque ;
- ROT vifs, diffusés, polycinétiques ;
- signe de Kernig ;
- éventuellement des éléments purpuriques, un herpès labial, une porte d'entrée (otite, sinusite, pharyngite, foyer pulmonaire, traumatisme crânien sévère mais ancien).

Un enfant, surtout âgé de moins de 5-6 ans, très fébrile depuis quelques heures, à l'état général vite dégradé (somnolent, gris, teint terreux, cyanose périphérique, cernes oculaires), fatigué et vomissant, avec un purpura, même pétéchial, porte probablement un purpura fulminans.

Évaluer la gravité et le degré d'urgence :

- pour toute méningite purulente, sur l'état de conscience (coma), l'état respiratoire (polypnée superficielle ou apnées), l'état hémodynamique (collapsus central et périphérique, marbrures et cyanose des extrémités, tachycardie, PA pincée ou collapsus franc), existence de convulsions ;
- pour le purpura fulminans, sur le coma, l'état de choc, l'extension rapide du purpura qui prend un aspect nécrotique ou ecchymotique.

À l'hôpital

Qui appeler ?

Devant toute suspicion de méningite, l'enfant doit être examiné en priorité par l'interne de garde.

Appeler le réanimateur devant tout signe de gravité et toute suspicion de purpura fulminans.

Appeler le SAMU, par le 15, devant toute méningite grave et purpura fulminans qui ne peuvent être pris en charge par l'USI de l'hôpital ou en absence d'USI. Mais le traitement initial de la méningite doit être fait sur place, le plus précisément possible, avant tout transfert. Celui-ci ne se fera que lorsque la situation sera restaurée et si, possible, contrôlée.

Dispenser les soins immédiats

La prise d'une voie d'abord veineuse prime tout, avec un cathéter court périphérique de préférence (deux voies veineuses sont souhaitables dans le purpura fulminans).

Le remplissage vasculaire par des substances macromoléculaires doit être immédiatement débutée à raison de 20 ml/kg en surveillant PA et pouls (*Plasmion, Elohes* à 6 %) ou par de l'albumine à 4 % (1 g/kg) en 30 minutes.

Préparer le matériel de la ponction lombaire (aiguille et tube) qui ne sera effectuée que lorsque la situation sera contrôlée et l'hémodynamique satisfaisante.

Préparer les antibiotiques prescrits, le plus souvent *Claforan,* 50 mg/kg, et *Nétilmicine*®, 3 mg/kg en 1re dose en IV en 20 minutes.

On sursoit à la PL en cas de détresse vitale du nourrisson ou dans un purpura fulminans. Elle ne sera effectuée qu'après rétablissement des fonctions vitales cardio-pulmonaires.

Comprendre la prescription

Dans le cadre du purpura fulminans, d'autres gestes sont à effectuer :

- faire une 1re injection de 10 mg/kg d'hémisuccinate d'hydrocortisone juste avant la 1re injection d'antibiotiques ;
- préparer le matériel d'intubation, d'aspiration trachéale et d'oxygénation ;
- évacuer le contenu de l'estomac et laisser la sonde gastrique ouverte en déclive au sol ;
- préparer les inotropes positifs aux doses prescrites, en principe *Dobutrex* 7,5, 10 µg/kg/min, et dopamine, de 2 à 3 µg/kg/min en première intention ;

- *Valium*®, 0,5 mg/kg IV, pour stopper les convulsions, et *Gardénal* 10 mg/kg IV lente en 20 minutes ;
- *Pro-dafalgan*®, 20 mg/kg IV lente, dans un but sédatif et pour lutter contre l'hyperthermie ;
- perfusion d'une substance glucido-électrolytique, à petit débit (base : de 30 à 50 ml/kg/24 h) en fonction de l'âge de l'enfant avec supplémentation calcique (80 mg/kg de gluconate de Ca^{++} pour les 6 premières heures), ajoutée à la perfusion pour compenser l'hypocalcémie due à la CIVD ;
- oxygénation suffisante de l'enfant (FiO_2 0,5 à 1) pour obtenir une PaO_2 à 100 mmHg ou une SaO_2 à 98 %, par une intubation de l'enfant quasi systématique. Avant ce geste, on procèdera à l'aspiration rhinopharyngée et gastrique soigneuse et à une ventilation au masque avec un insufflateur manuel, de type *Ambu*®, en oxygène pur.

Traumatisme crânien de l'enfant

(Dr J. Lavaud)

Les chutes représentant la moitié de tous les traumatismes de l'enfant (85 % des accidents de la vie quotidienne), les traumatismes crâniens sont un motif fréquent de consultation chirurgicale. La facilité avec laquelle l'enfant tombe sur la tête tient aux données physiques, physiologiques et à son comportement.

Faut-il faire une radiographie du crâne et un scanner ? Faut-il le garder à l'hôpital ? Que faire s'il existe des signes neurologiques ? Tels sont les trois axes de réflexion de l'infirmière.

Degré d'urgence

Il est déterminé par le niveau de l'état de conscience, l'existence de signes déficitaires neurologiques et de signes associés évoquant d'autres lésions, qui prennent souvent le pas sur l'état cérébral (rupture ou plaie d'un organe plein : foie, rate, rein, intra-abdominal ou lombaire...).

Points clés

Le traumatisme crânien du petit nourrisson qui chute de sa table à langer, de sa chaise haute, du caddie ou des bras d'un adulte sur du carrelage peut avoir des conséquences intracrâniennes et cérébrales dramatiques dans l'immédiat et pour l'avenir.

Une fracture du crâne n'est pas toujours synonyme de gravité, un fracas crânien, si.

La région temporo-pariétale est particulièrement vulnérable (risque d'hématome sous-dural).

Il existe, comme dans tout traumatisme crânien sévère, des lésions cérébrales opposées au point d'impact.

Il faut se méfier de toute rhinorrhée, épistaxis, otorrhée ou otorragie. Faire un hémoglucotest sur le liquide clair à la recherche de sucre (0,40-0,45 g/l) signant la fuite de LCR (fracture de la base antérieure du crâne et du rocher avec lésion muqueuse et neuro-méningée).

Pièges à éviter

Il faut penser à l'enfant maltraité devant l'apparition de troubles de la conscience avec convulsions chez un nourrisson de moins de 6 mois, à la fontanelle bombée, avec un hématome sous-cutané crânien et la découverte d'autres signes cutanés de sévices. Cet enfant a souvent un hématome sous-dural bilatéral, avec une contusion cérébrale avec ou sans fracture du crâne (sutures crâniennes encore non soudées et fontanelles encore perméables). Un FO sera rapidement effectué, ainsi qu'un scanner cérébral et une évacuation de la collection par ponction sous-durale bilatérale décompressive.

Prévention

Les chutes ne peuvent pas être toutes évitées. Mais qu'un nourrisson tombe d'un article de puériculture (table à langer...) est de la responsabilité des parents et des adultes, par manque d'information quant au développement psychomoteur de l'enfant et à cause d'une surveillance inefficace, insuffisante ou inappropriée.
Il importe de prévenir non seulement les chutes de très grande hauteur (plus de 3 mètres), qui présentent les risques les plus grands (toboggan, arbre, défenestration, chute dans un escalier, d'un mur...), mais aussi celles de bicyclette (port du casque souhaitable). Une information bien comprise (parents, enfants) et une éducation au risque, dès que possible, permettront d'éviter les accidents les plus dramatiques.

Prise en charge infirmière

À l'extérieur de l'hôpital

Tout traumatisme crânien avec perte de connaissance initiale doit être examiné par un médecin. Tout enfant atteint d'un traumatisme crânien qui reste inconscient doit être placé en PLS puis pris en charge par une équipe du SAMU appelée par le 15.
Lors de la surveillance de l'enfant, toute anomalie doit conduire à appeler le 15 (SAMU) ou à emmener d'urgence le blessé à l'hôpital en PLS par ses propres moyens (voiture particulière, taxi, ambulance). Les cinq éléments qui alarment sont les suivants :

- troubles de la conscience et anomalies du comportement du blessé par rapport à l'habitude ;
- vomissements répétés plusieurs heures après l'accident ;
- déficit moteur concernant un membre ou un segment de membre ;
- dilatation unilatérale pupillaire ou asymétrie franche (anisochorie) ;
- convulsions.

Ces troubles traduisent l'existence d'une complication hémorragique (hématome extra-dural ou sous-dural) ou intraparenchymateuse (œdème unilatéral ou diffus, contusion hémorragique).

À l'hôpital

Participation au diagnostic

Tout traumatisme crânien compliqué est aisément facile à reconnaître par l'interrogatoire de l'entourage, ou des accompagnateurs (sapeurs-pompiers, secouristes, personnel socio-éducatif) et les signes présentés par l'enfant.
Le degré d'urgence est défini par les troubles de la conscience, qui peuvent s'aggraver (enfant qui s'enfonce et réagit de moins en moins à la stimulation), voire l'existence d'un coma d'emblée ou de troubles neurologiques déficitaires, de convulsions.

Mise en œuvre des soins infirmiers

Qui appeler ?

L'interne en chirurgie ou le senior, dès qu'une décision d'exploration complémentaire ou diagnostique doit être prise rapidement devant l'état grave de l'enfant.

Dispenser les soins immédiats

Mettre en PLS avec les précautions d'usage en respectant l'axe tête-cou-tronc, ou conserver cette position, surtout lors du changement de brancard.
Comprimer une hémorragie extériorisée si nécessaire.

Comprendre la prescription

Préparer carton de radio et carton de scanner, si c'est nécessaire. La radiographie du crâne n'est plus systématique, mais orientée par la clinique.
Mettre en place une perfusion de sécurité.
Poser une sonde gastrique.
Poser une poche de recueil urinaire ou une sonde urinaire sur prescription médicale.
Cardiomoniteur.
L'attitude pour un polytraumatisé avec traumatisme crânien ne sera pas différente de celle envers l'adulte.

Corps étrangers chez l'enfant

(Dr J. Lavaud)

La fréquence des corps étrangers chez l'enfant est en rapport avec les données de son développement psychomoteur. En dessous de 2 ans, il porte tout à la bouche pour connaître et explorer son environnement. Il bourre sa bouche, ne sait pas correctement mâcher, « avale tout rond » et joue la plupart du temps. Tous les orifices naturels sont des voies d'introduction, même le vagin.

Degré d'urgence

Il est représenté par le gros corps étranger obstructif, asphyxique de la gorge en position laryngée ou pharyngo-laryngée. L'asphyxie est rarement observée car, évoluant vers la mort en moins de 3 à 4 minutes en l'absence de geste salvateur fait d'emblée par l'entourage, c'est un enfant mort qui arrive aux urgences habituellement. L'infirmière doit savoir faire la manœuvre de Heimlich et celle de Mofenson (voir « Manœuvre de Heimlich », p. 129).
Le corps étranger trachéo-bronchique représente une urgence différée, non vitale, en l'absence, là encore, de mauvais gestes ou d'attitude erronée.

Points clés

Les corps étrangers des orifices naturels (conduit auditif, narine, œil, vagin), réclament d'emblée les soins du spécialiste ORL, ophtalmologiste, gynécologue, pédiatre ; il faut savoir les évoquer quand ils sont méconnus des parents.
Les corps étrangers digestifs sont très fréquents et sans réel danger à l'exception de ceux qui se bloquent dans la partie haute de l'œsophage à cause de leur taille et de leurs caractéristiques : crans, pointes, substance corrosive contenue dans les micropiles, dites piles boutons...
Les corps étrangers trachéo-bronchiques sont asymptomatiques lorsque l'enfant se présente aux urgences. Parfois, il reste une légère toux sèche, ou un bruit de drapeau aux deux temps de la respiration (corps étranger trachéal enclavé partiellement).
L'enfant en asphyxie, qui ne tousse pas, ne parle pas et ne peut plus respirer, qui est entièrement cyanosé et a les pupilles dilatées a, à l'évidence, un

corps étranger totalement obstructif de la gorge et représente une urgence vitale.

Pièges à éviter

Le corps étranger est fréquent chez l'enfant ; le piège, c'est de ne pas l'évoquer systématiquement devant certains tableaux plus ou moins brutaux présentés par l'enfant (cf. *supra*).

Prévention

Elle est essentiellement dirigée vers l'enfant de moins de 4 ans : toutes les graines végétales lui seront interdites (cacahuètes, pistaches, noix, noisettes et amandes représentent 70 % des corps étrangers).

Se méfier, avant 2 ans, du port à la bouche de tout petit objet qui introduit des indésirables.

Les enfants de moins de 3 ans doivent avoir des jouets spécifiques n'entraînant pas le risque de corps étranger et surtout obstructif. Tous les autres jouets portent la mention : « Ne convient pas aux moins de 36 mois. »

Attention aux jeux d'enfants d'âges différents !

Prise en charge infirmière

À l'extérieur de l'hôpital

Il est important de ne faire aucun geste (rôle protecteur de l'enfant vis-à-vis de son entourage) qui pourrait blesser davantage l'accidenté, voire entraîner un décès. Vouloir retirer soi-même un corps étranger du nez (sauf en faisant moucher l'enfant, ce qui est quasiment impossible à cet âge de la vie), c'est le repousser, l'enclaver dans un cornet, le fragmenter avec un risque d'inhalation secondaire. Pour le conduit auditif, c'est un risque d'otite externe très douloureuse par irritation et inflammation ou de perforation des tympans. Ne pas abîmer l'hymen de la petite fille, rayer la cornée ou blesser d'avantage l'œil font partie également de la sagesse.

Pour le corps étranger trachéo-bronchique caractérisé par le syndrome de pénétration :

- quinte de toux brutale, violente pendant plusieurs minutes ;
- agitation extrême, rougeur du visage. Attendre qu'elle se termine et que l'enfant respire normalement (corps étranger bloqué dans une bronche de calibre intermédiaire) pour l'emmener aux urgences ORL hospitalières (service de garde). Pas de doigts dans la bouche ni de suspension par les pieds de la victime, c'est inutile et très dangereux (risque de fausse route alimentaire massive avec pénétration intra-trachéale, mobilisation éventuelle du corps étranger qui se bloque en position sous-glottique avec spasme laryngé mortel).

En revanche, devant un gros corps étranger totalement obstructif des voies respiratoires avec asphyxie (ni toux, ni respiration, ni cris ou paroles), mettre en œuvre aussitôt la manœuvre de Heimlich ou celle de Mofenson chez le nourrisson (voir « Manœuvre de Heimlich », p. 129).

À l'hôpital

Participation au diagnostic

Chez l'enfant de 1 à 3 ans, l'infirmière se méfiera d'un écoulement purulent narinaire unilatéral et brutal, d'une hypoacousie d'apparition rapide sans otite ni antécédent évident, de pertes vaginales

malodorantes, de bronchites à rechute, fébriles, chez un enfant jusque-là indemne de toute pathologie respiratoire ; c'est un corps étranger méconnu par les parents ou oublié, tant la symptomatologie initiale a été brève.
Dans les autres cas, le diagnostic est facile car les parents ou l'entourage ont assisté à l'accident et l'enfant est amené aux urgences pour cela.

Mise en œuvre des soins infirmiers

Qui appeler ?
En fait, il s'agit d'adresser l'enfant sans retard aux spécialistes : ORL, ophtalmologiste, gynécologue, pédiatre...

Dispenser les soins immédiats
L'enfant asphyxique doit subir une manœuvre de désobstruction – ou le médecin sait la faire, ou l'infirmière devra la faire. C'est une urgence vitale, l'enfant va mourir.
S'il est déjà mort, les techniques de réanimation seront aussitôt entreprises : désobstruction, au besoin à la pince de Magill, oxygénation au masque et MCE, intubation et ventilation sur sonde d'intubation, adrénaline...

Comprendre la prescription
Aider à la réanimation de l'arrêt cardio-respiratoire.

Douleurs abdominales aiguës

(Dr J. Lavaud)

Les douleurs abdominales aiguës de l'enfant posent le problème de leur nature médicale, ou chirurgicale, dont il faut se méfier et à envisager en premier pour éliminer toute urgence chirurgicale réclamant une intervention rapide.

Degré d'urgence

L'existence de vomissements associés, d'une fièvre, d'une pâleur et les caractéristiques des douleurs abdominales, aiguës, violentes, évoluant par crises paroxystiques, avec un enfant qui ne bouge pas, gémit et souffre signent l'urgence.
Il n'y a pas de parallélisme absolu entre l'importance des douleurs et la gravité de l'affection présentée par l'enfant : attention aux péritonites, aux strangulations vasculaires de certaines occlusions par torsion !

Points clés

L'appendicite aiguë est moins fréquente qu'on ne le dit, frappant surtout l'enfant au-delà de 4-5 ans.
Chez le nourrisson, on pense en premier lieu à l'invagination intestinale aiguë et à la hernie étranglée.
Chez l'enfant prépubère, on se méfiera de la torsion des organes génitaux (testicules comme ovaires).

Pièges à éviter

Beaucoup d'affections médicales peuvent entraîner des DAA, à commencer par les maladies infantiles contagieuses, les infections banales ORL et broncho-pulmonaires, les entérites et les intoxications alimentaires...
S'il n'existe pas de modification de la tension de la paroi abdominale, une histoire chirurgicale est peu probable.
Tout examen abdominal doit se terminer par l'exploration des orifices herniaires, la recherche et la palpation des testicules.
Certaines méningites ou pneumonies donnent des douleurs abdominales aiguës mais la palpation douce de la paroi abdominale est normale.

Il est donc urgent de ne pas se précipiter sur le bistouri, avec des arguments non convaincants, au risque de voir débuter la rougeole, la varicelle ou les oreillons en post-opératoire.

Prévention

Il n'y en a pas. Toute douleur abdominale aiguë doit être prise en compte et explorée si nécessaire.

Il ne faut pas passer à côté d'une histoire chirurgicale mais savoir qu'en revanche, des affections donnant des douleurs abdominales chroniques peuvent être sujettes à des exacerbations aiguës de la symptomatologie (parasitose, ulcère gastrique, problèmes hépato-vésiculaires).

Prise en charge infirmière

À l'extérieur de l'hôpital

L'infirmière prendra en compte :
- l'altération de l'état général du malade ;
- l'existence d'une fièvre et son degré ;
- l'existence de vomissements ou d'une intolérance gastrique absolue ;
- l'arrêt des matières et des gaz chez un enfant jusque-là bien régulier dans son exonération ;
- la qualité de sa paroi abdominale (défense musculaire douloureuse, contracture) ;
- l'attitude de l'enfant (couché sur le côté, jambes repliées, immobile).

Ne pas attendre pour envoyer l'enfant en consultation et en chirurgie au moindre doute.

À l'hôpital

Participation au diagnostic

L'infirmière recueillera tous les éléments qui peuvent orienter un diagnostic par un interrogatoire succinct mais précis des parents, comme envisagé précédemment.

Elle peut être frappée par l'état de prostration du malade, sa grande pâleur et l'impression de souffrance qui s'en dégage.

Mise en œuvre des soins infirmiers

Qui appeler ?

Le plus souvent, l'interne ou le senior en chirurgie, si les signes présentés évoquent en premier lieu une histoire chirurgicale. Si cela ne se confirme pas, l'avis du médecin sera alors demandé.

En revanche, des douleurs abdominales sous forme de crampes, sans fièvre, avec ou sans vomissement, accompagnées de gargouillis audibles facilement, évoquent à l'évidence une entérite aiguë ou une gastro-entérite. On est parfois orienté par une vie en collectivité ou l'absorption de crème, de glace par grosse chaleur.

Dispenser les soins immédiats

Déshabiller l'enfant.

Prendre la température en axillaire.

Veiller à ce qu'il y ait de l'eau chaude dans le box : le médecin doit examiner l'abdomen les mains réchauffées.

Préparer les tubes et le nécessaire pour prélèvement (examens complémentaires), ainsi que les cartons de radiographie, d'abord sans préparation.

Prendre la PA et le pouls. Si l'enfant paraît choqué, pâle, en collapsus, mettre en place le cardiomoniteur, l'oxymètre de pouls et se préparer à perfuser l'enfant.

➡ Comprendre la prescription

Pour quatre enfants qui se présentent à l'hôpital pour des douleurs abdominales aiguës, un seul sera gardé en hospitalisation.

Les premiers examens de débrouillage sont souvent effectués aux urgences de l'hôpital avant de prendre la décision (radiographie de l'abdomen sans préparation, NFS, échographie abdominale...).

Intoxications de l'enfant

(Dr J. Lavaud)

Les intoxications de l'enfant ont la particularité d'être d'origine accidentelle dans plus de 95 % des cas, qu'il s'agisse de l'absorption accidentelle d'un médicament ou d'un produit quelconque par un jeune enfant ou de l'erreur commise par un parent, le médecin, le pharmacien ou l'infirmière. Il faut donc être économe dans ses gestes, car beaucoup de ces intoxications sont bénignes, savoir envoyer l'enfant dans la bonne unité et, enfin, engager le dialogue avec la famille pour donner quelques conseils de prévention sans heurter les susceptibilités ni culpabiliser.

Degré d'urgence

Peu d'intoxications chez l'enfant donnent un tableau grave, car 80 % d'entre elles surviennent en présence d'un adulte, qui peut agir vite, alors que l'enfant n'a pris encore qu'une petite quantité de médicament ou de produit.

Bien sûr, il existe des médicaments dangereux qui donnent rapidement une symptomatologie, mais ils ne sont pas très fréquents : quinine, digoxine et digitaliques, théophylline, bloqueurs calciques et autres anti-arythmiques, colchicine.

Il y a aussi des produits ménagers qui sont caustiques (déboucheurs de lavabos, de sanitaires et de canalisations à base de soude caustique, décape-four, ainsi que poudre de lavage pour lave-vaisselle, détartrants acides pour les sanitaires, eau de Javel concentrée à 48° chlorométrique en berlingot, potasse, antirouille pour le linge) et des produits de bricolage très dangereux pour le poumon et le cerveau (white spirit, pétrole, essence et cires...).

Il est donc urgent d'agir quand un produit absorbé est potentiellement très dangereux, même si l'enfant ne présente (encore) aucun signe, ou lorsque déjà des symptômes sont apparus : somnolence, polypnée et dyspnée, pauses respiratoires, troubles du rythme cardiaque, hémorragies digestives, convulsions, coma...

Points clés

La toxicité d'un médicament est évaluée en mg/kg de poids de l'enfant en une prise.

L'intoxication n'est pas toujours prouvée, mais quelquefois suspectée ; quelques heures de surveillance aux urgences peuvent suffire sans geste agressif.

Une grille *(Tab. 16, p. 108)* permet de reconnaître rapidement la symptomatologie essentielle des principaux médicaments absorbés accidentellement par l'enfant, quand la cause de l'intoxication est méconnue de l'entourage.

Tout enfant âgé de 1 à 3 ans qui, brutalement, alors qu'il était en pleine santé, présente des signes respiratoires, digestifs ou neurologiques est suspect d'intoxication accidentelle. Il faudra la rechercher.

Pièges à éviter

Tout symptôme d'apparition brutale chez un enfant de 1 à 3-4 ans doit faire envisager une intoxication méconnue, c'est le seul piège.

Prévention

Elle est facile à faire, mais elle pèche par bien des côtés :

- non-rangement des médicaments et des produits usuels de la maison ou stockage dans un endroit inapproprié, non fermé, facilement accessible à l'enfant ;
- transvasement de produits toxiques, voire caustiques, par déconditionnement dans des emballages alimentaires (bouteille d'eau le plus souvent) ou dans des récipients à usage alimentaire qui ont servi à la dilution ou pour une dose.

En ce qui concerne les intoxications médicamenteuses d'origine iatrogène, l'infirmière ne doit exécuter que des prescriptions écrites, correctement et complètement. Il n'est pas inutile de recalculer doses et dilutions (sur la feuille de prescription) pour ne pas commettre d'erreurs, surtout si on reprend le malade d'une collègue. La vigilance doit être accrue.

Prise en charge infirmière

À l'extérieur de l'hôpital

L'infirmière doit empêcher tout geste dangereux pour l'enfant. On ne doit rien lui faire boire et, surtout, ne pas le faire vomir. Le lait est interdit.

Il faut téléphoner au centre anti-poisons régional ou, à défaut, au 15, pour connaître la marche à suivre devant toute intoxication quelle qu'elle soit.

Si l'enfant présente des troubles de la conscience, le mettre en PLS en attendant le transfert à l'hôpital.

Si l'enfant a des troubles respiratoires du type bradypnée ou apnée (par exemple, prise d'opiacés), commencer le bouche-à-bouche.

Assurer dans tous les cas la sécurité de l'enfant et surveiller l'état de conscience, la fréquence respiratoire, la PA et le pouls, la température, la diurèse et la coloration des extrémités.

À l'hôpital

Participation au diagnostic

L'intoxication accidentelle ne fait habituellement pas de doute et le produit est connu. L'infirmière recherche avec le médecin les signes présentés par l'enfant, en s'aidant de l'interrogatoire des parents.

Il est rare que l'enfant soit dans un état grave d'emblée avec des convulsions, un coma, un collapsus et des troubles du rythme s'accompagnant de modification de coloration des extrémités et/ou de malaise.

Mise en œuvre des soins infirmiers

➡ Qui appeler ?

L'interne ou le senior pour tout ce qui n'a pas de caractère urgent, voire vital, l'anesthésiste-réanimateur ou le réanimateur pédiatrique si l'état est grave ou le risque vital.

L'appel au SAMU par le 15 sera rendu nécessaire par l'absence de structure locale permettant de traiter l'enfant sur place et de le suivre mais, dans tous les cas, les premiers soins doivent être accordés au malade avant tout transfert.

➡ Dispenser les soins immédiats

Chez l'enfant conscient et victime d'une intoxication médicamenteuse sévère ou potentiellement sévère, le lavage d'estomac s'impose avec une grosse sonde en caoutchouc, dite tube de Faucher, sur laquelle est branchée une tulipe en verre ou en plastique permettant le remplissage de l'estomac. Au bout de 30 secondes, la tulipe est basculée au sol au-dessus d'un bocal de recueil entraînant la vidange de l'estomac. On utilise une solution tiédie à parts égales de NaCl à 9 ‰ et d'eau distillée (voir « Lavage gastrique », p. 170). Avant la première administration de solution, on recueillera le contenu de l'estomac pour la recherche toxicologique orientée par les données de l'interrogatoire et la clinique. On arrête le lavage quand le liquide recueilli est identique au liquide administré. L'enfant est en PLS, enroulé dans un drap pour éviter les fausses routes.

Qu'on fasse un lavage d'estomac ou non, l'administration de charbon végétal activé *(Carbomix)* à raison de 1 g/kg poids de l'enfant est fréquente. Pour quelques intoxications sévères, on perfusera l'enfant pour mettre en place une perfusion de glucosé hypertonique à 10 % à visée diurétique, ou de bicarbonate isotonique à 14 ‰ s'il existe une acidose métabolique ou si l'alcalinisation permet une élimination plus rapide des métabolites du médicament (barbituriques).

Une détresse respiratoire avec hypoxie nécessite une oxygénothérapie par sonde nasale et une surveillance de cette oxygénation par oxymètre de pouls.

En cas de coma, l'intubation préalable de l'enfant (matériel à préparer et à vérifier rapidement) permettra ensuite le lavage d'estomac.

Pour les produits ménagers caustiques, une seule attitude : le transfert vers le service ORL pédiatrique de garde pour un examen urgent à la recherche de lésions (brûlures) oro-pharyngées, laryngées et œsophago-gastriques vues en endoscopie.

• plus l'enfant est jeune, plus la DH_2O évolue rapidement ;
• connaître les circonstances qui entourent la DH_2O et son évolution entre les premiers signes et l'arrivée aux urgences (épisode infectieux fébrile, diarrhée et/ou vomissements profus, coup de chaleur, enfant retrouvé enfoui sous les couvertures, antécédents d'infection urinaire ou de période de polydipsie, polyphagie et, en cas de diabète, polyurie).

Mise en œuvre des soins infirmiers

Qui appeler ?

C'est une urgence et le médecin doit s'occuper en priorité de l'enfant, avant même d'autres malades arrivés préalablement.
En dehors d'un hôpital pédiatrique, l'anesthésiste-réanimateur sera aussitôt appelé.
En l'absence d'une unité de soins intensifs pédiatriques dans l'hôpital, si l'état de l'enfant le nécessite, appel au SAMU pour transfert en USI, après la mise en condition initiale, débutée dès l'arrivée par l'équipe locale.

Dispenser les soins immédiats

L'urgence consiste à prendre au moins une voie d'abord veineuse périphérique, si possible avec un cathéter court G 22 ou G 24, ou alors une épicrânienne 5 ; deux voies d'abord sont préférables.
Perfusion d'un soluté macromoléculaire, *Plasmion*® en urgence ou *Elohes* à 6 %, albumine diluée (1 g/kg) ou PFS, sur prescription médicale (20 ml/kg en 30 minutes).
Cardiomoniteur systématique.
Sonde gastrique en déclive au sac après aspiration du contenu de l'estomac.
Poche de recueil d'urines.
Couche pour recueillir les selles diarrhéiques (pertes).
Prise de la température axillaire.
Préparer les tubes pour les prélèvements (ionogramme sanguin, calcémie, glycémie, NFS) et, en premier lieu, les gaz du sang qui détermineront l'importance de l'acidose métabolique (base déficit, réserve alcaline, pH), de l'alcalose respiratoire ($PaCO_2$) et la valeur de l'hématose (PaO_2).
Au besoin, préparer un Hood, ou une sonde nasale d'O_2 (débit 2 l/min) ; la FiO_2 du Hood sera déterminé par l'oxymètre en fonction des besoins évalués par oxymétrie de pouls (capteur pédiatrique à double diode, SaO_2).
Si le médecin le décide devant la gravité de l'état de l'enfant :
• bicarbonate isotonique à 14 ‰ (de 15 à 20 ml/kg en 30 minutes) ;
• préparation de la sonde d'intubation, du laryngoscope et de la pince de Magill, réunir un flacon de sérum physiologique, un ventilateur manuel et un masque pour la ventilation en O_2 (pur au début) ;
• perfusion de glucosé à 5 % avec électrolytes sur la base de 50 ml/kg pour les 6 premières heures.

États d'agitation

(Dr G. Massé)

Les états d'agitation représentent une des formes les plus évidentes de l'urgence psychiatrique. Ces désordres des conduites se manifestent par une crise aiguë d'hyperactivité psychomotrice désordonnée, d'intensité et de durée variable, caractérisés par :

- leur caractère contrôlable ou non ;
- des extériorisations affectives ;
- des intentionnalités auto et/ou hétéro-agressives ;
- des manifestations somatiques.

Degré d'urgence

Il s'agit d'une urgence qui peut être autant somatique que psychiatrique, nécessitant une intervention la plus précoce possible, à l'origine de gestes d'abord à visée symptomatique, puis étiologique au fur et à mesure que la situation se précise.

Points clés

L'environnement troublé se trouve immédiatement impliqué et mis en demeure de prendre position. L'enchaînement désordonné des intervenants (famille, voisinage, médecins, policiers) augmente la complexité et accentue un aspect bruyant et perturbateur. Le malade réagit à un entourage avec lequel il a rarement rompu et qui ne prend en considération que la seule perturbation.

L'agitation ne saurait résumer un symptôme réactif lié à la personnalité du patient ou à un trouble des niveaux supérieurs de la conscience.

Il importe de se présenter en tant que soignant au malade, d'éloigner l'entourage, de maintenir un contact verbal rassurant, explicatif et constant.

Pièges à éviter

Il ne faut pas passer à côté d'une urgence somatique, systématiquement évoquée, surtout lors de note confusionnelle.

Il faut se méfier des mélancolies anxieuses avec agitation (aspect trompeur avec risque de passage à l'acte suicidaire).

Chez le déséquilibré, il demeure difficile de faire la part de ce qui revient à l'agitation et au recours à la violence dans un but utilitaire.

Refuser la contention est une agression à l'égard du patient consistant à nier sa souffrance et les troubles sous-jacents devenus incontrôlables.

Prévention

La dédramatisation en situation d'urgence réintroduit une communication parmi les acteurs de ce qui peut être un drame, remet en place un circuit thérapeutique lorsqu'il a été interrompu, ou le provoque dans des conditions psychodynamiques entraînant l'adhésion du principal intéressé, à savoir le patient.

Prise en charge infirmière

Participation au diagnostic

Certains aphorismes peuvent apparaître utiles :
- le maniaque amuse ;
- le confus rend perplexe ;
- le schizophrène intrigue ;
- le délirant paranoïaque provoque la discussion.

L'aspect contrôlable ou non peut être affirmé au cours d'une approche qui doit être médicalisée (et qui est en outre rassurante). L'examen somatique indispensable, même si il n'est pas toujours facile à mener, recherche des signes neurologiques, une prise de toxiques et précise certaines constantes qui seront autant d'éléments de surveillance : pouls, tension artérielle, état d'hydratation.

Les grandes agitations contrôlables sont : l'accès maniaque, les états délirants aigus (bouffée délirante, schizophrénie, délire chronique) et la confusion (voir « Delirium tremens » p. 116). Les agitations contrôlables ont valeur de langage directement compréhensible, chargé de résoudre une situation conflictuelle, peu ou non exprimable.

L'agitation de type hystérique demeure liée au reflet perçu dans le regard d'autrui. Celle du déséquilibre, connue du toxicomane, se situe face à un interlocuteur dont est attendue une réponse immédiate. Ces sujets impulsifs, intolérants à la moindre frustration, passent à l'acte avec une facilité déconcertante.

Mise en œuvre des soins infirmiers

À l'extérieur de l'hôpital

➡ Qui appeler ?

Si l'hospitalisation apparaît indispensable, il faut prévoir un transport avec une équipe spécialisée (ou, au moins, un soignant appartenant à une équipe psychiatrique) en prévenant celle qui doit accueillir le patient. Il peut être nécessaire de faire appel à une hospitalisation sur demande d'un tiers (impliquant une demande de la famille ou des proches) ou d'office en cas de dangerosité.

➡ Dispenser les soins immédiats

Il convient de dédramatiser la situation et de faire céder les comportements extérieurs qui ont pu la provoquer, la faciliter, voire l'entretenir ; en cas de persistance de l'agitation (notamment lors d'accès clastique), il apparaît nécessaire de la maîtriser, ce qui implique un nombre suffisant d'intervenants (au moins trois), en enserrant le patient dans les bras, dans un corps à corps qui réduit l'agressivité physique et psychique.

Sur prescription médicale, il peut être nécessaire d'employer un traitement injectable par voie intramusculaire en réservant les benzodiazépines aux états névrotiques.

À l'hôpital

➡ Qui appeler ?

D'autres soignants et un médecin le plus rapidement possible.

➡ Dispenser les soins immédiats :

L'infirmière tentera aussitôt de nouer un contact.

Risque suicidaire

(Dr G. Massé)

Le risque suicidaire centre la psychiatrie d'urgence et doit être systématiquement évoqué devant tout état dépressif, lui-même devant être tout autant systématiquement recherché.
Il ne peut qu'entraîner, chez l'interlocuteur, des contre-attitudes où la culpabilisation, la banalisation, le rejet et la dénégation risquent de gêner une approche qui doit privilégier l'écoute afin de promouvoir la parole au détriment de l'acte.

Degré d'urgence

On sait que de 15 à 20 % des tentatives de suicide mettent en jeu le pronostic vital et que la mortalité des suicidants admis en réanimation est de 1 %. Les décès par suicide sont, la plupart du temps, dus aux récidives.

Points clés

On ne relève pas toujours de tableau psychiatrique rapidement cernable, qu'il s'agisse d'un accès mélancolique, d'une schizophrénie, d'un déséquilibre, d'une toxicomanie ou d'un alcoolisme après sevrage.
Il importe, chez un suicidaire, d'estimer la menace de suicide et, chez un suicidant, d'apprécier le risque de récidive.

Pièges à éviter

Il faut résister à toute banalisation de la situation par le patient et/ou son entourage. Tout détachement peut en imposer pour absence de risque, alors que c'est dans ce cas qu'il faut se méfier d'un passage à l'acte lié à l'impulsivité et, surtout, à une résolution absolue et lucide.

Les conduites à type de vécus et d'équivalents suicidaires sont plus volontiers évoquées par l'entourage : toxicomanie, alcoolisme, automutilations, conduites à risque répétées.

Prévention

Elle impose de traiter toutes les dépressions, ce qui implique de savoir en faire le diagnostic, même dans des formes masquées ou trompeuses.
Dans les hôpitaux généraux, au « plateau technique médical » doit être associé étroitement un « plateau technique relationnel » associant psychiatres, psychologues, infirmières et travailleurs sociaux dans une optique pluridisciplinaire, largement ouvert sur le milieu extra-hospitalier (généralistes, circuits sociaux, équipes éducatives, associations de bénévoles). Doit pouvoir être ainsi institué un véritable « réseau de prévention des récidives suicidaires ».
Dans les suites immédiates d'un geste suicidaire, l'éventualité d'une récidive peut être appréciée sur l'analyse du sens de la tentative (seul moyen d'expression ou geste directement lié à l'idée de mort), la valeur cathartique apaisant la tension émotionnelle et induisant une participation de l'entourage, et du choix du moyen de suicide.
En absence de geste suicidaire récent mais également dans ses suites immédiates, on tente d'estimer la menace suicidaire en prenant en compte l'intensité d'un éventuel syndrome dépressif, les antécédents personnels et familiaux de tentative de suicide, l'éventuelle présence d'un syndrome présuicidaire (idées suicidaires de plus en plus obsédantes, repli sur soi avec isolement progressif, inhibition de l'agressivité vis-à-vis d'autrui par des investissements), l'appréciation d'un état de détresse situationnelle avec notion de cause la déclenchant et réseau relationnel appauvri, certaines données épidémiologiques (sujets âgés, adolescents, situation socio-économique difficile). Bien entendu, l'éventualité suicidaire ne peut être totalement écartée.

Prise en charge infirmière

Participation à l'évaluation de la situation

Il faut tenter de dédramatiser l'ambiance par une verbalisation libre, favorisée par un bon contact et des réponses positives au soutien psychothérapique.
La disponibilité de l'entourage doit être évaluée.

Mise en œuvre des soins infirmiers

À l'extérieur de l'hôpital

➡ Qui appeler ?

L'alternative hospitalisation/non-hospitalisation relève du risque calculé. La nécessité d'un transfert en milieu hospitalier s'impose généralement lors d'une intoxication médicamenteuse, de mélancolie, de schizophrénie, d'idées délirantes, d'un état dépressif majeur, pour un sujet âgé, surtout s'il est isolé, en cas de mauvaise application des prescriptions médicales, d'une ambiance familiale pesante, avec dramatisation, de difficultés sociales ou d'événements traumatiques récents.
Une hospitalisation sur demande d'un tiers (HDT) peut être nécessaire en cas de refus de soins adaptés.

➡ Dispenser les soins immédiats

Sur prescription médicale, un traitement anxiolytique peut apparaître nécessaire.

À l'hôpital

➡ Qui appeler ?

Un médecin, le plus rapidement possible.

➡ Dispenser les soins immédiats

Chez un suicidant pratiquer les premiers gestes nécessaires en fonction du contexte.

Crise d'angoisse aiguë

(Dr G. Massé)

La crise d'angoisse aiguë est une urgence le plus souvent vespérale et/ou nocturne, médico-psychiatrique du fait de deux composantes intriquées :

- somatique avec déséquilibre neurovégétatif ;
- psychologique avec malaise intense (sentiment de danger ou de mort imminente).

Degré d'urgence

Si la mise en jeu du pronostic vital est rare, une certaine prudence s'impose lors d'antécédents psychiatriques avec notion de passage à l'acte ou troubles graves de la personnalité.
La véritable urgence consiste, le plus souvent, en la nécessité de rassurer et, éventuellement, d'écarter tout diagnostic d'atteinte somatique grave (comme un infarctus du myocarde).

Points clés

Une fois la notion de crise aiguë d'angoisse mise en évidence, il est nécessaire de la situer au sein de trois cadres principaux :
- accès répétés mais à l'évidence de nature primitive, imposant une consultation spécialisée ;
- contexte toxique ou médico-chirurgical où dominent les nécessités liées à la pathologie sous-jacente ;
- affection psychiatrique évolutive dont la décompensation anxieuse n'est qu'un épisode surajouté.

Pièges à éviter

La crise d'angoisse aiguë accompagne ou précède toute crise organique par son lien à la douleur et l'impression de mort imminente (les exemples sont multiples : angor, crise de colique néphrétique, asthme, douleurs abdominales, etc.).
Il faut rechercher systématiquement un état dépressif (avec possible risque suicidaire) ou psychotique dont évolution est toujours ponctuée de moments d'angoisse. Cette dernière est alors indicible (dépersonnalisation, impression de morcellement, vécu hallucinatoire) et peut être inaugurale.

Prévention

Elle repose, bien évidemment, sur un suivi régulier. Le concept « d'attaques de panique » mérite d'être souligné du fait de l'existence d'une chimiothérapie préventive. Il s'agit de crises d'angoisse répétées se produisant le plus souvent avant 30 ans, à prédominance féminine, qui ne surviennent pas sur une pathologie psychiatrique préexistante ni sur un trouble de la personnalité particulier.

Prise en charge infirmière

Participation au diagnostic

L'état de danger imminent est accentué du fait que son origine n'est pas repérable et qu'elle entraîne un désarroi d'autant plus inquiétant qu'il est vécu en toute conscience ; la progression de la peur, une fois qu'elle est déclenchée, devient incontrôlable et s'étend à l'entourage qui, par des réactions inadaptées, peut la renforcer. La symptomatologie somatique peut prendre le devant de la scène, en imposant pour une urgence organique vraie. Le patient est en sueur avec tachycardie, tension artérielle instable, polypnée irrégulière, tremblements. Il s'agite le plus souvent ou, parfois, demeure inhibé, voire sidéré.

Mise en œuvre des soins infirmiers

À l'extérieur de l'hôpital

➡ Qui appeler ?

Un psychiatre de secteur ou libéral peut se rendre rapidement au domicile après appel, et ce d'autant plus facilement qu'il connaît le patient.

➡ Dispenser les soins immédiats

En attendant, on peut isoler le patient de l'entourage et l'allonger au calme, en le rassurant, en mentionnant l'aspect à priori négatif de l'examen somatique. L'hospitalisation peut être envisagée lors de suspicion d'une angoisse secondaire à une pathologie organique qui peut se décompenser, de répétition de crises sévères depuis un certain temps, d'une pathologie psychiatrique associée (trouble de l'humeur, état psychotique, troubles graves de la personnalité), d'un risque suicidaire, d'une absence de réaction.

Sur prescription médicale, une benzodiazépine d'action rapide peut être proposée. Si l'anxiété persiste, il peut être fait appel à des neuroleptiques sédatifs à doses modérées par voie parentérale en surveillant la pression artérielle.

À l'hôpital

Qui appeler ?

Un médecin, le plus rapidement possible car la souffrance peut être majeure.

Dispenser les soins immédiats

Ce sont les mêmes que ceux pratiqués en extra-hospitalier, la recherche d'une étiologie organique étant toutefois facilitée.

Delirium tremens

(Dr G. Massé)

Apparaissant volontiers chez d'anciens alcooliques d'âge jeune, le delirium tremens occasionne souvent un tableau alarmant et intense qui constitue un délire confuso-onirique typique. Ce dernier marque le passage du pré-delirium (consécutif au sevrage) au delirium tremens qui est en fait une déshydratation. Au décours de l'épisode doit être mise en place une véritable prise en charge du malade alcoolique et de son environnement.

Degré d'urgence

Cet accident aigu de l'alcoolisme chronique nécessite un traitement immédiat, car les désordres métaboliques sont toujours graves et le pronostic vital peut être mis en jeu à court terme (collapsus). Les troubles du comportement sont liés à une agitation de lutte contre des menaces imaginaires vécues avec acuité (hallucinations du type onirisme auxquelles le patient adhère totalement d'autant qu'elles s'apparentent à des cauchemars menaçants).

Points clés

La conduite thérapeutique doit répondre à trois impératifs : calmer l'agitation, permettre une réhydratation et le traitement du facteur déclenchant.

Le delirium tremens n'est pas le seul mode de décompensation neuropsychique chez un alcoolique : citons les ivresses pathologiques (hallucinatoires ou dépressives), les encéphalopathies carentielles ou sans étiologie reconnue, les épisodes psychotiques aigus (hallucinose des buveurs) ou, plus banalement, un syndrome confusionnel d'une origine autre que le sevrage.

Pièges à éviter

Le tableau peut être trompeur, prenant un masque franchement « psychiatrique » : état stuporeux, état d'agitation désordonnée plus marqué la nuit, passages à l'acte inexpliqués, réactions de fuite avec déambulation.

Une vitaminothérapie B1, B6 et PP systématique s'impose, toute persistance des troubles confusionnels et neurologiques devant faire craindre une encéphalopathie.

Il importe de demeurer conscient du risque de passage à l'acte hétéro et auto-agressif lié au délire onirique.

Prévention

Elle implique la prise en charge de l'alcoolisme chronique au décours de l'épisode.

Prise en charge infirmière

À l'extérieur de l'hôpital

Dans l'attente d'une prise en charge par le SAMU, il faut s'efforcer de réunir des conditions qui seront plus facilement mises en place à l'hôpital :
- isolement en absence de contention dans une pièce discrètement éclairée ;
- injection intramusculaire en cas d'agitation.

À l'hôpital

Participation au diagnostic

Le sevrage a souvent été favorisé par la survenue d'une infection, d'une complication digestive ou d'un traumatisme. Le début, comme pour tout syndrome confusionnel, est marqué par des troubles de l'humeur, une angoisse avec insomnie rebelle ainsi que par des tremblements (syndrome hyperesthésique-hyperémotif).

Le delirium tremens constitué associe deux syndromes :
- le syndrome psychiatrique apparaît marqué par une agitation psychomotrice, une désorientation temporo-spatiale, un délire onirique ;
- le syndrome physique comporte des signes neurologiques (tremblement généralisé, dysarthrie, hypertonie, crises comitiales possibles) et généraux (fièvre, tachycardie, signes de déshydratation intracellulaire et extracellulaire).

Mise en œuvre des soins infirmiers

Qui appeler ?

Un médecin, le plus vite possible.

Dispenser les soins immédiats

Parallèlement, l'infirmière pourra commencer une réhydratation (de 4 à 6 l/j de sérum glucosé isotonique avec apport électrolytique adapté), dont la poursuite sera permise par la continuité du traitement sédatif. Les conditions du séjour hospitalier impliquent une chambre permettant des mesures de sécurité pour le patient lors de toute contention. Une attitude rassurante, calme et cadrante doit faciliter le nursing, dont les soins oculaires et de bouche.

Dès que possible, la réhydratation sera poursuivie par voie buccale.

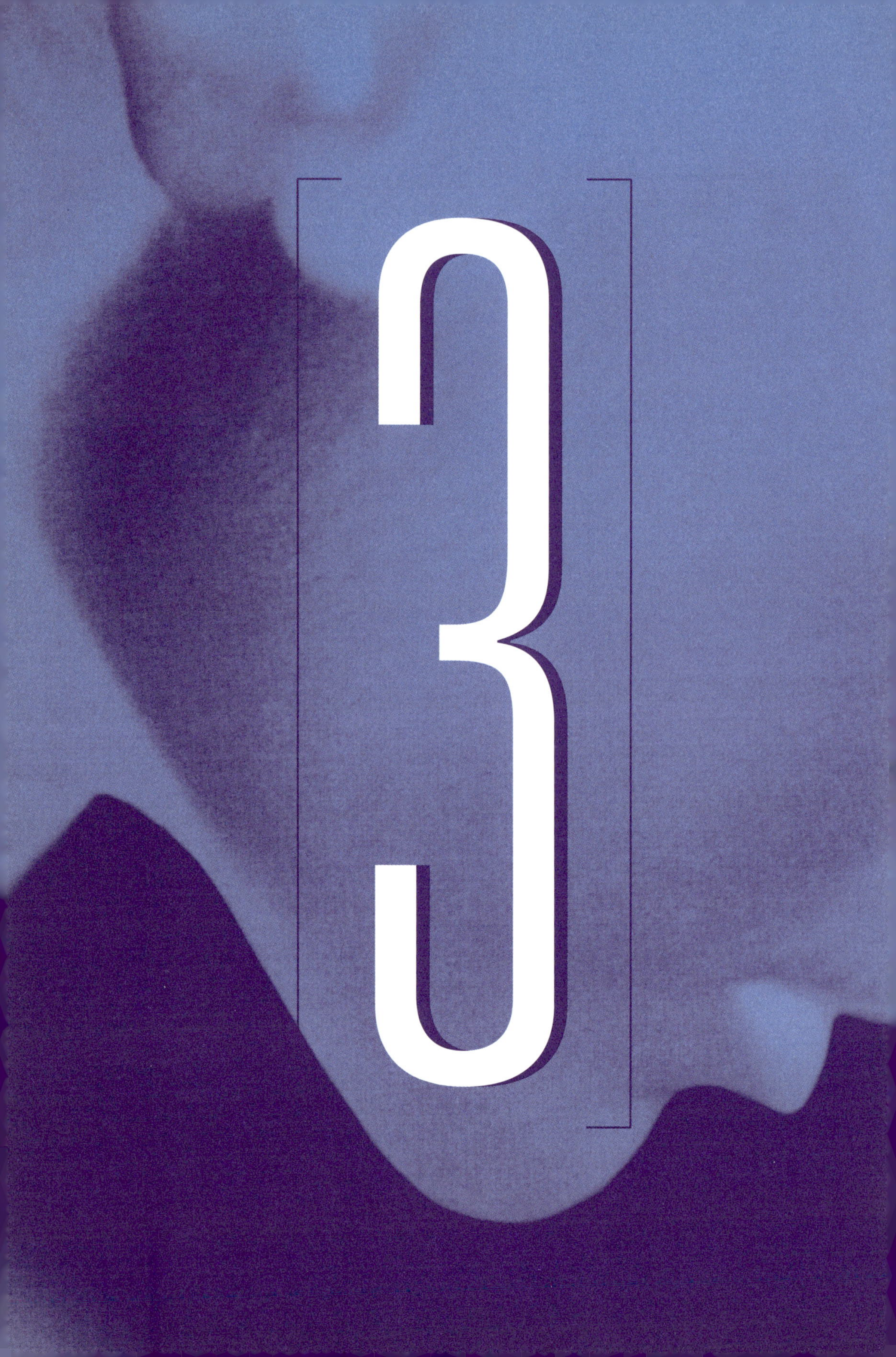
3

fiches pratiques

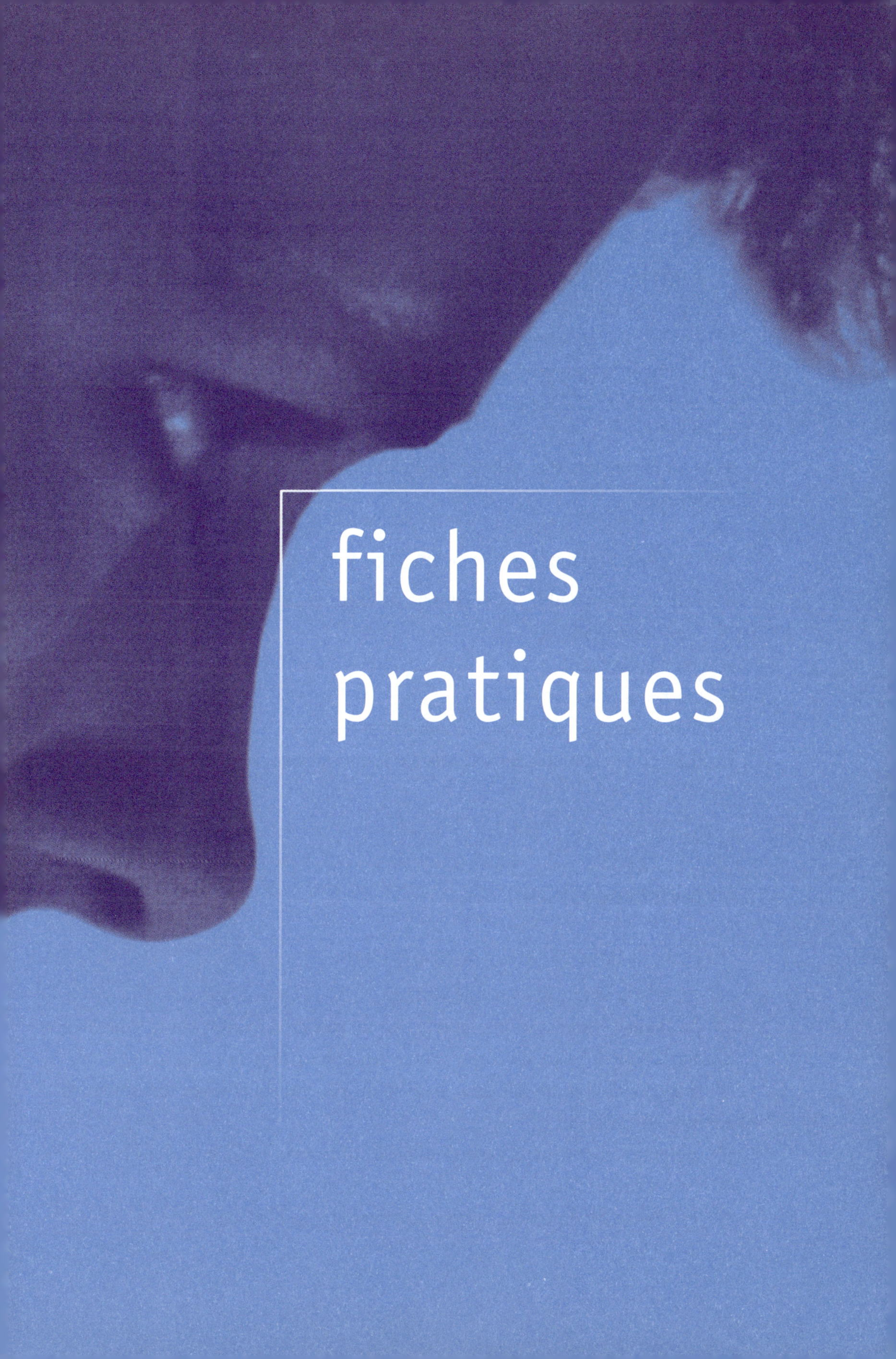

15 Position latérale de sécurité

Buts et principes

➡ Éviter les problèmes liés à l'absence de réflexes de protection des voies aériennes chez un sujet inconscient.

➡ La détresse respiratoire chez les sujets inconscients est liée à trois phénomènes :

- la chute de la langue en arrière qui obstrue les voies aériennes ;
- l'encombrement de la cavité buccale par la salive, car les réflexes de déglutition sont abolis ;
- les vomissements avec inhalation du contenu acide de l'estomac (syndrome de Mendelson).

Indications/contre-indications

➡ Indications : troubles de la conscience avec ventilation spontanée.

➡ Contre-indications :

- arrêt circulatoire ;
- arrêt respiratoire ;
- traumatisme rachidien (contre-indication relative).

La PLS permet, en outre, au secouriste d'alerter les secours ou de pratiquer d'autres gestes.

Matériel

Les deux mains suffisent.

Description de la méthode

➡ Assurer la liberté des voies aériennes.

➡ La victime étant sur le dos, saisir le bras du côté du retournement et le placer perpendiculairement à l'axe du corps, paume vers le haut *(Fig. 1)*.

➡ S'agenouiller au niveau de la hanche du patient, du côté du retournement, à environ 30 cm de lui.

➡ Empoigner fermement l'épaule opposée après avoir replié le bras sur la poitrine.

➡ Avec l'autre main, saisir la hanche du côté opposé *(Fig. 2)*.

➡ Faire basculer en bloc le corps du patient et sans à-coups.

Tout en maintenant la victime, ramener doucement la cheville opposée dans le creux du genou de la jambe tendue et plier la jambe sur la cuisse à 90°. Le genou repose sur le sol et bloque le bassin de la victime *(Fig. 3)*.

➡ Poser l'avant-bras situé vers le haut sur le sol, demi-fléchi.

➡ Faire le tour de la victime, sans l'enjamber.

➡ Saisir avec précaution la tête, une main sur le front et l'autre sous le menton, et la positionner en légère extension vers l'arrière *(Fig. 4)*.

➡ Ouvrir la bouche du blessé.

➡ Si possible, couvrir la victime, car les personnes inconscientes peuvent avoir rapidement des troubles de la thermorégulation *(Fig. 5)*.

➡ Continuer de surveiller la victime et de contrôler ses fonctions vitales.

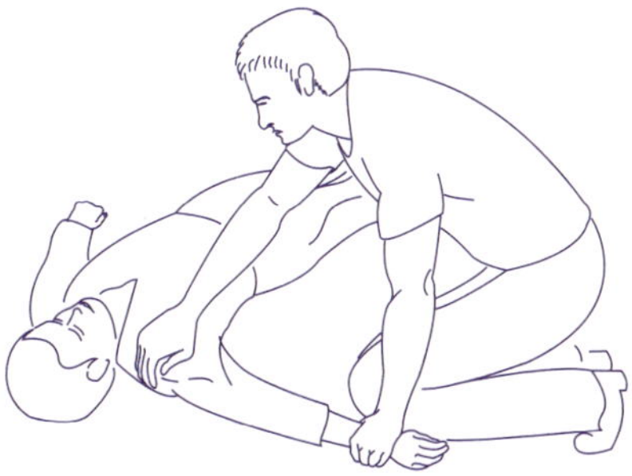

Figure 1 : *Position latérale de sécurité (PLS).*

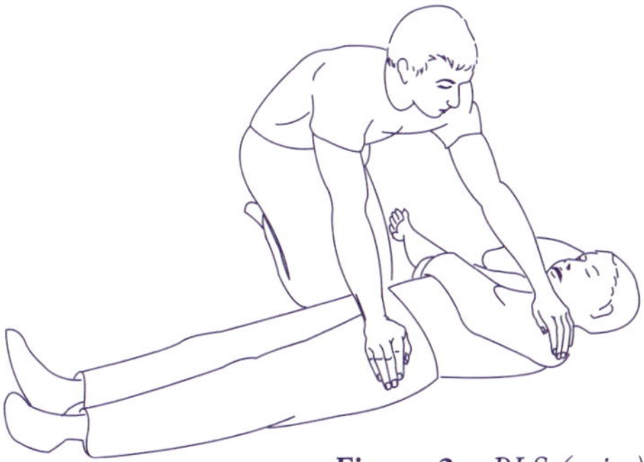

Figure 2 : *PLS (suite).*

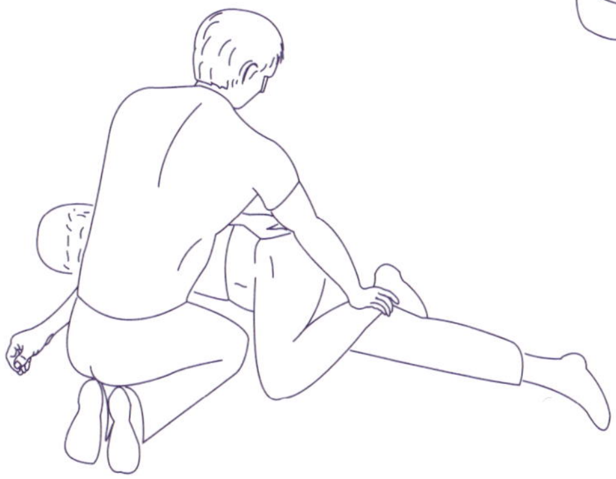

Figure 3 : *PLS (suite).*

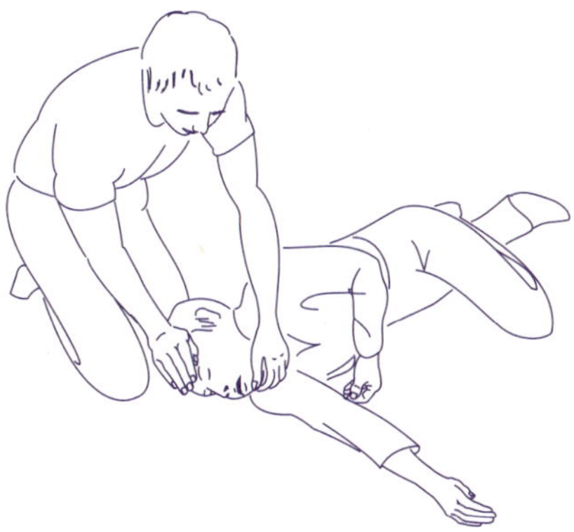

Figure 4 : *PLS (suite).*

Incidents et accidents

- Déplacement ou aggravation de fracture(s) non dépistée(s).
- Aggravation d'une insuffisance respiratoire liée à la position latérale.

Quelques conseils

- Éviter de saisir les vêtements ou la ceinture pour retourner la victime, sauf dans le cas où celle-ci est particulièrement corpulente.
- On peut placer un coussin sous la tête, à condition de le poser à côté de la tête, à quelques centimètres au-dessus du bras étendu et *avant* la manœuvre de retournement. Il ne faut *jamais* plier la tête sous peine d'aggraver une lésion du rachis cervical, voire de mettre en jeu le pronostic vital. Cette mise en place du coussin est obligatoire si on suspecte une lésion du rachis *(Fig. 6)*.
- Ne pas basculer exagérément la tête en arrière sous peine de gêner la ventilation.
- En cas de lésion thoracique, il faut tourner le blessé sur le côté atteint afin de faciliter la ventilation.
- À partir du 6e mois de grossesse, il faut retourner la victime sur le côté gauche afin d'éviter la compression de la veine cave inférieure.
- En cas de fracture de la jambe, il faut que la rotation s'effectue sur la jambe blessée, afin de la garder en contact avec le sol et éviter ainsi des déplacements.

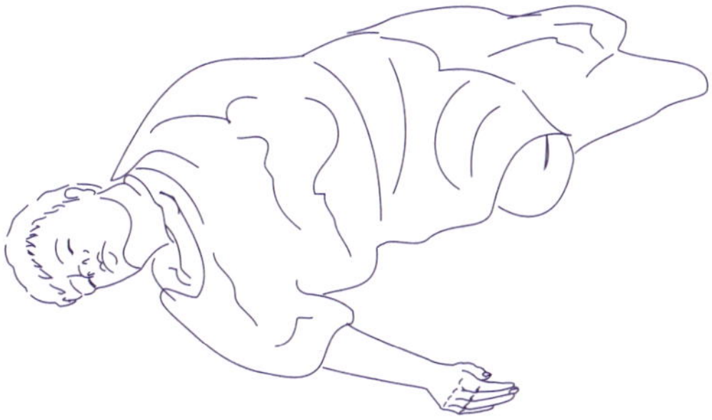

Figure 5 : *PLS (suite).*

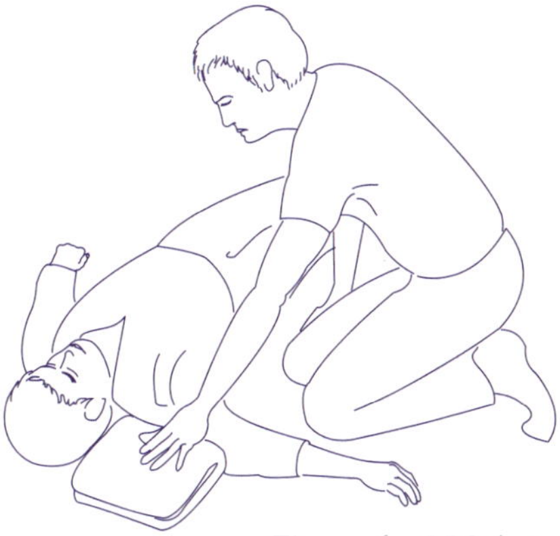

Figure 6 : *PLS (suite).*

16 Libération des voies aériennes

Buts et principes

➡ Libérer le carrefour aérodigestif afin de faciliter le passage de l'air inspiré vers la trachée *(Fig. 7)*.

➡ La libération doit être systématique avant :
- de mettre une personne en PLS ;
- d'exécuter une manœuvre de ventilation artificielle.

Indications

➡ Détresse ventilatoire par présence d'un corps étranger dans la trachée ou chute de la langue.

➡ Coma avec déficit ventilatoire.

➡ Arrêt cardio-respiratoire.

Matériel

➡ Les deux mains peuvent suffire.

➡ En milieu médicalisé :
- aspirateur de mucosités ;
- canule de Guédel.

Description de la méthode

➡ Trois étapes :
- desserrer ou dégrafer cols, cravates, ceintures et vêtements trop serrés ;
- retirer les corps étrangers de la cavité buccale ;
  - avec une main, ouvrir la bouche avec le pouce ;
  - introduire un ou deux doigts de l'autre main dans la bouche de la victime (si possible entourés d'un linge ou d'une compresse) ;
  - toujours penser à la présence éventuelle d'une prothèse dentaire *(Fig. 8)*.
- basculer la tête en arrière pour éviter l'obstruction des VAS par la base de la langue sur la paroi postérieure du pharynx :
  - appliquer une main à plat sur le front à la limite du cuir chevelu ;
  - placer les trois doigts médians de l'autre main sous le menton ;
  - effectuer le mouvement de bascule en appuyant légèrement et en tirant vers le haut.

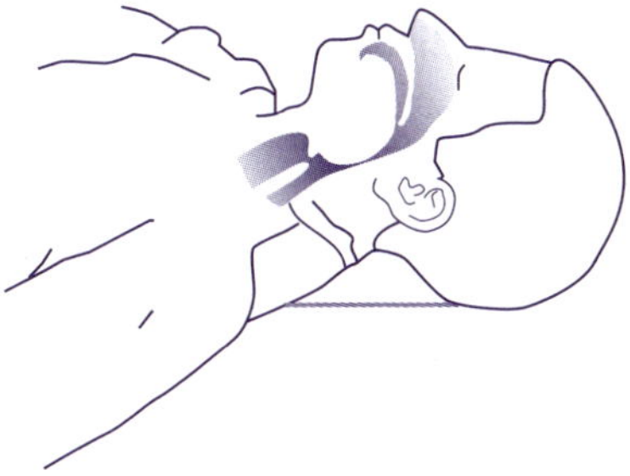

Figure 7 : *Libération des voies aériennes (LVA). Les voies aériennes sont obstruées par la langue et l'épiglotte.*

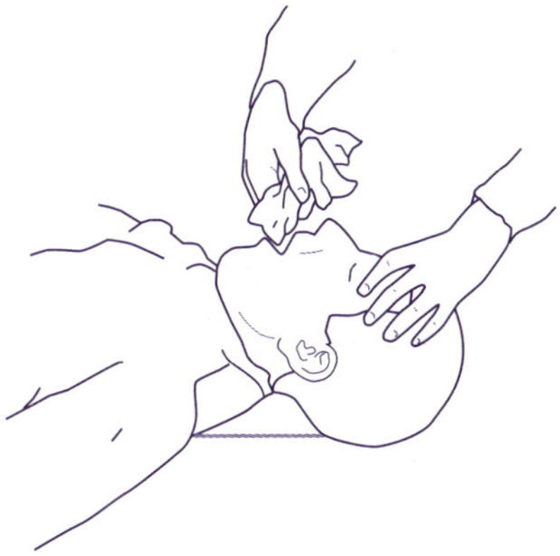

Figure 8 : *LVA (suite).*

On peut aussi :

- placer l'autre main sous la nuque ;
- effectuer le mouvement de bascule en appuyant sur le front, la main placée sous la nuque en maintenant celle-ci très légèrement vers le haut *(Fig. 9 et 10).*

➡ Subluxer le maxillaire inférieur en exerçant une traction de la mandibule vers le haut et en avant *(Fig. 11).*

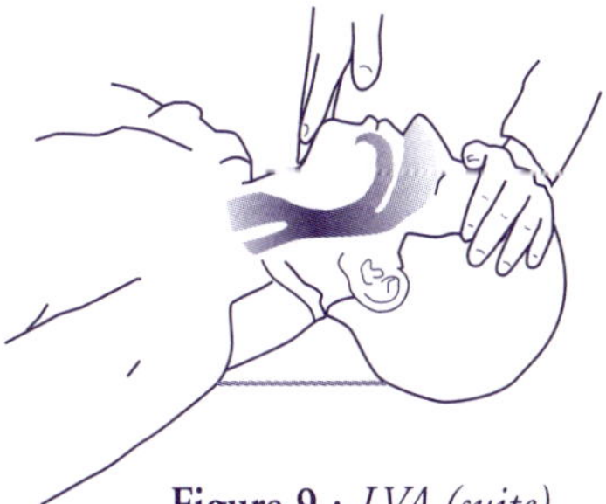

Figure 9 : *LVA (suite).*

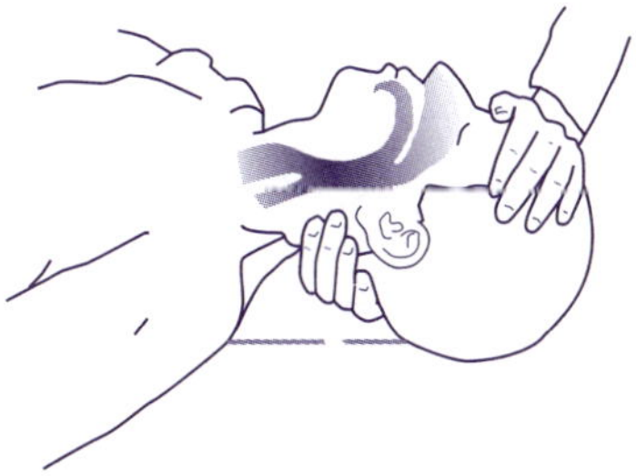

Figure 10 : *LVA (suite).*

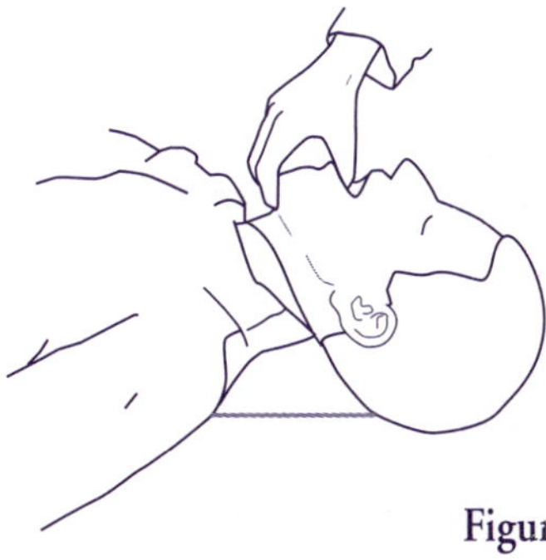

Figure 11 : *LVA (suite).*

➡ En milieu médicalisé, mise en place d'une canule de Guédel *(Fig. 12)* :

- déterminer la taille de la canule en mesurant la distance qui sépare la commissure des lèvres de l'angle de la mâchoire inférieure *(Fig. 13)* ;
- après ouverture de la bouche, la canule de Guédel est introduite à l'envers en visant le palais. Dès qu'elle bute, elle est retournée de 180° afin que la courbure vienne bloquer en avant la langue *(Fig. 14 et 15)* ;
- on pousse très doucement la canule de quelques centimètres afin d'amener la collerette au contact des lèvres.

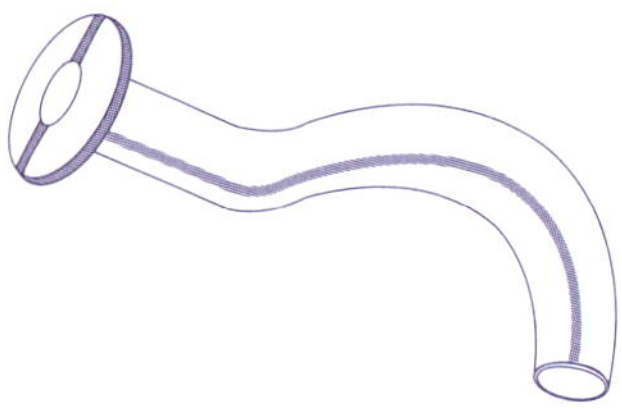

Figure 12 : *Canule de Guédel.*

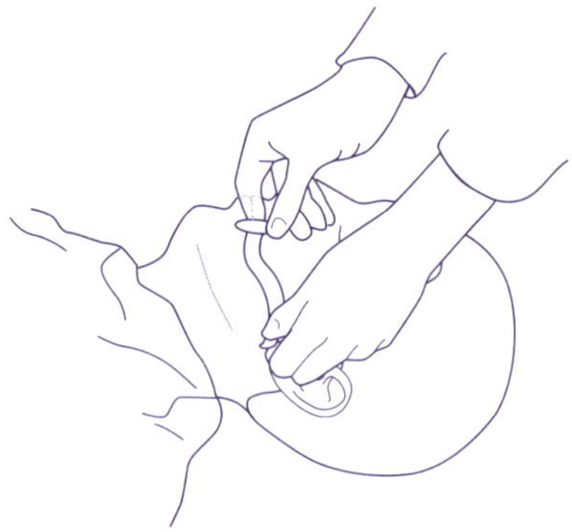

Figure 13 : *Mise en place de la canule de Guédel.*

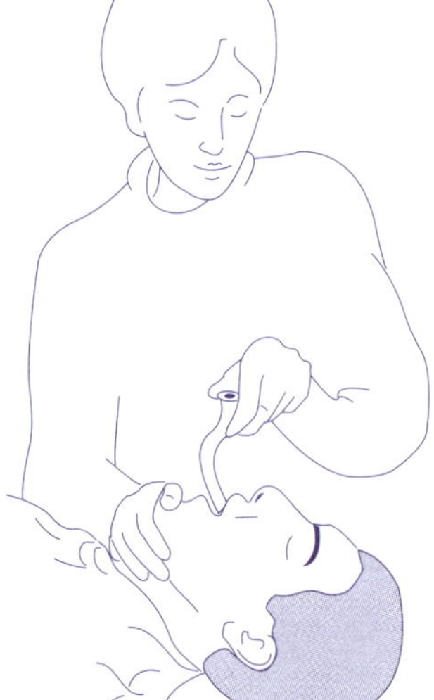

Figure 14 : *Mise en place de la canule (suite).*

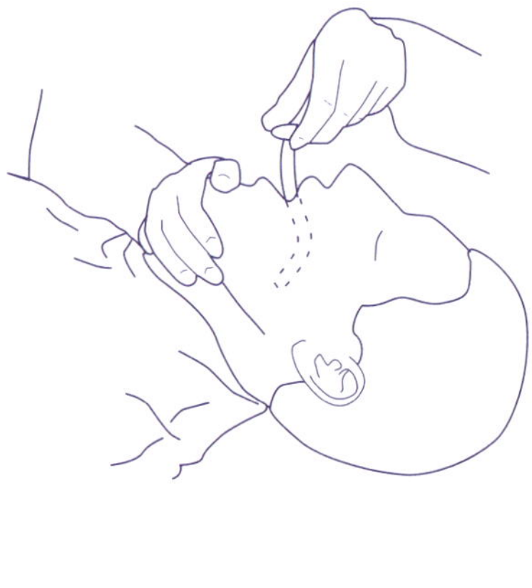

Figure 15 : *Mise en place de la canule (suite).*

Incidents et accidents

➡ Lors de la bascule de la tête :

- inefficacité du geste par mauvais positionnement des mains ;
- aggravation d'une fracture mandibulaire ;
- aggravation d'une lésion du rachis cervical (si risque patent, maintien de la tête par appui bi-temporal) ;
- mort par section de la moelle épinière.

➡ Lors de la désobstruction de la cavité buccale :

- impossibilité de pratiquer la manœuvre (trismus) ;
- morsure de doigts ;
- risque d'enfoncer le corps étranger plus profondément ;
- stimulation du carrefour aérodigestif avec risque de vomissements (attention aux canules trop longues).

➡ Lors de la pose de la canule de Guédel :

- trismus ;
- stimulation du carrefour aérodigestif chez un sujet qui n'est pas complètement inconscient (ne jamais fixer la canule) ;
- risque de vomissements (syndrome d'inhalation de Mendelson).

Quelques conseils

➡ Prévoir toujours plusieurs calibres de canule de Guédel *(Fig. 16, 17 et 18)* :

- trop courte, elle est inutile, voire préjudiciable à la liberté des voies aériennes ;
- trop longue, elle peut provoquer des réflexes nauséeux et des vomissements, et il est donc prudent de disposer d'un matériel d'aspiration à proximité immédiate.

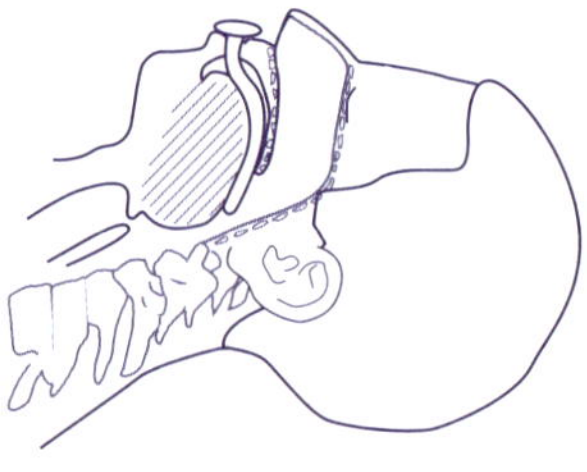

Figure 16 : *Canule de Guédel trop courte.*

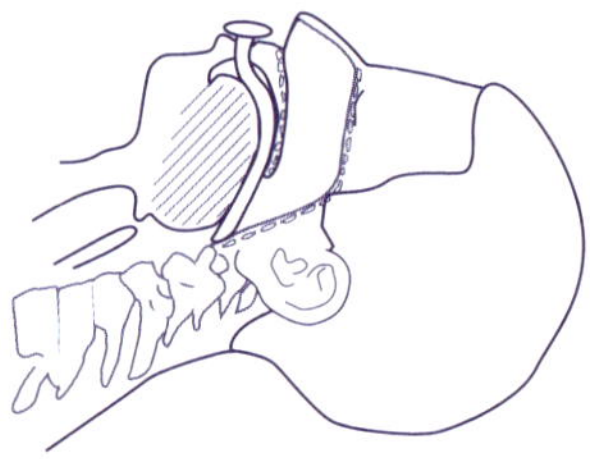

Figure 17 : *Canule de Guédel trop longue.*

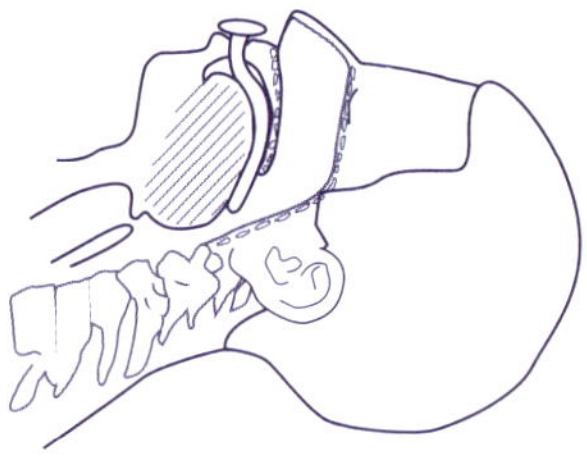

Figure 18 : *Canule de Guédel adaptée.*

Buts et principes

➡ Libérer le carrefour aérodigestif afin de faciliter le passage de l'air inspiré vers la trachée.

➡ Créer une surpression intra-abdominale en refoulant le diaphragme vers le haut afin d'augmenter la pression intrathoracique pour expulser un corps étranger.

Indications

Détresse ventilatoire par présence d'un corps étranger le plus souvent d'origine alimentaire.

Matériel

Les deux mains suffisent.

Description de la méthode

Le tableau classique est celui d'une personne qui, lors d'un repas, se lève brusquement et porte la main à son cou. Le sujet est agité, incapable de parler et de respirer *(Fig. 19)*.

La personne est consciente

➡ Se placer rapidement derrière la victime en passant les deux bras sous les siens et plaquer son dos contre sa propre poitrine *(Fig. 20)*.

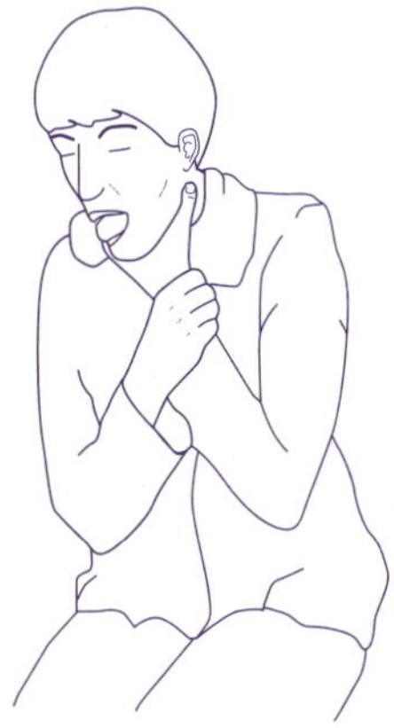

Figure 19 : *Manœuvre de Heimlich.*

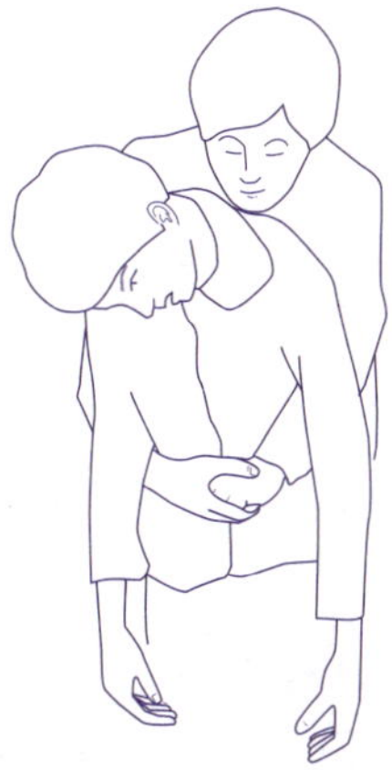

Figure 20 : *Manœuvre de Heimlich (suite).*

- Poser un poing fermé, dos de la main vers le haut, au niveau du creux épigastrique au-dessus de l'ombilic.
- Saisir le poing fermé avec l'autre main en prenant garde que les avant-bras n'écrasent pas les côtes flottantes *(Fig. 21 et 22).*
- Exercer une compression brève en arrière (et vers le haut) sans prendre appui sur les côtes.
- Répéter la manœuvre jusqu'à l'expulsion du corps étranger.
- Dégager, s'il n'a pas été totalement expulsé, le corps étranger de la cavité buccale.

La personne est inconsciente

- Allonger la victime sur le dos.
- Se positionner à cheval sur ses cuisses.
- Poser les deux mains ouvertes au niveau du creux épigastrique et effectuer des compressions brèves en direction des omoplates *(Fig. 23).*

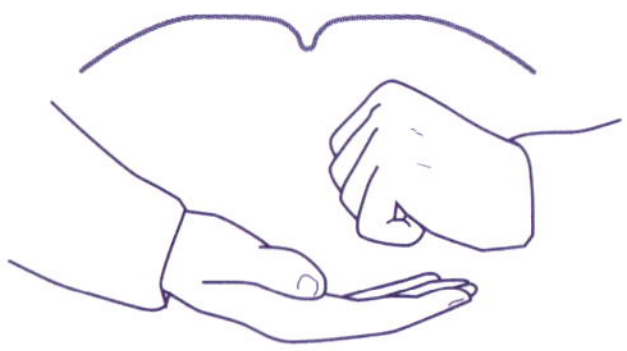

Figure 21 : *Position des mains.*

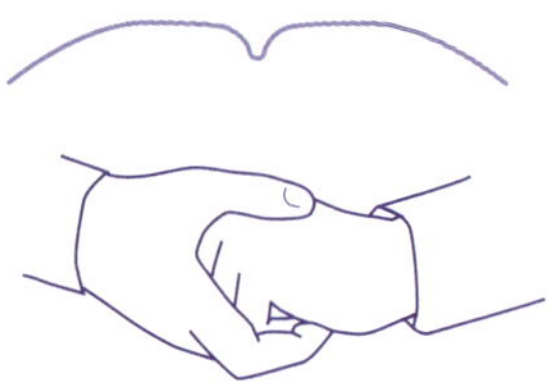

Figure 22 : *Position des mains (suite).*

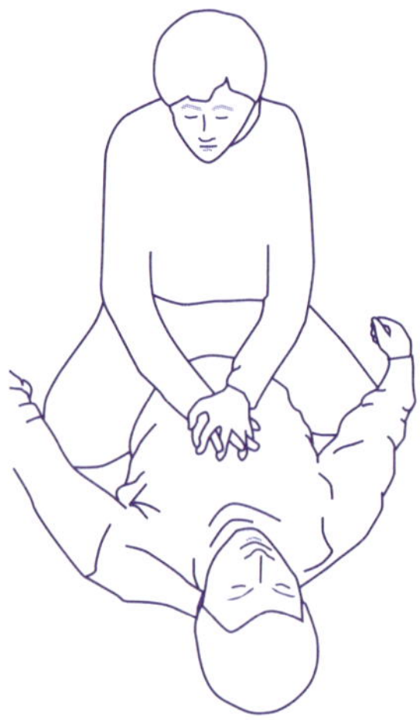

Figure 23 : *Manœuvre de Heimlich avec personne inconsciente.*

Cas particuliers

Chez l'enfant de moins de 18 mois

- Allonger l'enfant à plat ventre sur les genoux ou sur l'avant-bras du sauveteur.
- Donner « une claque » dans le dos de l'enfant entre les omoplates *(Fig. 24).*

Chez la femme enceinte

➡ Le risque d'atteinte du fœtus amène à pratiquer la méthode des compressions thoraciques basses.

➡ En position debout, la technique est la même que pour l'adulte mais le poing est appliqué au-dessus de l'appendice xyphoïde.

➡ En position allongée :

- se placer latéralement par rapport à la victime ;
- plaquer les deux mains ouvertes et superposées au-dessus de l'appendice xyphoïde, bras tendus ;
- exercer une pression vers le bas.

Chez le sujet corpulent

On effectuera la même manœuvre.

Incidents et accidents

➡ Fractures de côtes.

➡ Rupture de l'estomac.

➡ Lésion du foie ou de la rate.

➡ Lésion des gros troncs vasculaires thoraco-abdominaux.

Ces différents risques justifient une consultation médicale chez toute personne ayant subi cette manœuvre. Mais, de toute façon, la certitude de la mort imminente justifie tous les risques.

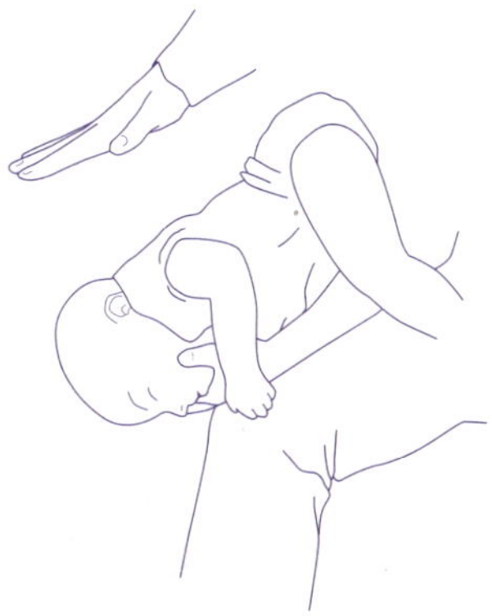

Figure 24 : *Manœuvre de Mofenson.*

Quelques conseils

Pour éviter les accidents :

- veiller à bien placer le poing fermé ;
- tenir compte de la morphologie du patient et contrôler sa propre force.

Bouche-à-bouche

Buts et principes

➡ Suppléer la fonction respiratoire en l'absence d'activité ou de défaillance de celle-ci.

➡ Insuffler au patient le contenu du volume respiratoire du sauveteur afin d'assurer son oxygénation.

➡ Les 16 à 17 % d'oxygène insufflés par le sauveteur à chaque expiration suffisent à assurer la survie immédiate du patient.

Indications et contre-indications

Ce geste de première intervention est effectué en cas :

- d'arrêt cardio-respiratoire ;
- d'apnée ou bradypnée inférieure à 8/min.

Matériel

Aucun, ou une canule à double embou, *Pocket Mask®*, *Ambu Key®*.

Description de la méthode

Chez l'adulte

➡ Vérifier la liberté des voies aériennes supérieures.

➡ Mettre la tête en hyperextension.

➡ Appliquer fermement sa bouche sur celle du patient en pinçant ses narines.

➡ Insuffler sa propre expiration dans les poumons du patient pendant 1,5 à 2 secondes *(Fig. 25)*.

➡ Après les deux premières insufflations, vérifier le pouls carotidien *(Fig. 26)*. S'il n'est pas perçu, on associe immédiatement un massage cardiaque externe (voir p. 141).

➡ La ventilation est efficace si l'on voit la cage thoracique s'abaisser entre deux insufflations. En effet, on ne peut vérifier que la « vidange » car on ne voit rien quand on souffle.

➡ Rythme : de 12 à 15/min.

➡ S'assurer :

- du soulèvement de la cage thoracique ;

- du libre passage de l'air dans les voies aériennes ;
- de la recoloration du sujet.

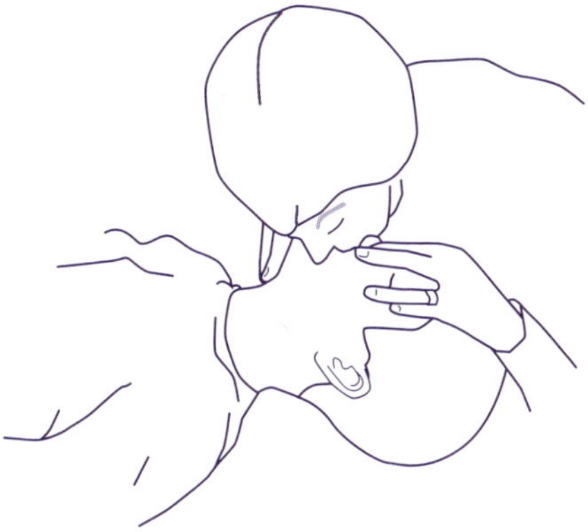

Figure 25 : *Bouche-à-bouche chez un adulte.*

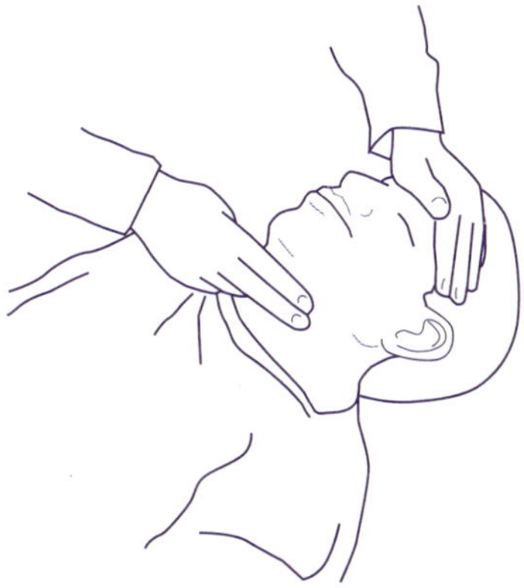

Figure 26 : *Localisation et vérification du pouls carotidien.*

Chez l'enfant

Rythme : de 15 à 20/min, soit une insufflation toutes les 3 à 4 secondes.

Chez le nourrisson

➡ La bouche peut recouvrir en même temps le nez et la bouche du bébé.

➡ Rythme : de 20 à 30/min, soit une insufflation toutes les 2 à 3 secondes *(Fig. 27)*.

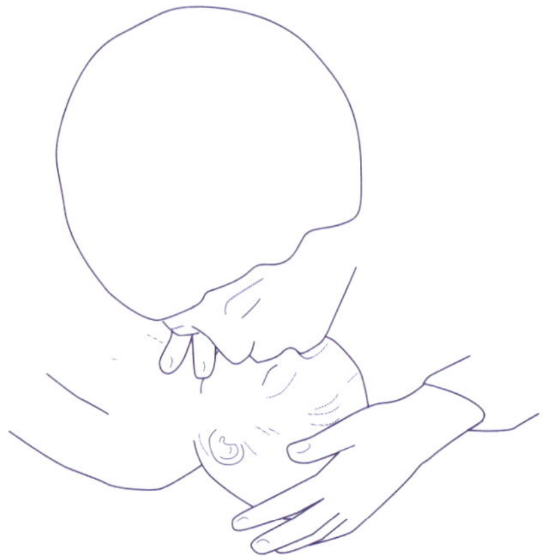

Figure 27 : *Insufflation chez un nourrisson.*

Incidents et accidents

- Inefficacité du geste.
- Absence de perméabilité des voies aériennes (dentier, corps étrangers...).
- Difficulté d'hyperextension de la tête (vieillard, arthrose cervicale).
- Vomissements par insufflation d'air dans l'estomac.
- Gêne à la reprise ventilatoire spontanée : ne pas gêner mais assister la ventilation.

Quelques conseils

- Une ventilation artificielle doit *toujours* être associée à un massage cardiaque externe. Rien ne sert d'apporter de l'O_2 aux alvéoles s'il n'est pas véhiculé vers la cellule.
- Ne pas insuffler trop d'air à chaque fois sous peine, pour le sauveteur, d'être rapidement épuisé, voire victime d'un malaise par hyperventilation.
- Ne pas insuffler à un rythme trop rapide afin d'éviter l'insufflation d'air dans l'estomac.

Buts et principes

➡ Suppléer la fonction respiratoire en l'absence d'activité ou de défaillance de celle-ci.

➡ Cette suppléance est assurée mécaniquement, pour l'inspiration, par la compression manuelle d'un ballon constitué d'une enveloppe dépressible. Au temps expiratoire correspond le remplissage en air du ballon dont l'enveloppe est constituée d'une matière semi-rigidifiée qui lui permet de reprendre son volume initial.

Indications

Ce geste est à effectuer en cas :

- d'arrêt ventilatoire ;
- d'arrêt cardio-respiratoire.

Matériel

➡ Un masque de caoutchouc muni d'un pourtour souple afin d'assurer l'étanchéité lors des insufflations (la taille du masque est choisie en fonction de la morphologie du visage).

➡ Une valve anti-retour.

➡ Un ballon de caoutchouc auto-gonflable de type *Ambu*® ou *Laerdal*®. Le ballon est muni d'une entrée d'enrichissement en oxygène.

Prévoir le nécessaire pour oxygénothérapie :

- source d'O_2 ;
- sonde adaptable à l'entrée en O_2 du masque ;

Le ballon est adapté à la capacité pulmonaire (enfant, adulte).

Description de la méthode

➡ Vérifier le fonctionnement du ballon.

➡ Mettre le sujet en décubitus dorsal.

➡ S'assurer de la liberté des voies aériennes.

➡ Positionner la tête en hyperextension en subluxant la mandibule ou en soulevant le menton.

➡ Maintenir d'une main le masque sur le visage, il doit recouvrir le nez et la bouche.

➡ Appliquer le pouce sur la partie nasale du masque, l'index est positionné sur la partie inférieure.

➡ Appuyer sous le menton avec les trois doigts restants pour créer la subluxation du maxillaire inférieur.

➡ Déprimer le ballon avec l'autre main afin d'insuffler le mélange gazeux au malade *(Fig. 28)*.

➡ Insuffler au rythme de 12 à 16/min :

- chez l'adulte, un principe est de se régler sur son propre rythme ;
- chez l'enfant, le rythme est variable en fonction de l'âge.

➡ Le soulèvement du thorax, synchrone de l'insufflation, témoigne de l'efficacité de la ventilation.

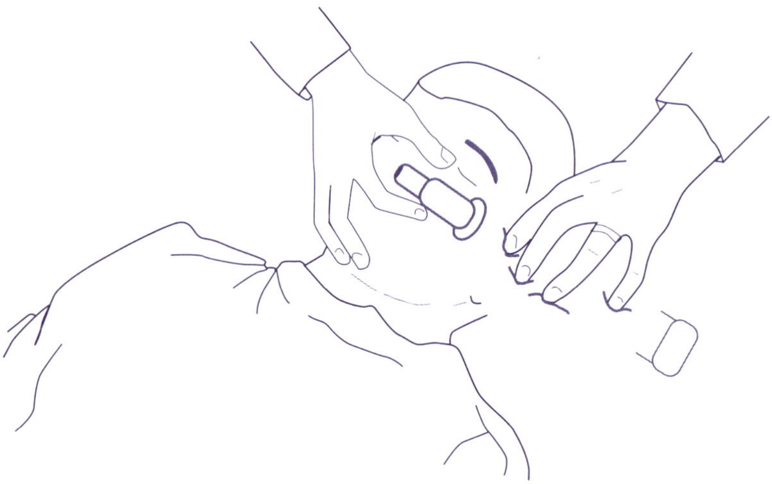

Figure 28 : *Ventilation au masque.*
Deux doigts pour le masque, trois doigts pour la mandibule.

Incidents et accidents

➡ Inefficacité par manque d'étanchéité.

➡ Obstacle sur les voies aériennes non détecté.

➡ Morphologie (rétrognathie).

➡ Régurgitation avec risque d'inhalation du liquide gastrique (syndrome de Mendelson).

➡ Dilatation aiguë de l'estomac qui augmente le risque de vomissements.

Quelques conseils

➡ En cas d'arrêt cardio-respiratoire, la ventilation au masque doit être impérativement associée à un massage cardiaque externe, car rien ne sert d'apporter de l'O_2 aux alvéoles s'il n'est pas véhiculé vers la cellule.

➡ Toujours s'assurer du bon montage de la valve anti-retour sur le ballon (valve montée à l'envers).

➡ Bien appliquer le masque sur le visage pour éviter les fuites d'air. Le bord inférieur du masque arrive au ras du menton.

➡ Insuffler lentement et sans exercer de pression trop forte sur le ballon afin d'éviter d'introduire de l'air dans l'estomac et de provoquer des régurgitations.

20 Intubation trachéale

Buts et principes

➡ Réunir le matériel nécessaire pour réaliser, dans des conditions idéales, une intubation naso ou oro-trachéale destinée à pratiquer une assistance ventilatoire ou une ventilation artificielle dans le cadre d'une détresse respiratoire.

➡ L'utilisation d'une boîte d'intubation nécessite :

- un matériel complet, entretenu et en parfait état de fonctionnement ;
- un équipement complémentaire indispensable.

➡ Elle doit permettre de réaliser en urgence une intubation dans de bonnes conditions, lorsque l'indication en est faite devant une détresse respiratoire.

➡ C'est un geste médical, mais l'infirmière joue un rôle essentiel dans l'aide à apporter à l'opérateur.

Indications

➡ Contrôle des voies aériennes pour assurer :

- la perméabilité des voies aériennes en cas d'obstacle laryngé ou d'encombrement trachéo-bronchique ;
- la protection des voies aériennes en cas de troubles de la vigilance.

➡ Contrôle de la ventilation avec possibilité de branchement sur un système de ventilation assistée.

Matériel

➡ 1 manche de laryngoscope *(Fig. 29)* avec 2 piles en état de marche + 2 piles de rechange.

➡ Chez l'adulte :

- 1 lame C courte n° 3 (avec son ampoule) ;
- 1 mandrin souple bout mousse ;
- 1 lame C longue n° 5 (avec son ampoule) ;
- 1 canule de Guédel ;
- 1 jeu de sondes d'intubation *(Fig. 30)* ;
- 1 pince de Magill *(Fig. 31)* ;
- 1 pince type Kocher ;
- 1 seringue 10 ml (déconditionnée) ;
- 1 nécessaire pour fixation (sparadrap...) ;

- 1 *Xylocaïne spray 5 % ;*
- 1 stéthoscope ;
- 1 jeu de raccords.

➡ En annexe mais indispensables :

- l'insufflateur manuel avec sa valve en état de fonctionnement ;
- une source d'oxygène avec manodétendeur ++ ;
- matériel d'aspiration comprenant 1 aspirateur portatif ou 1 aspiration murale, 1 sonde d'aspiration trachéale, 1 sonde d'aspiration gastrique.

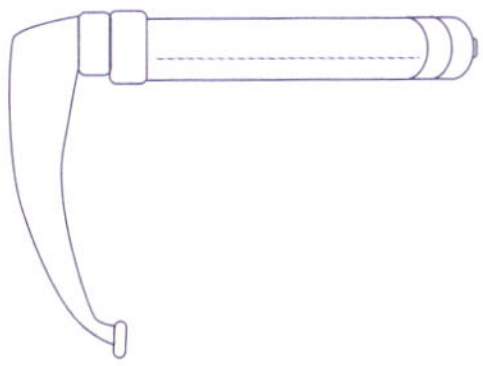

Figure 29 : *Laryngoscope à lame courbe.*

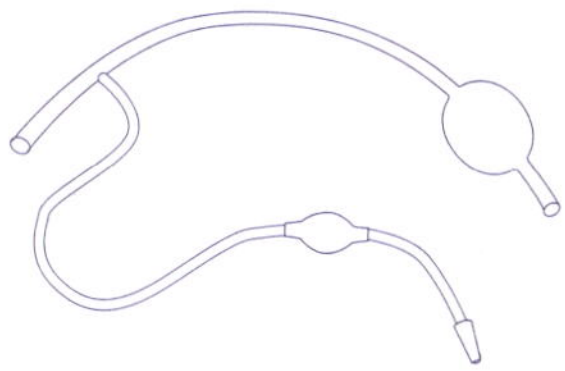

Figure 30 : *Sonde pour intubation endotrachéale.*

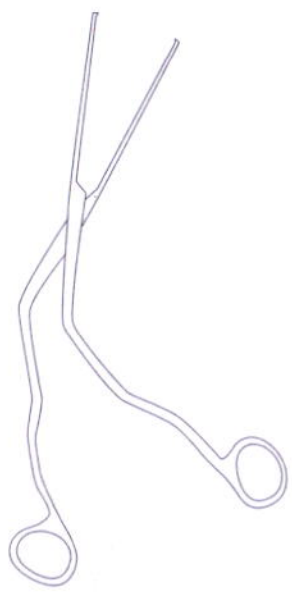

Figure 31 : *Pince de Magill.*

Incidents et accidents

➡ Traumatismes :

- blessure de la lèvre inférieure par écrasement contre l'arcade dentaire lors de l'introduction du laryngoscope ;
- traumatisme des dents ou de la langue ;
- en cas d'intubation nasale :
  - traumatisme du cavum ;
  - hémorragie nasale par atteinte de la tâche vasculaire ;
  - fracture, voire arrachement des cornets.

➡ Fausse route œsophagienne.

➡ Intubation de la bronche droite (reconnue par l'auscultation systématique).

➡ Inhalation de liquide gastrique.

➡ Arrêt cardiaque, accident rare qui résulte le plus souvent d'une mauvaise préparation :

- absence ou insuffisance d'oxygénation ;
- insuffisance de l'anesthésie locale ;
- hyperextension cervicale excessive ou trop brutale.

➡ Incidents matériels :

- faux contact du laryngoscope ;
- valve de ventilation manuelle sale, bouchée, montée à l'envers ;
- sondes IOT, sondes d'aspiration ou mandrin souple mal adaptés au patient ;
- boîte d'intubation non vérifiée :
  - lame de laryngoscope non nettoyée ;
  - oubli de matériel ;
  - ampoule de laryngoscope mal vissée... ;
- dispositif des fluides en panne (O_2, aspiration).

Quelques conseils

➡ Toujours vérifier et tester le contenu du matériel d'intubation et, notamment, la présence de piles et d'ampoules de rechange.

➡ Prévoir le nécessaire pour oxygéner le malade avant l'intubation.

➡ La fixation de la sonde d'intubation se fait toujours sur le maxillaire supérieur *(Fig. 32 et 33).*

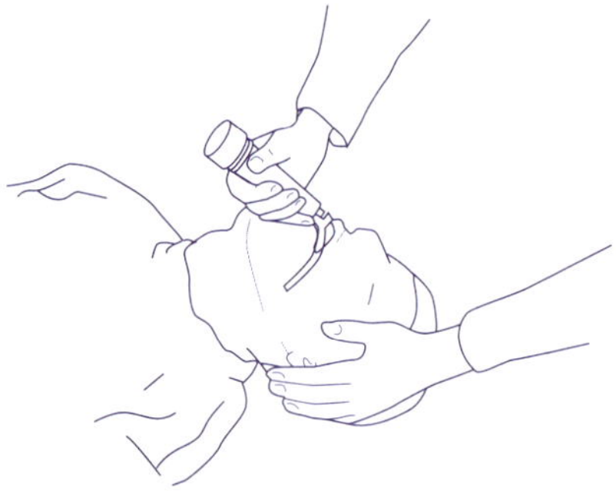

Figure 32 : *Position de la tête du malade lors d'une intubation trachéale.*

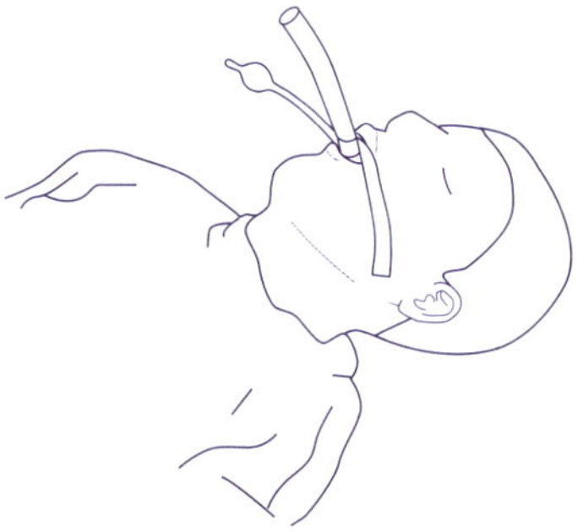

Figure 33 : *Fixation de la sonde d'intubation.*

Buts et principes

➡ Suppléer provisoirement à l'absence d'activité mécanique efficace du muscle cardiaque.

➡ Le principe du MCE repose sur la compression du muscle cardiaque entre le sternum et la colonne vertébrale.

➡ La compression manuelle du sternum à thorax fermé crée un débit cardiaque artificiel qui, pendant quelques minutes, permet une irrigation partielle du cerveau et du myocarde. Ce débit résulte de deux effets :

- la compression directe du cœur (pompe cardiaque) ;
- l'augmentation intermittente de la pression intra-thoracique (pompe thoracique).

Indications

➡ Arrêt cardiaque primitif ou inefficacité circulatoire démontrée par l'absence de pouls fémoral ou carotidien.

➡ La précocité du geste conditionne le pronostic.

➡ L'association à la ventilation artificielle est obligatoire.

Matériel

Les deux mains suffisent.

Description de la méthode

Chez l'adulte

À un seul sauveteur

On réalise successivement les gestes suivants.

➡ Mettre le malade en décubitus dorsal sur un plan dur non élastique.

➡ Se placer à côté du malade à cheval sur un bras écarté à 90° de l'axe du corps.

➡ Repérer le point d'appui : localiser le milieu du sternum et appliquer la paume d'une main juste à la partie haute de la moitié inférieure du sternum *(Fig. 34a)*.

➡ Exercer une pression de bas en haut sur le sternum, coudes tendus, paumes des mains l'une sur l'autre, doigts relevés ou entrelacés et sans décoller les mains du thorax *(Fig. 34b, 34c et 35)*.

➡ Le sternum doit s'enfoncer d'environ 4 cm.

➡ Rythme : de 80 à 100/min. Le temps de relaxation doit être égal au temps de compression.

➡ Alterner le MCE avec la ventilation artificielle à raison de 15 massages pour 2 insufflations.

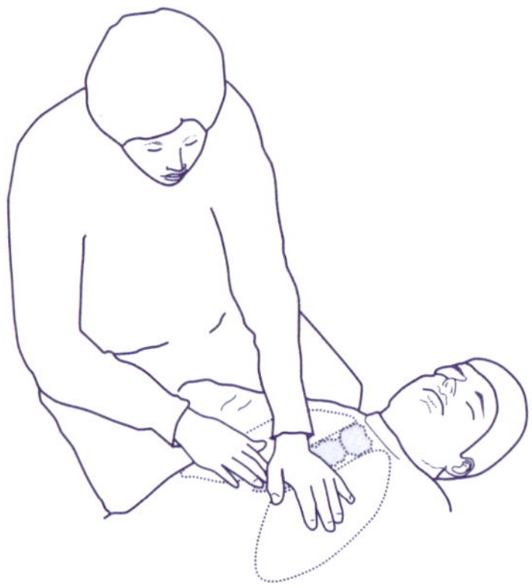

Figure 34 a : *Massage cardiaque externe (MCE) chez l'adulte.*

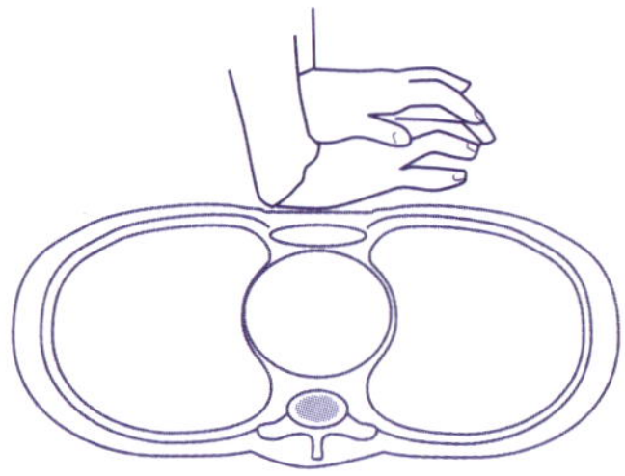

Figure 34 b : *Position des mains.*

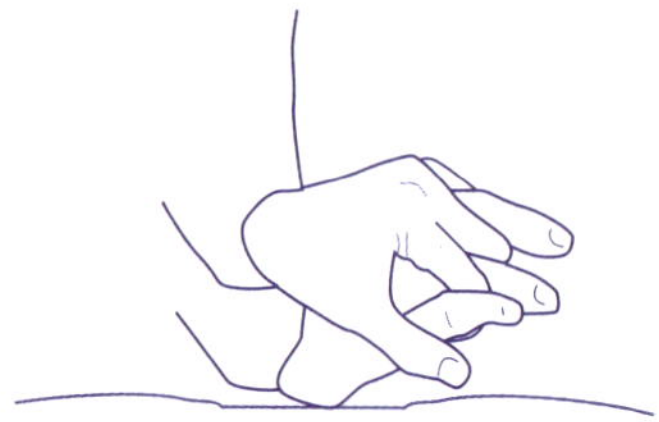

Figure 34 c : *Position des mains.*

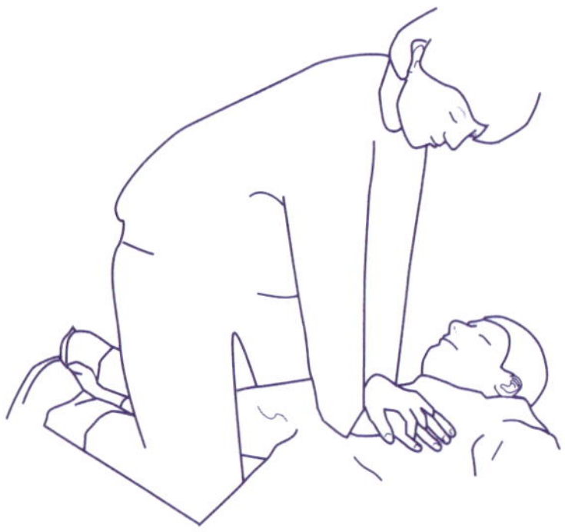

Figure 35 : *MCE chez l'adulte (suite). Les épaules sont au-dessus du sternum de la victime et les coudes sont bloqués.*

À deux sauveteurs

➡ Celui qui masse se place à la hauteur du creux axillaire de la victime.

➡ Celui qui ventile se place à la tête :

- latéralement, pour le bouche-à-bouche ;
- dans l'axe, pour ventiler au masque *(Fig. 36).*

➡ On alterne 5 massages pour 1 insufflation.

➡ **Attention à :**

- ne pas déplacer les mains ;
- bien se positionner au-dessus du patient.

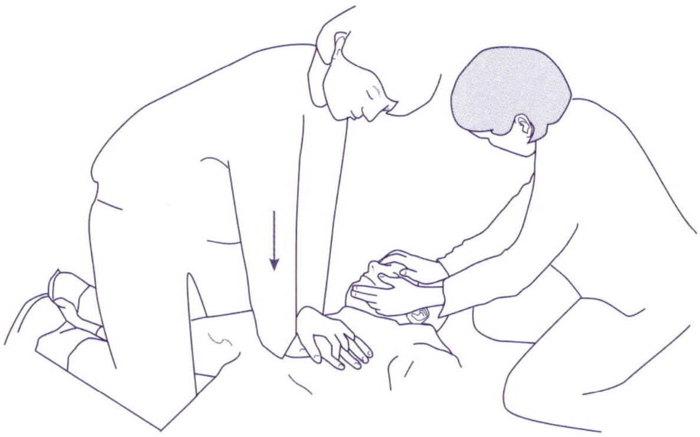

Figure 36 : *MCE chez l'adulte (suite).*

Chez le petit enfant

➡ On masse avec le « bout » de un à trois doigts qui se recouvrent en fonction de la morphologie de l'enfant *(Fig. 37).*

➡ On alterne 5 massages pour 1 insufflation.

Chez le nouveau-né et le nourrisson

➡ On couvre les faces latérales du thorax avec les deux mains.

➡ Les deux pouces se croisent ou se rejoignent sur le sternum à hauteur des mamelons *(Fig. 38).*

➡ Le thorax doit s'enfoncer de 1 à 2 cm.

➡ Rythme : de 120 à 140/min.

➡ Chez le nourrisson, l'insufflation est indépendante du rythme du MCE.

Appréciation de l'efficacité

➡ Chez l'adulte ou le grand enfant : on doit obtenir un pouls synchrone du MCE en palpant le pouls huméral ou carotidien.

➡ Chez le nourrisson : on palpe le pouls huméral.

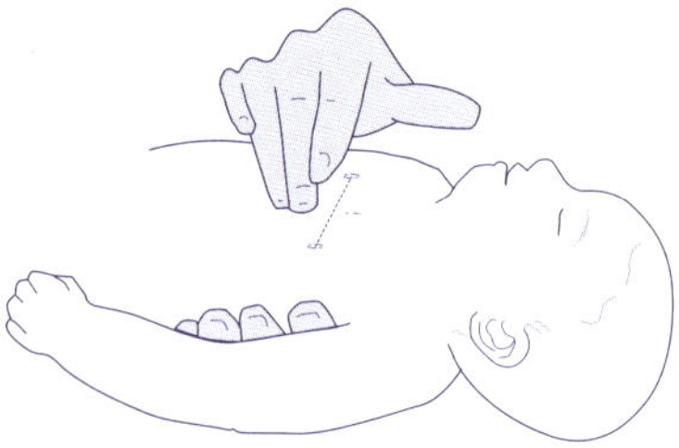

Figure 37 : *MCE chez le petit enfant.*

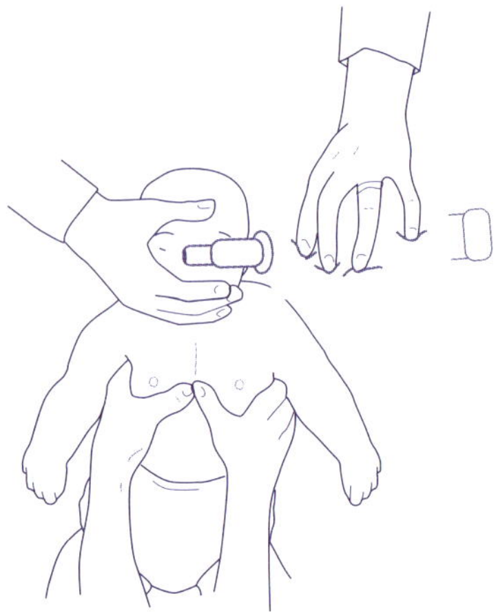

Figure 38 : *MCE chez le nouveau-né et le nourrisson.*

Incidents et accidents

➡ Fracture(s) de côte(s) et du sternum qui, contrairement à ce qui est dit, n'améliore(nt) pas l'efficacité du MCE.

➡ Lésions des organes intrathoraciques ou intra-abdominaux, conséquences néfastes d'une mauvaise technique.

➡ Hémopéricarde, voire blessure du myocarde.

Quelques conseils

➡ Noter l'heure de début du MCE.

➡ Au cours d'un arrêt cardiaque, le MCE doit impérativement être associé à la ventilation assistée (bouche-à-bouche, ventilation au masque). En effet, cela ne sert à rien d'apporter au cœur et au cerveau un sang non oxygéné.

➡ Entreprendre le MCE chez un sujet qui n'est pas en arrêt circulatoire est une faute grave (risque d'arrêt cardiaque ou de lésion du cœur), il faut donc absolument vérifier l'absence de pouls fémoral ou carotidien.

➡ Pendant le massage, compter « et 1 et 2 et 3, etc. ». Cela permet d'égaliser les temps de compression et de relaxation.

➡ Lorsque le patient est intubé et sous assistance ventilatoire mécanique, il n'est pas nécessaire de synchroniser le MCE et la ventilation.

Buts et principes

➡ Délivrer à un patient l'énergie emmagasinée dans un condensateur électrique afin d'obtenir une dépolarisation uniforme des cellules myocardiques.

➡ L'énergie ainsi produite est exprimée en J/s (joules/seconde) et elle est de 150 à 200 joules pendant quelques millisecondes. Elle doit être induite dans une direction précise afin d'intéresser le plus grand territoire myocardique possible.

➡ La dose d'énergie délivrée est d'environ 3 J/s/kg et peut s'étendre, en cas d'échec, jusqu'à 5 J/s/kg.

➡ La défibrillation électrique est un geste d'urgence fondamental qui nécessite une technique rigoureuse.

➡ C'est un geste médical, mais l'infirmière joue un rôle essentiel dans la maintenance du matériel et dans la préparation du malade lors de la fibrillation.

Indications

Troubles du rythme majeurs, essentiellement :

- la fibrillation ventriculaire, qui est l'urgence absolue ;
- la tachycardie ventriculaire qui est l'urgence relative en fonction de l'état hémodynamique du patient.

Matériel

Il existe maintenant des défibrillateurs semi-automatiques qui délivrent (ou ne délivrent pas) le choc électrique en fonction du trouble du rythme analysé par l'appareil *(Fig. 39)*.

Description de la méthode

➡ Allonger le patient en décubitus dorsal.

➡ LVAS.

➡ Prévoir de l'oxygène.

➡ Mettre en charge le défibrillateur.

➡ Vérifier que la poitrine du patient est sèche, pour éviter les pertes d'énergie et les brûlures superficielles.

➡ Enduire de crème conductrice chaque électrode et chaque emplacement prévu pour la défibrillation.

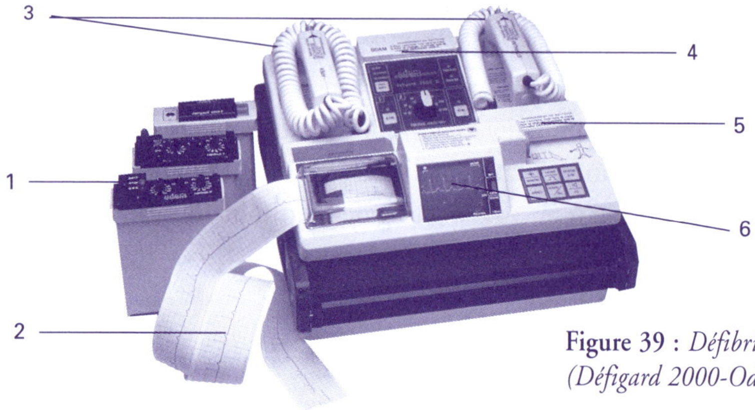

Figure 39 : *Défibrillateur (Défigard 2000-Odam).*

1. *Prise pour accessoires (saturomètre, pression artérielle, stimulateur)*
2. *Enregistrement ECG*
3. *Électrodes de défribillation*
4. *Batterie défibrillateur*
5. *Batterie scope-ECG*
6. *Scope*

➡ Déconnecter tous les appareillages reliés au patient et non protégés contre le défibrillateur.

➡ Appliquer les électrodes :

- l'une en dessous de la partie interne de la clavicule droite ;
- l'autre sur la ligne axillaire gauche moyenne en dessous du mamelon *(Fig. 40).*

➡ L'opérateur doit respecter les consignes de sécurité +++ :

- prévenir l'entourage ;
- se protéger ; éviter les contacts avec le patient ;
- protéger le patient de tout contact avec une pièce métallique (lit, table de chevet) ;
- prévenir l'entourage à nouveau.

Délivrer le choc électrique si possible en fin d'expiration et en appuyant fermement sur les deux électrodes.

Incidents et accidents

➡ Test inefficace : l'appareil se met en charge mais le condensateur ne délivre pas l'énergie.

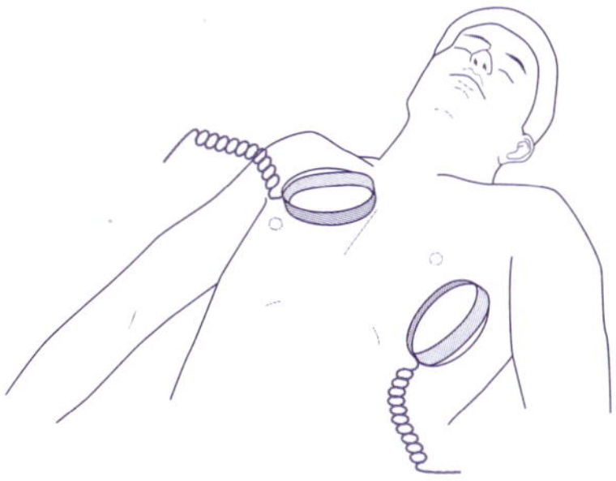

Figure 40 : *Pose des électrodes.*

- Alimentation électrique défectueuse.
- Absence de crème (brûlures).
- Plusieurs séries de défibrillations sur un même patient avec une énergie élevée peuvent entraîner une nécrose myocardique.

Quelques conseils

- Il faut prévoir, à proximité du défibrillateur, un aimant circulaire afin de protéger un éventuel pace-maker.
- Si les batteries ne sont jamais utilisées et laissées en charge permanente, elles se détériorent : panne certaine.
- Il faut s'assurer qu'il n'existe pas de coulée de pâte conductrice entre les deux électrodes car il y aurait formation d'un arc électrique dangereux pour le malade.
- Tous les jours et après chaque utilisation, le défibrillateur doit être :
  - testé ;
  - vérifié ;
  - nettoyé.
- Contrôler très attentivement l'alimentation électrique de l'appareil.
- Éviter de tester les électrodes face à face : cela entraîne une destruction progressive du condensateur.
- Avant de tester l'appareil, l'opérateur doit respecter les mêmes conditions de sécurité que dans la défibrillation.
- Éviter de stocker l'appareil dans un endroit humide et sur un chariot métallique.

23 Points de compression artérielle – pansement compressif

Buts et principes

➡ Arrêter une hémorragie importante :

- pour les points de compression artérielle, la compression du vaisseau lésé s'effectue, en amont de la blessure, sur le plan osseux sous-jacent ;
- pour le pansement compressif, la compression s'exerce directement sur la plaie par l'intermédiaire d'un tampon.

Ces deux gestes permettent de contrôler le saignement et d'attendre une hémostase définitive en milieu médico-chirurgical.

➡ Reconnaître l'hémorragie :

- l'hémorragie artérielle s'extériorise en jets saccadés, synchrones du pouls ;
- l'hémorragie veineuse s'extériorise classiquement en nappe et ne nécessite, le plus souvent, qu'une compression locale.

➡ Que l'hémorragie soit artérielle ou veineuse, il faut **comprimer** !

Indications

Hémorragie artérielle en cas d'échec de la compression manuelle directe ou du pansement compressif.

Matériel

➡ Pour les points de compression, les deux mains suffisent.

➡ Pour le pansement compressif :

- linge propre plié en tampon (serviette, torchon, vêtement...) ;
- paquet de compresses ;
- pansement américain ;
- pansement *Chut*®.

Description des méthodes

Points de compression artérielle

Les points de compression à connaître sont illustrés par la *figure 41*.

Points de compression artérielle – pansement compressif

23

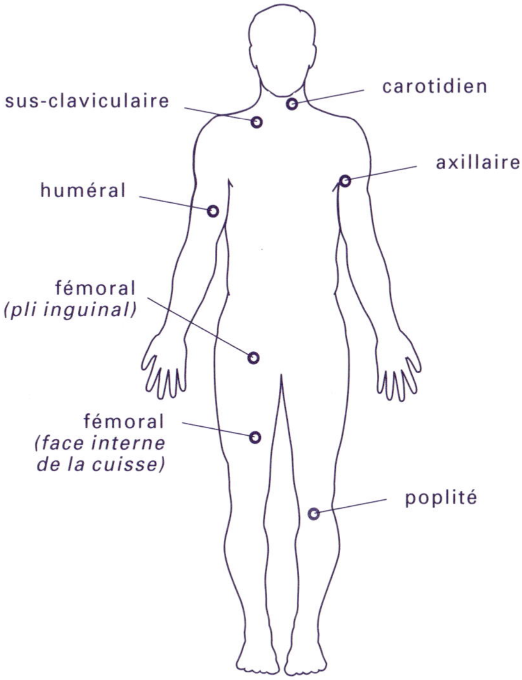

Figure 41 : *Situation des points de compression sur le corps humain.*

Point de compression de l'artère carotide

➡ Indication : hémorragie importante au niveau du cou.

➡ Technique :

- placer les 4 derniers doigts derrière le cou ;
- comprimer avec le pouce sous la plaie, perpendiculairement à la trachée et d'avant en arrière *(Fig. 42)*.

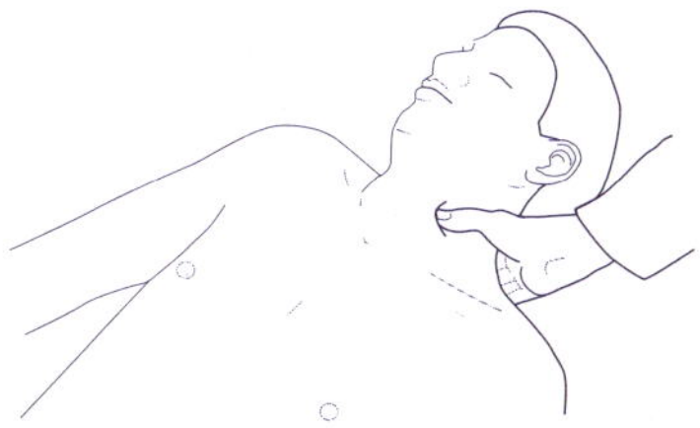

Figure 42 : *Point de compression de l'artère carotide.*

23 Points de compression artérielle – pansement compressif

Point de compression sus-claviculaire

➡ Indications :

• hémorragie importante du membre supérieur depuis son extrémité jusqu'au moignon de l'épaule ;

• la compression de ce point est de réalisation difficile et extrêmement douloureuse pour le malade.

➡ Technique :

• placer les 4 derniers doigts en arrière et en haut de l'épaule du blessé ;

• poser le pouce derrière la clavicule, près du cou ;

• comprimer l'artère sous-clavière vers le bas contre la première côte *(Fig. 43)*.

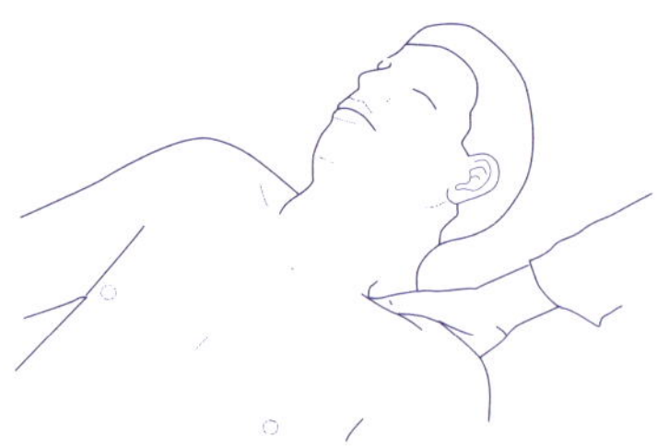

Figure 43 : *Point de compression sus-claviculaire.*

Point de compression de l'artère axillaire

➡ Indication : hémorragie importante au-dessous de l'articulation de l'épaule.

➡ Technique :

• placer les deux mains ouvertes derrière l'épaule du blessé ;

• poser l'extrémité de chaque pouce dans le creux axillaire, l'une à côté de l'autre sans chevauchement ;

• comprimer avec la pulpe des pouces dans la partie antérieure du creux axillaire *(Fig. 44)*.

Points de compression artérielle – pansement compressif

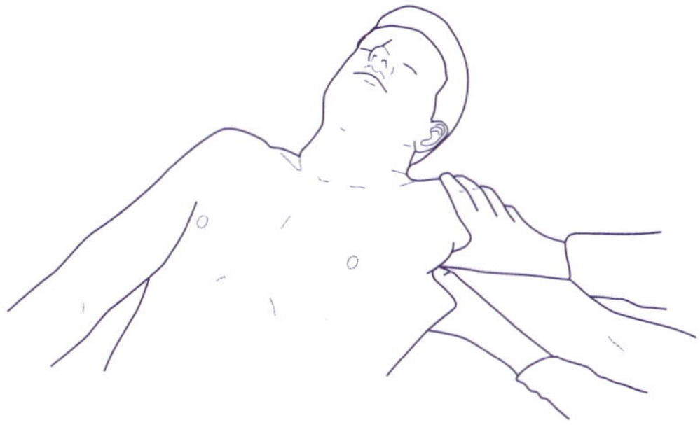

Figure 44 : *Point de compression de l'artère axillaire.*

Point de compression de l'artère humérale *(Fig. 45)*

➡ Indication : hémorragie importante en dessous de l'articulation du coude.

➡ Technique :

- appliquer la paume de la main sur la face postérieure du bras ;
- placer la pulpe du pouce au-dessus du pli du coude en dedans du biceps et à mi-chemin du coude et de l'aisselle ;
- comprimer avec le pouce en exerçant simultanément un mouvement de rotation de la main de l'intérieur vers l'extérieur.

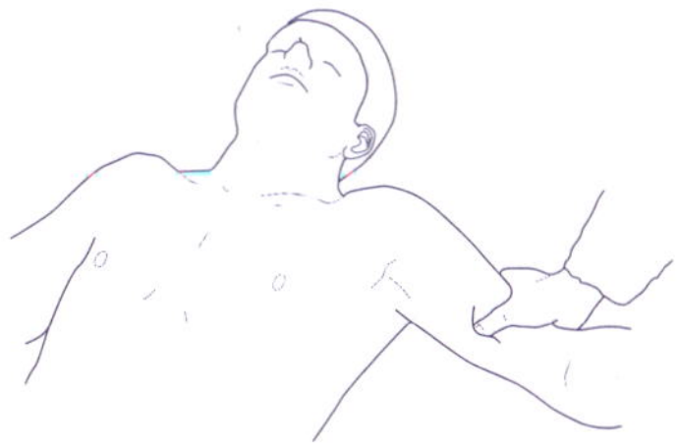

Figure 45 : *Point de compression de l'artère humérale.*

Point de compression de l'artère fémorale au pli inguinal (point essentiel à connaître) *(Fig. 46)*

➡ Indication : hémorragie importante du membre inférieur.

➡ Technique :

- s'agenouiller près du blessé du côté de l'hémorragie ;
- appuyer fortement le poing fermé, bras tendu à la jonction du 1/3 moyen et du 1/3 interne du pli inguinal, membre dans l'axe du plan du corps.

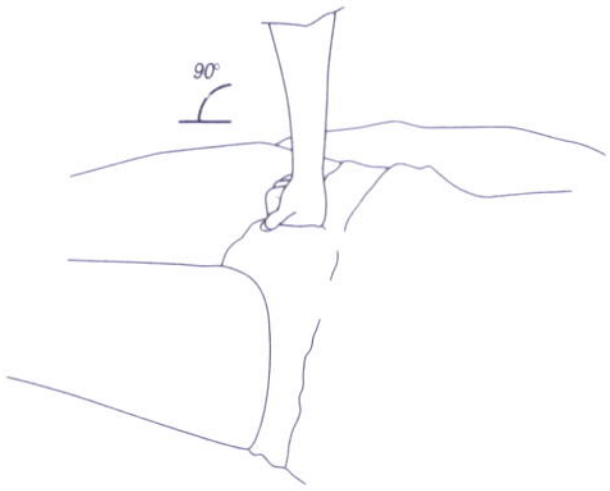

Figure 46 : *Point de compression de l'artère fémorale au pli inguinal.*

Point de compression de l'artère fémorale à la face interne de la cuisse *(Fig. 47)*

➡ Indication : hémorragie sous le tiers inférieur de la cuisse.

➡ Technique :

- le blessé est allongé sur le dos, légèrement tourné du côté du membre qui saigne ;
- plier légèrement le membre blessé ;
- appuyer fortement le poing fermé, bras tendu, au milieu de la face interne de la cuisse.

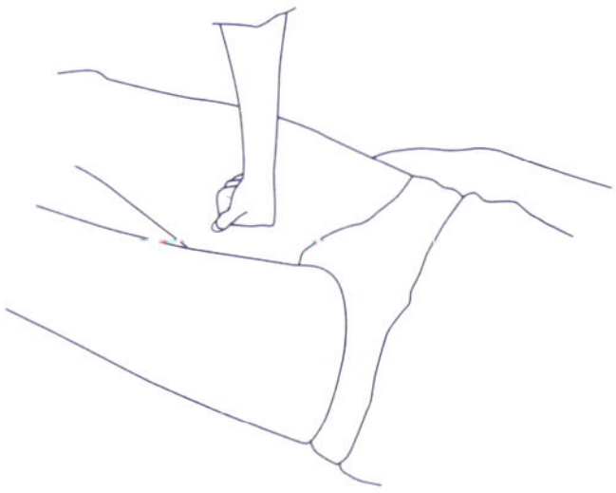

Figure 47 : *Point de compression de l'artère fémorale à la face interne de la cuisse.*

Point de compression de l'artère poplitée *(Fig. 48)*

➡ Indication : hémorragie importante en-dessous de l'articulation du genou.

➡ Technique :

- le blessé est allongé en décubitus ventral ;
- se placer derrière lui ;
- appliquer la paume de la main sur la partie antérieure du genou ;
- exercer une pression avec les deux pouces au niveau du creux poplité.

Points de compression artérielle – pansement compressif

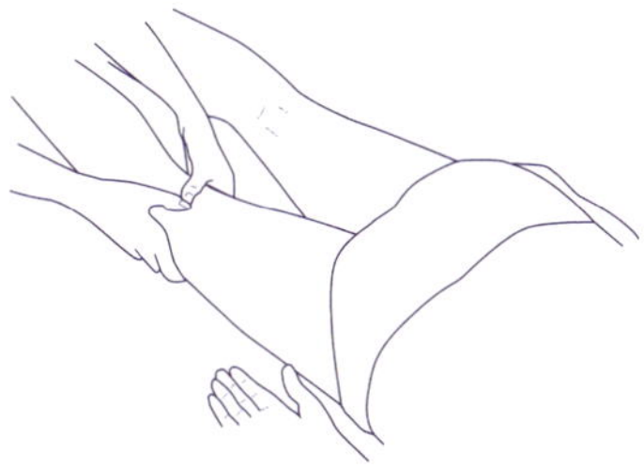

Figure 48 : *Point de compression de l'artère poplitée.*

Pansement compressif

➡ Technique :

- appuyer sur la plaie avec un linge propre ;
- fixer fermement le tampon avec un lien large en faisant, si possible, deux fois le tour du membre et en serrant avec un double nœud.
- surveiller le pansement compressif *(Fig. 49 et 50).*

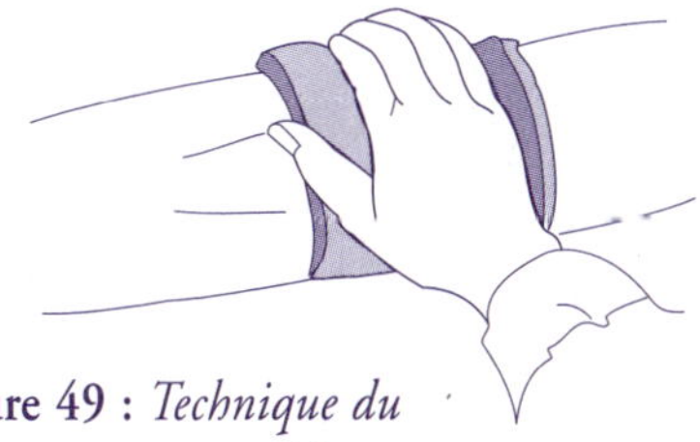

Figure 49 : *Technique du pansement compressif.*

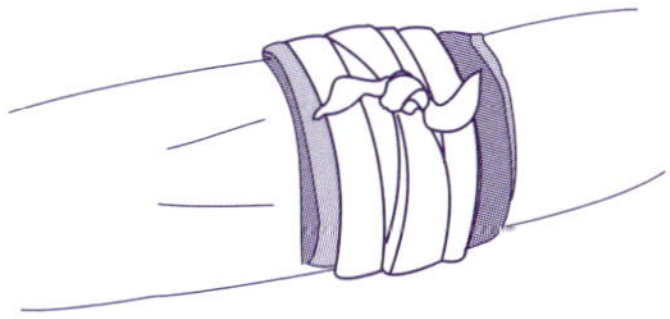

Figure 50 : *Technique du pansement compressif (suite).*

Apparition de fourmillements	Persistance d'un écoulement de sang sous le chiffon
Membre froid et pâle	Le pansement n'est pas assez serré
Le pansement est trop serré	On refait un deuxième pansement
On le desserre prudemment	

Cas particuliers

Saignement de nez ou épistaxis

➡ En général, il est unilatéral et peut survenir spontanément, à l'occasion d'un traumatisme ou dans le cadre d'une pathologie particulière (HTA, maladies hémorragiques...).

➡ Conduite à tenir :

- faire asseoir le patient la tête penchée vers l'avant ;
- le faire se moucher énergiquement afin d'expulser un éventuel caillot de la fosse nasale qui entretient l'hémorragie et gêne la compression ;
- lui faire comprimer la narine qui saigne avec un doigt ;
- l'hémostase se fait par compression de l'aile du nez contre la cloison nasale *(Fig. 51)* ;
- lui demander de maintenir la compression.

➡ En cas d'inefficacité du geste ou de récidives fréquentes, diriger la personne vers un médecin ou une consultation spécialisée (ORL).

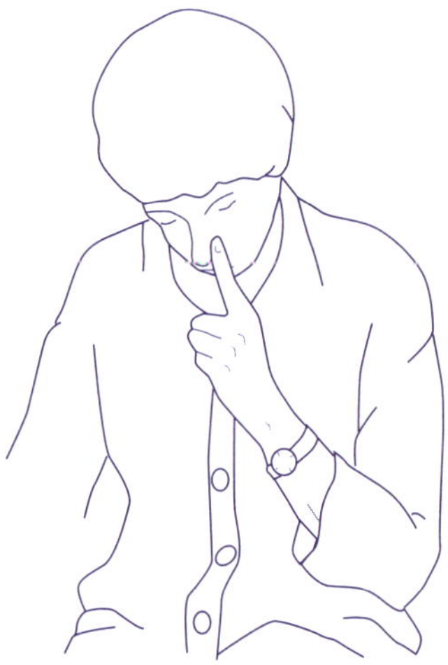

Figure 51 : *Point de compression en cas de saignement de nez.*

Hémorragies extériorisées

➡ Quoique n'entrant pas dans le cadre strict des hémorragies contrôlables par compression, il faut citer :

• les crachements de sang : une fois éliminés des crachats sanguins d'origine buccale (plaie de la muqueuse buccale ou des gencives), des crachats hémoptoïques, surtout s'ils sont rejetés lors d'un effort de toux, évoquent une origine broncho-pulmonaire (hémoptysie) ;
• les vomissements de sang : ils sont d'origine digestive et signent le plus souvent une lésion du haut appareil digestif (hématémèse).

➡ Ces hémorragies, parfois abondantes, peuvent s'accompagner de signes de détresse circulatoire (pâleur, angoisse, sueurs, tachycardie) et sont justiciables d'un traitement en urgence.

➡ Conduite à tenir :
• mettre la victime en position allongée ou demi-assise ;
• la couvrir et la surveiller ;
• recueillir, si possible, le sang pour analyse ultérieure par le médecin ;
• alerter.

Incidents et accidents

Point de compression artérielle

➡ Inefficacité de la compression liée à une mauvaise technique. Il suffit, dans la plupart des cas, soit d'augmenter la pression, soit de se repositionner pour trouver la zone d'appui efficace.

➡ Pour le point de compression carotidien, s'il y a perte de conscience par dimi nution de l'apport sanguin cérébral, lever la compression.

Pansement compressif

Effet de garrot avec apparition de signes d'ischémie.

Quelques conseils

➡ Toujours allonger le blessé.

➡ En cas de pansement compressif, utiliser un lien large.

➡ Surveiller systématiquement les signes précoces d'ischémie et contrôler les pouls distaux.

➡ Ne jamais enlever le premier pansement sous peine de décoller le caillot sanguin qui s'est formé.

24 Immobilisation et contention

Buts et principes

➡ Éviter d'aggraver des lésions ou des fractures (déplacements secondaires) en bloquant les articulations sus et sous-jacentes à la lésion.

➡ « Contenir » la fracture dans un étui (air, billes, plan dur).

➡ Le système de contention doit absorber les effets de choc et les vibrations du transport.

➡ La mise en œuvre est facile et rapide si l'on dispose de formes préétablies (attelles pour les jambes ou les bras, minerve).

➡ Une immobilisation bien faite entraîne une diminution de la douleur, réduit les risques de lésions vasculo-nerveuses et diminue les conséquences néfastes liées à un éventuel choc traumatique.

Indications

Atteintes traumatiques ou articulaires des membres ou du rachis.

Matériel

➡ Attelles gonflables *(Fig. 52)*.

➡ Attelles de type aluform *(Fig. 53)*.

➡ Attelles à dépression.

➡ Attelles de fortune (carton, gouttière...).

➡ Colliers cervicaux *(Stifneck® ou Vertebrace®)*.

➡ Pour les écharpes :

- grandes pièces de tissu ;
- foulards, cravates, ceintures...

Critères de choix d'une attelle

Ils doivent répondre aux exigences médicales des interventions de premiers secours :

- forme (positionnement aisé sur bras ou jambe) ;
- matière lavable et stérilisable ;
- matière transparente aux rayons X ;
- faible encombrement et souplesse d'utilisation ;
- peu fragile.

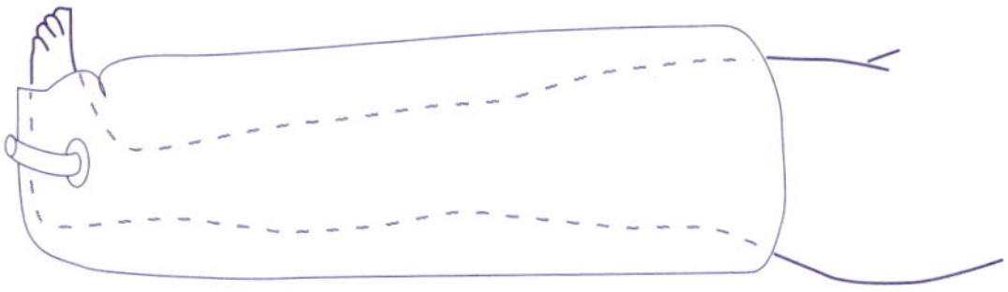

Figure 52 : *Attelle gonflable.*

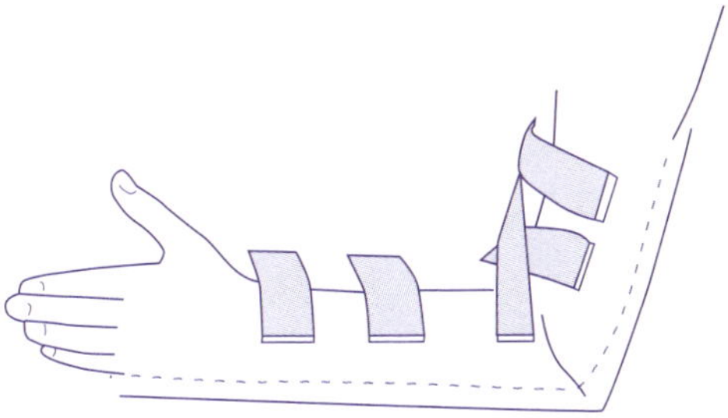

Figure 53 : *Attelle de type aluform.*

Critères de choix d'une écharpe

- Tissu solide.
- Liens larges.

Description des méthodes

Pose d'une écharpe

- Traumatisme de l'avant-bras, pose d'une écharpe simple *(Fig. 54)* :

• glisser une des pointes de l'écharpe sous le membre blessé vers l'épaule homolatérale, le sommet du triangle étant dirigé vers le coude ;

• placer l'avant-bras, coude au corps, en position légèrement oblique, main plus haute que le coude ;

• relever l'autre pointe vers l'épaule controlatérale ;

• nouer les deux pointes sur la face latérale du cou ;

• resserrer l'écharpe par un tortillon au niveau du coude.

- Traumatisme du bras, pose d'une écharpe consolidée par une contre-écharpe *(Fig. 55)* :

• faire une écharpe simple ;

• poser la contre-écharpe, qui est constituée par une seconde écharpe placée horizontalement sur la première ;

- poser la base de l'écharpe sur l'épaule du côté blessé ;
- nouer les deux pointes sous l'aisselle opposée au bras blessé ;
- resserrer le sommet par une torsade.

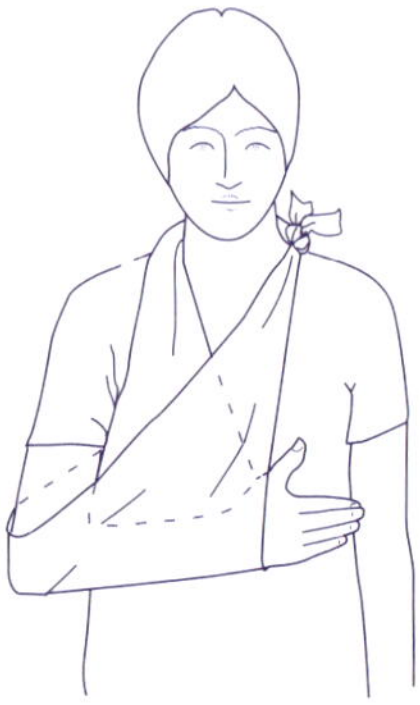

Figure 54 : *Pose d'une écharpe simple.*

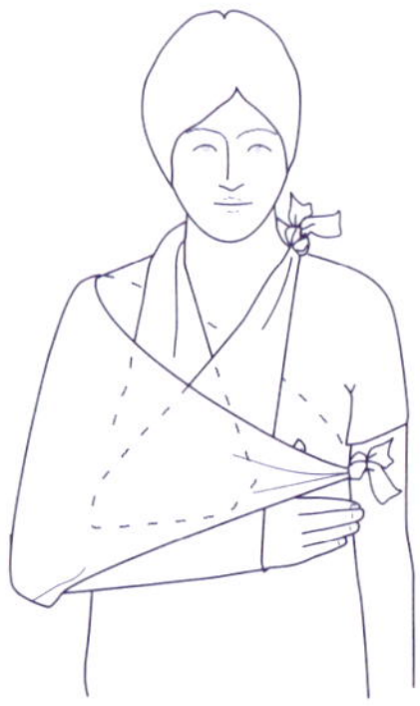

Figure 55 : *Pose d'une écharpe consolidée par une contre-écharpe.*

➡ Traumatisme de l'épaule, pose d'une écharpe oblique *(Fig. 56 et 57)* :

- placer un rembourrage de protection entre le thorax et le bras blessé ;
- glisser la base de l'écharpe sous l'avant-bras fléchi, le sommet étant dirigé vers le coude ;
- relever obliquement les deux extrémités :
  - l'une en avant du bras, de l'avant-bras et de la poitrine ;
  - l'autre derrière le bras et le dos ;
- nouer les deux pointes sur l'épaule du côté sain ;
- resserrer comme pour une écharpe simple.

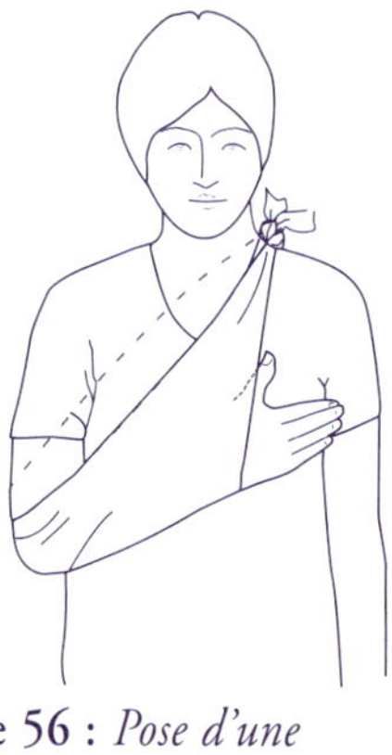

Figure 56 : *Pose d'une écharpe oblique (vue de face).*

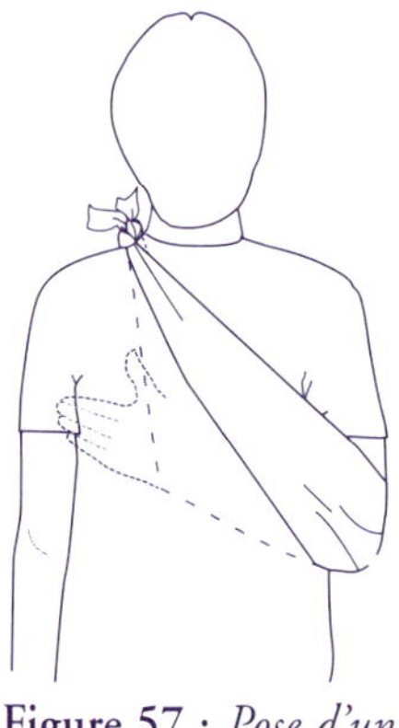

Figure 57 : *Pose d'une écharpe oblique (vue de dos).*

Pose d'attelles

➡ Traumatisme de l'avant-bras, pose d'une attelle de fortune *(Fig. 58)* :

• dans cet exemple, l'attelle est confectionnée avec une revue pliée en deux et maintenue par des liens larges ;

• elle couvre le dos et la paume de la main mais laisse les doigts libres ;

• le pouce est immobilisé en position verticale.

➡ Traumatisme du membre inférieur, pose d'une attelle pour fracture de jambe :

• capitonner l'attelle avant la pose afin d'éviter les compressions ou frottements au niveau des saillies osseuses ou sur les axes vasculaires et nerveux *(Fig. 59)* ;

• le premier sauveteur prend la jambe fracturée en exerçant une traction douce et en respectant l'axe du membre ;

• le second sauveteur soulève la jambe à la hauteur juste nécessaire pour la mise en place de l'attelle et la repose d'un seul tenant.

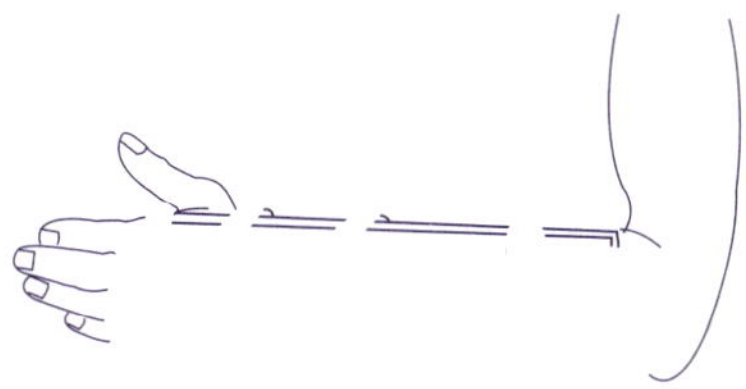

Figure 58 : *Pose d'une attelle de fortune. Dans cet exemple, l'attelle est confectionnée avec une revue pliée en deux et maintenue par des liens larges. Elle couvre la paume de la main mais laisse les doigts libres. Le pouce est immobilisé en position verticale.*

Immobilisation d'un membre inférieur blessé contre un membre sain

➡ Rembourrer l'espace entre les deux membres (linge, couverture, coton...) afin d'éviter les douleurs dues à la pression des saillies osseuses *(Fig. 60)*.

➡ Rapprocher le membre sain du membre blessé (et non le contraire).

➡ Mettre en place avec précaution quatre à cinq liens larges en utilisant les courbes anatomiques naturelles au niveau des chevilles, des mollets, des cuisses.

➡ Nouer les liens sur le côté externe du membre sain *(Fig. 60)*.

➡ Maintenir ensemble et perpendiculairement les deux pieds et les deux chevilles au moyen d'un lien en 8 qui passe sur les chevilles et sous la plante des pieds.

➡ Ne pas enlever les chaussures mais les délacer si nécessaire.

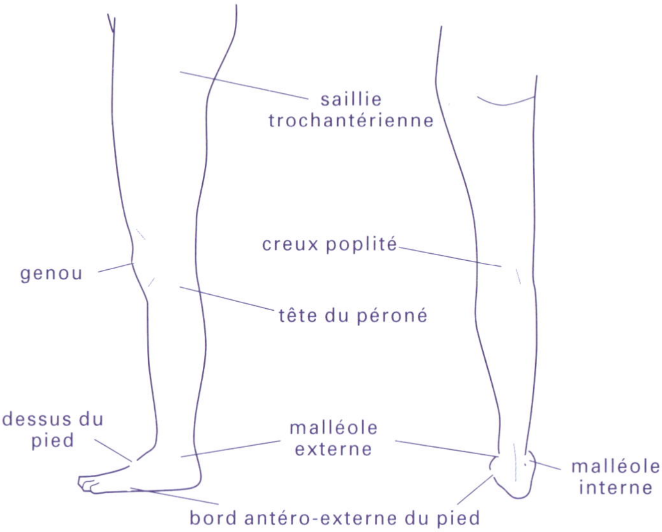

Figure 59 : *Endroits à protéger lors de la pose d'une attelle.*

Dans tous les cas :

➡ Surveiller le membre :

- troubles de la sensibilité (douleurs, fourmillements...) ;
- coloration ;
- chaleur ;
- mobilité des extrémités.

➡ Surveiller le blessé :

- état de conscience ;
- pouls, tension artérielle.

Immobilisation en cas de suspicion d'atteinte du rachis

➡ Une lésion du rachis est à suspecter après tout traumatisme important et impose l'immobilisation immédiate.

➡ Si le blessé est conscient, on pensera à une atteinte rachidienne devant :

- une douleur de la nuque, du dos ou des fosses lombaires en fonction du niveau lésionnel ;
- une ecchymose, un hématome, une plaie de la nuque ou du dos ;
- une sensation d'instabilité de la tête ;
- tout trouble de la sensibilité d'un bras ou d'une jambe ;

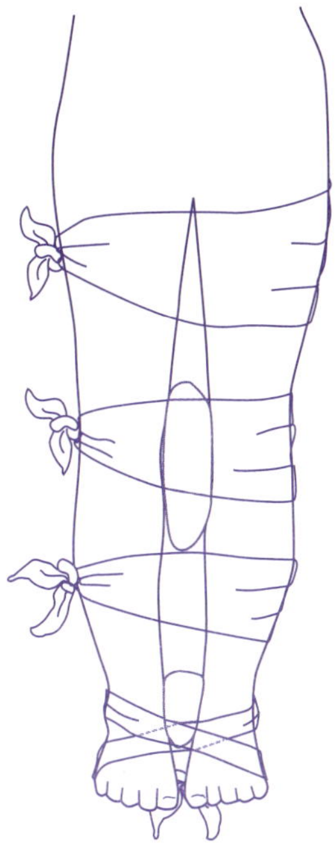

Figure 60 : *Immobilisation d'un membre inférieur blessé contre un membre sain.*

- toute difficulté à remuer bras ou jambes : l'absence totale de mobilité (tétraplégie) signe une fracture déplacée du rachis cervical avec section de la moelle épinière ; cette paralysie peut s'accompagner des signes précédemment cités et, éventuellement, de détresse ventilatoire.

➡ Si le blessé est inconscient, on met systématiquement en place un collier cervical. À défaut, il faut maintenir fermement l'axe tête-cou-tronc à l'aide des deux mains placées de chaque côté de la tête de la victime.

➡ Pose du collier cervical :

- maintenir fermement la tête du blessé soit en appliquant une main au niveau de l'occiput et l'autre sous le menton, soit en plaquant les deux mains sur ses oreilles ;
- glisser d'abord la partie postérieure du collier le long du rachis cervical sans mobiliser la tête *(Fig. 61)* ;
- ramener et fixer la partie antérieure sous le maxillaire inférieur ;
- le transport d'un traumatisé du rachis doit être effectué par une équipe spécialisée disposant de moyens de contention et d'immobilisation adaptés (matelas coquille) et qui assure un transport en toute sécurité vers un centre hospitalier ;

• les fractures du rachis sont souvent rencontrées dans le cadre des polytraumatismes et s'accompagnent, dans 20 % des cas, d'une fracture du crâne.

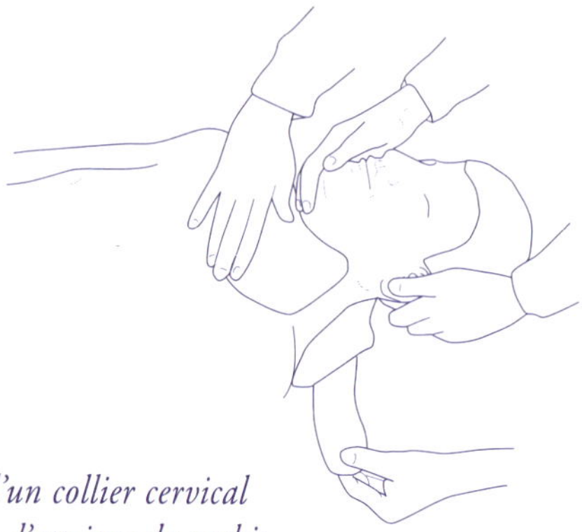

Figure 61 : *Pose d'un collier cervical en cas de suspicion d'atteinte du rachis.*

Incidents et accidents

➡ Compressions vasculo-nerveuses.

➡ Déplacements secondaires dus à une mauvaise contention du membre blessé.

➡ État de choc en rapport avec un hématome péri-fracturaire important (par exemple, diaphyse fémorale).

➡ Atteintes neurologiques par mobilisation intempestive d'une lésion rachidienne.

Quelques conseils

➡ Avant immobilisation, toute plaie doit être, dans la mesure du possible, désinfectée et pansée stérilement.

➡ Respecter les axes anatomiques dans les manipulations.

➡ Être particulièrement attentif avec les attelles gonflables qui, trop serrées, peuvent occasionner des troubles de compression vasculo-nerveux et, insuffisamment serrées, peuvent entraîner des déplacements secondaires.

➡ Toujours garder les extrémités libres afin de les surveiller.

➡ Pour poser une écharpe, enlever au minimum veste ou veston... en commençant par le côté non blessé.

➡ En cas de suspicion d'atteinte du rachis cervical, toujours disposer d'un jeu complet de colliers cervicaux (quatre tailles pour les adultes et deux pour les enfants) afin de les adapter à la morphologie du traumatisé.

➡ **Ne jamais demander** à un traumatisé suspect de lésion rachidienne d'essayer de s'asseoir ou de remuer la tête mais assurer son immobilisation immédiate.

➡ En cas de fracture ouverte, avant immobilisation, la plaie doit être recouverte au minimum d'un linge propre, au mieux d'un champ ou de compresses stériles. Le risque infectieux est majeur et justifie la prise en charge chirurgicale dans les meilleurs délais.

25 Manutention des blessés suspects de lésions graves

Buts et principes

Ramasser, déplacer un blessé sans provoquer une aggravation de l'état initial et éviter, chez les manipulateurs, des accidents musculaires et/ou vertébraux.

Pour le blessé

Conserver une horizontalité du corps et une rigidité de l'axe tête-cou-tronc (dans certains cas, nécessité d'effectuer les manœuvres en traction et en assurant la fixité du segment atteint).

Pour les manipulateurs

➡ Il faut disposer d'un plan de portage solide et fixe et d'une équipe entraînée et dirigée.

➡ Les mouvements sont exécutés sans sursauts avec le dos plat (colonne vertébrale droite et fixe).

➡ Les « levages » et « déposes » se font par un travail de flexion des cuisses sur le bassin.

➡ La manutention et le relevage des traumatisés graves, surtout s'ils sont suspects de lésion rachidienne, imposent un apprentissage et une bonne coordination de la part des sauveteurs.

Indications

➡ Altération de la conscience.

➡ Fractures de membres.

➡ Signes d'atteinte neurologique chez un patient qui peut s'exprimer :

- douleurs et/ou raideur de la nuque ;
- troubles de la sensibilité (paresthésie, hypoesthésie, parésie...) ;
- troubles de la motilité (paralysie...).

Dans le doute et chez un sujet inconscient, il faut toujours considérer qu'un traumatisé présente des lésions de la colonne vertébrale et agir en conséquence, c'est-à-dire éviter tout mouvement de flexion ou d'hyperextension du rachis.

Matériel

➡ Brancard.

➡ Matelas coquille.

- Tout support rigide (porte, planche...).
- Collier cervical ou minerve.
- Couverture.

Description des méthodes

Méthode à la cuillère

- Trois personnes sont nécessaires si le blessé n'est accessible que d'un côté.
- La surface de levage est constituée par les avant-bras fléchis à 90°.
- Les sauveteurs mettent un genou à terre, gardant appui sur l'autre jambe et glissent chacun les avant-bras sous un segment corporel du blessé *(Fig. 62)* :
  - le premier manipulateur s'occupe de la tête, de la nuque et des épaules *(Fig. 63)* ;
  - le deuxième manipulateur du dos et du bassin ;
  - le troisième manipulateur des cuisses et des jambes.
- Au commandement, la victime est soulevée et plaquée d'un seul bloc contre la poitrine des sauveteurs *(Fig. 64)*.
- On effectue la manœuvre inverse pour le déposer sur le support de transport.

Critique de la méthode : elle ne permet pas d'exercer une traction.

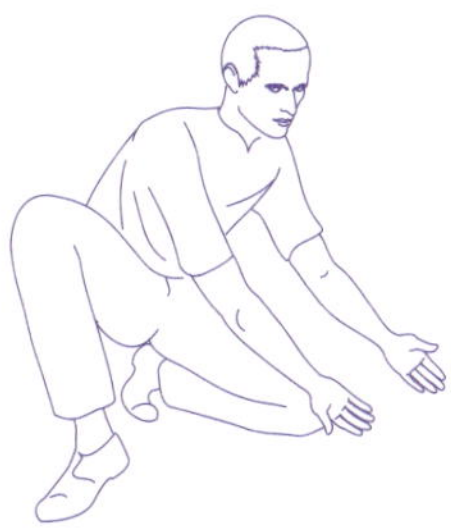

Figure 62 : *Manutention d'un blessé – méthode à la cuillère.*

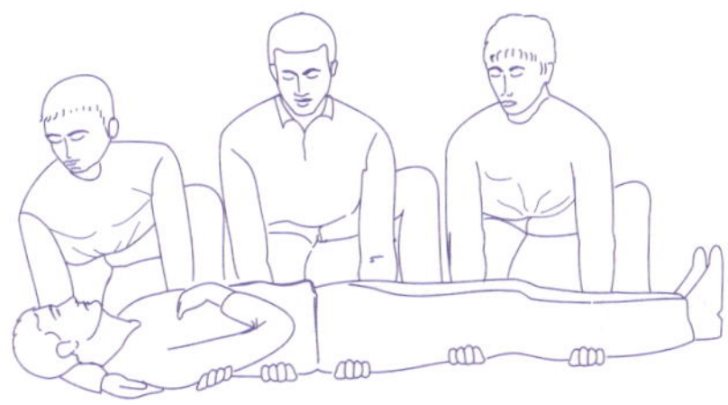

Figure 63 : *Méthode à la cuillère (suite).*

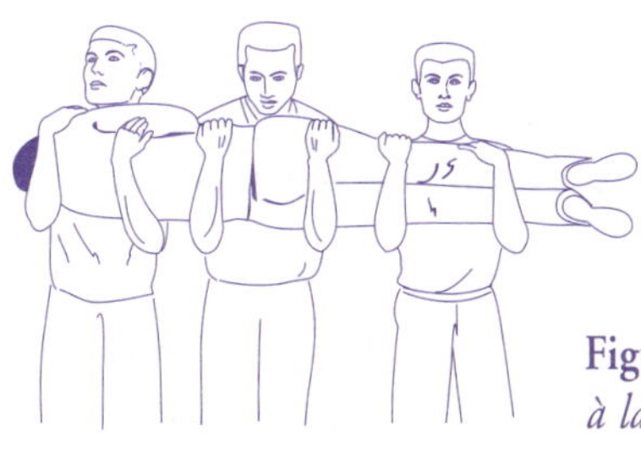

Figure 64 : *Méthode à la cuillère (suite).*

Manutention des blessés suspects de lésions graves

Manœuvre des secouristes alternés

➡ Elle nécessite quatre manipulateurs et est utilisée si la victime est accessible des deux côtés *(Fig. 65 et 66).*

➡ Méthode semblable à la méthode à la cuillère mais les sauveteurs sont en vis-à-vis, 2 + 2, les avant-bras placés sous les segments corporels suivants :

- tête, nuque, base du thorax ;
- partie moyenne du thorax, taille ;
- bassin et partie inférieure des cuisses ;
- partie inférieure des cuisses et jambes.

Même manœuvre que précédemment mais sans plaquage.

Critique de la méthode : elle nécessite deux secouristes supplémentaires pour exercer une traction.

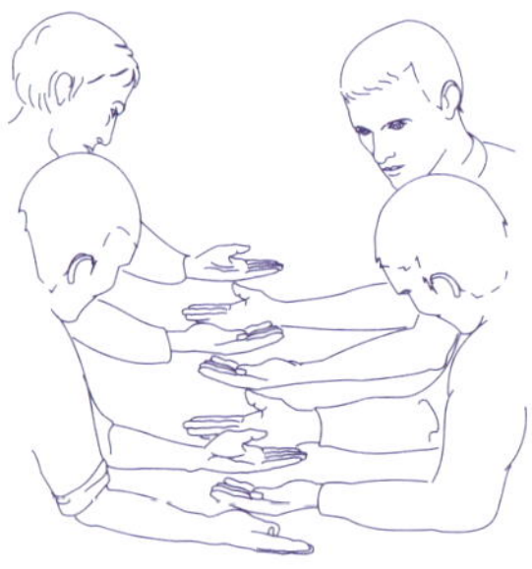

Figure 65 : *Manutention d'un blessé – manœuvre des secouristes alternés.*

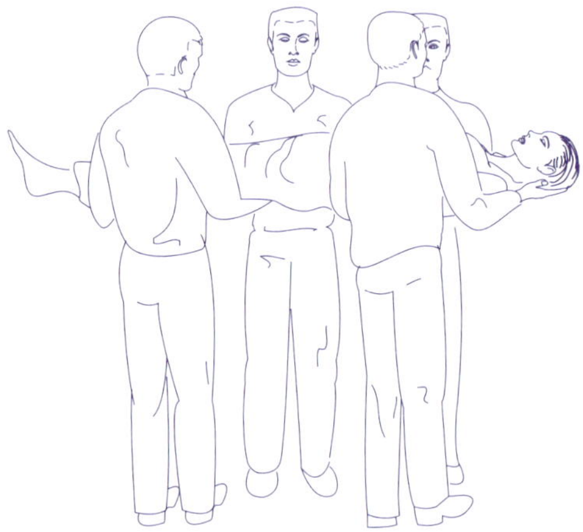

Figure 66 : *Manœuvre des secouristes alternés (suite).*

Méthode du pont latéral avec translation, dite du « pont néerlandais »

➡ Cette méthode est indiquée quand la victime n'est accessible que d'un seul côté *(Fig. 67).*

➡ Elle peut se réaliser avec un blessé sur le dos ou en PLS.

Manutention des blessés suspects de lésions graves

- Le brancard est placé latéralement contre le blessé.
- Trois manipulateurs sont placés au-dessus de la victime, un pied de chaque côté de son corps, le secouriste placé à la tête faisant face aux deux autres.
- Le pied du sauveteur du milieu repose sur le bâti du brancard opposé au blessé.
- Les sauveteurs placés à la tête et au pied mettent un pied à l'intérieur des poignets du brancard pour éviter qu'il bascule.
- Au commandement « Posez ! », la victime est mise sur le brancard.
- Le manipulateur placé à la tête maintient celle-ci en extension *(Fig. 68 et 69)*.

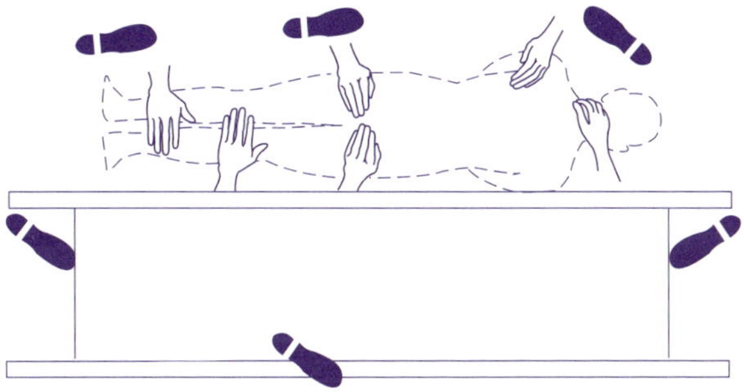

Figure 67 : *Manutention d'un blessé – méthode du pont latéral avec translation (position des pieds et des mains).*

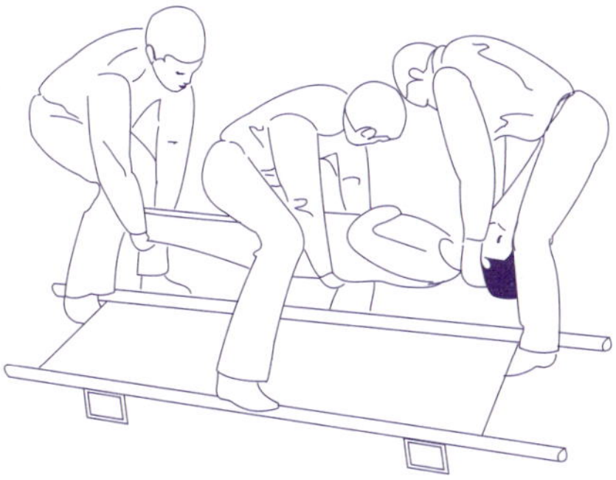

Figure 68 : *Placement de la victime sur le brancard.*

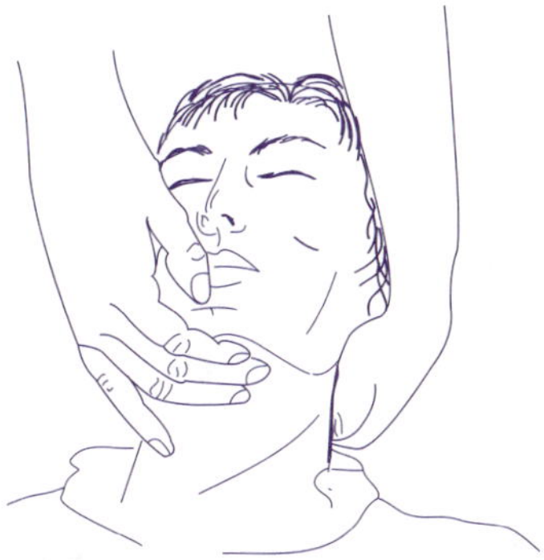

Figure 69 : *Maintien de la tête en extension.*

Méthode du pont

- Cette méthode nécessite la liberté d'accès dans le prolongement de la tête ou des pieds de la victime.
- Les positions sont semblables à celles du pont néerlandais, mais le brancard est glissé par un quatrième intervenant entre les jambes des manipulateurs *(Fig. 70 et 71).*

Critique des deux méthodes : absence de mobilité pour l'équipe de levage mais possibilité de traction.

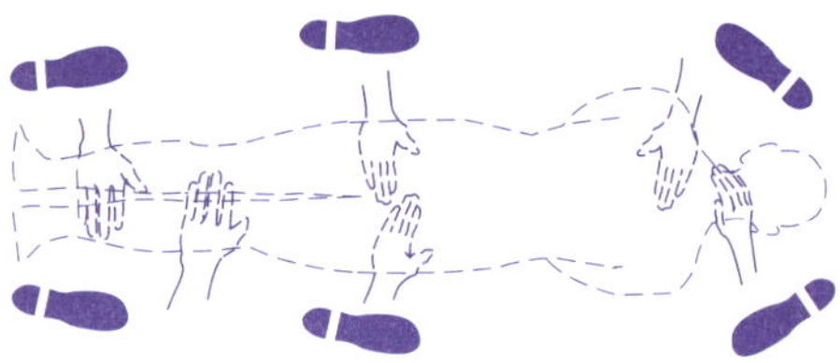

Figure 70 : *Manutention d'un blessé – méthode du pont (position des pieds et des mains).*

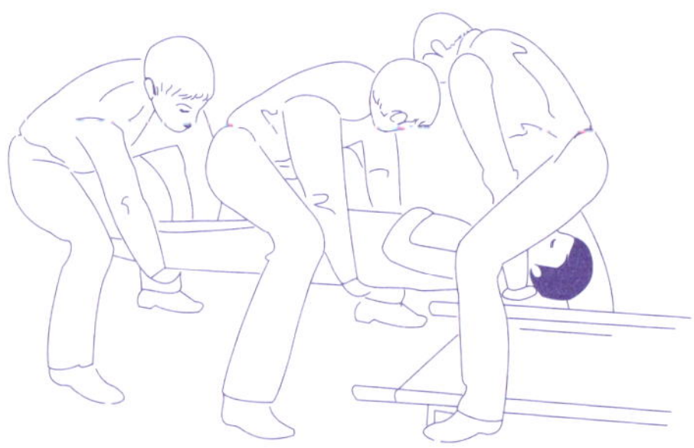

Figure 71 : *Placement de la victime sur le brancard.*

Incidents et accidents

- Déplacement ou aggravation d'une lésion osseuse, musculaire ou viscérale.
- Chute du malade.
- Pour les sauveteurs : lésions musculaires, « tour de rein ».

Manutention des blessés suspects de lésions graves

Quelques conseils

➡ Si les secouristes ne sont pas assez nombreux et qu'il n'existe pas de danger immédiat (risque de suraccident, menace d'incendie, émanation de vapeurs toxiques...), il est préférable de prévenir et d'attendre une équipe de relevage. Dans cette hypothèse :

- si la victime est consciente, mise en décubitus dorsal en respectant l'axe tête-cou-tronc ;
- si la victime est inconsciente, mise en PLS en s'assurant de la liberté des voies aériennes supérieures.

➡ Dans tous les cas, éviter tout mouvement de flexion du rachis.

➡ Ne pas relever une victime en prenant comme prise des vêtements, un drap ou une alèse qui risquent de se déchirer et de provoquer une chute.

26 Lavage gastrique

Buts et principes

➡ Assurer une vidange et un rinçage gastriques chez un patient à la suite d'une ingestion de toxiques.

➡ Le principe est celui des vases communicants entre le contenu gastrique et l'apport extérieur, c'est-à-dire une suite de remplissages et de vidanges.

➡ Deux effets :

- élimination du contenu toxique initial dans l'estomac ;
- rinçage de l'estomac avec une solution salée légèrement hypertonique établissant ainsi un mouvement de l'intérieur vers l'extérieur.

Indications

➡ Chaque fois qu'il y a ingestion de produits toxiques, la précocité du geste améliore le pronostic.

➡ Le lavage gastrique est **contre-indiqué** en cas d'ingestion de produits caustiques, volatils ou moussants.

Matériel

➡ Matériel d'aspiration.

➡ Tube de lavage gastrique du type tube de Faucher *(Fig. 72)* : tube souple en PVC comprenant des orifices de grandes dimensions à sa partie distale afin de permettre l'élimination des substances non digérées (aliments, médicaments...) ; des repères permettent de vérifier le bon positionnement de la sonde ; la taille est comprise entre 18 et 40 CH (de 4 en 4).

➡ Nécessaire pour anesthésie de contact *(Xilocaïne gel®)* ou spray lubrifiant *(Silkospray®)*.

➡ Ruban adhésif, compresses.

➡ Seringue de 50 ml avec embout large.

➡ Tulipe ou entonnoir.

➡ Récipient contenant de l'eau tiède et du sel à raison de 9 g de NaCl par litre.

➡ Bocal de recueil.

➡ Matériel de réanimation cardio-respiratoire.

➡ Sonde gastrique pour assurer le drainage de l'estomac après le lavage.

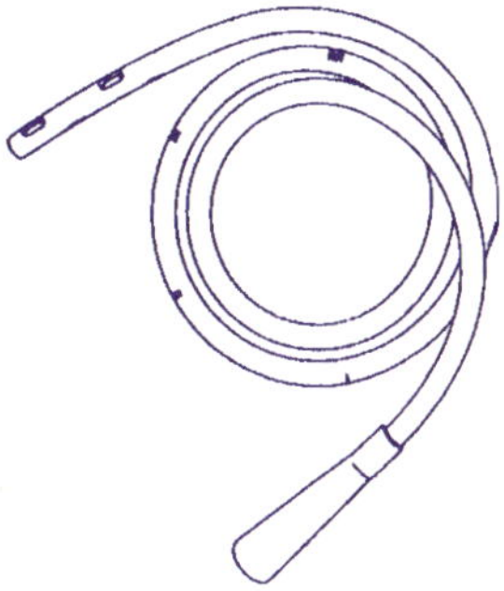

Figures 72 : *Tube de Faucher.*

Description de la méthode

Attention ! Tout sujet présentant des troubles de la vigilance doit être impérativement intubé pour préserver les voies aériennes +++.

➡ Repérer la distance nez-ombilic avec la sonde.

➡ Lubrifier la sonde.

➡ Le sujet conscient est : installé en position assise s'il est suffisamment tonique, la tête légèrement fléchie vers l'avant ; placé en PLS s'il est fatigué, la tête en légère déclive.

➡ Le sujet présentant des troubles de la conscience est placé en décubitus dorsal après intubation.

➡ Introduire le tube de Faucher *(Fig. 72)* par la bouche en progressant prudemment pour éviter les réflexes nauséeux jusqu'à la longueur repérée préalablement.

➡ Demander au patient conscient de déglutir afin de faciliter sa progression.

➡ Vérifier le positionnement du tube dans l'estomac en injectant 30 ml d'air et en auscultant le creux épigastrique.

➡ Fixer la sonde avec le ruban adhésif.

➡ Verser 1 litre d'eau tiède salée dans la tulipe en la tenant au-dessus du plan du malade et attendre une trentaine de secondes.

➡ Recueillir le liquide du premier lavage et l'envoyer au laboratoire pour recherche de toxiques.

➡ Après chaque litre versé, retourner la tulipe avant qu'elle ne soit complètement vide en dessous du plan du malade (siphonnage).

➡ Pendant le lavage, le patient est perfusé et sous surveillance monitorée.

➡ Après le lavage, on assure le drainage de l'estomac par une sonde de Salem *(Fig. 73)* introduite par une narine après anesthésie locale et mise en déclive au bocal ou dans une poche.

➡ Chez l'enfant, verser 100 ml par passage et pour un volume global de 1,5 l à 2 l, soit 100 ml/kg de poids de l'enfant.

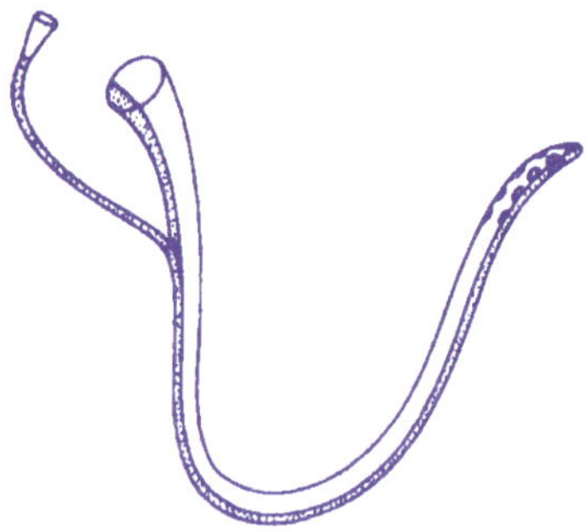

Figures 73 : *Sonde de Salem à double courant.*

Incidents et accidents

➡ Sonde coudée empêchant le bon écoulement du liquide.

➡ Traumatisme sur varices œsophagiennes (patient à risque).

➡ Bradycardie vagale au passage de l'oro-pharynx.

➡ Perte de conscience progressive chez un patient initialement vigile avec risque d'inhalation du contenu gastrique.

Quelques conseils

➡ Toujours surveiller de près un malade dont l'état de conscience initial paraît satisfaisant et, au moindre doute, arrêter le lavage pour permettre la mise en place d'une sonde d'intubation.

➡ Introduire très doucement le tube afin d'éviter des lésions du pharynx ou de l'œsophage et le coudage du tube.

➡ Ne jamais faire un lavage à l'eau pure : risque d'hémolyse.

Drainage thoracrique

Buts et principes

➡ Il assure l'évacuation d'un épanchement liquidien ou aérien afin d'assurer la vacuité de la cavité pleurale.

➡ C'est un geste médical qui ne doit être pratiqué en urgence que lorsque le pronostic vital est engagé.

Indications

Détresse ventilatoire aiguë en cas de :

- pneumothorax spontané ou traumatique ;
- pneumothorax iatrogène (tentative de ponction d'une veine sous-clavière) ;
- hémothorax.

Matériel

➡ Ponction à l'aiguille (par exemple, pneumothorax suffocant) :

- un trocart veineux de gros calibre (> 18 G) ;
- une seringue de 20 ml ;
- matériel d'asepsie.

➡ Ponction par pleurocath (par exemple, pneumothorax iatrogène) :

- *Pleurocath®* ;
- kit stérile ;
- matériel d'asepsie.

➡ Drain de gros calibre à bout mousse du type drain de Joly : CH n° 28, 30, 32 (par exemple, hémothorax et pneumothorax traumatique) :

- valve de Heimlich *(Fig. 74)* ;
- valve antiretour permettant une aspiration en toute sécurité ;
- petit matériel stérile pour la mise en place du drain ;
- matériel de réanimation ventilatoire.

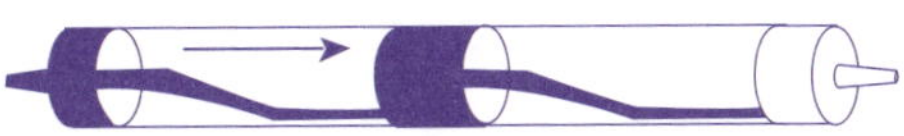

Figure 74 : *Valve double de Heimlich.*

➡ Drain chirurgical de Monod : le mieux adapté pour les hémothorax ou pyo-pneumothorax, mais doit être posé en milieu chirurgical.

Description des méthodes

Ponction à l'aiguille

➡ Malade en décubitus dorsal ou demi-assis.

➡ Point de ponction : 2e ou 3e espace sur la ligne médio-claviculaire ou, sur la ligne axillaire moyenne, au 3e ou 4e espace intercostal.

➡ Après désinfection de la peau, l'aiguille montée sur la seringue est introduite au ras du bord supérieur de la côte, perpendiculairement à la paroi.

➡ On progresse dans l'espace intercostal jusqu'à l'irruption de l'air dans le piston. La seringue est alors débranchée et l'extrémité distale de l'aiguille est laissée à l'air libre. Après évacuation de l'épanchement aérien, qui se manifeste par un léger sifflement, l'aiguille est connectée à un réceptacle posé en déclive. Le retrait ne se fera qu'après contrôle radiologique et avis médical.

Ponction d'un hémothorax avec un drain de Joly

➡ Même repère que pour la ponction à l'aiguille ou la pose d'un *Pleurocath®* *(Fig. 75)*.

➡ Introduction du drain.

➡ Progression du drain.

➡ Fixation avec fil à peau.

➡ Montage du drainage :

- valve de Heimlich ;
- réceptacle.

Les médecins sont toujours prudents pour la mise en place d'un drain de Joly en urgence.

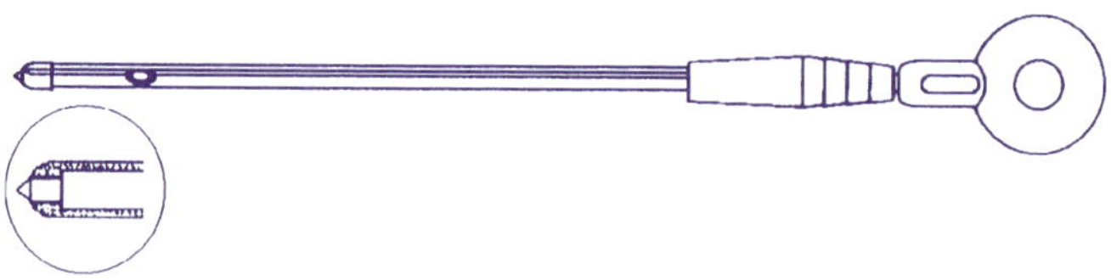

Figure 75 : *Drain de Joly.*

Incidents et accidents

- Hémorragie par blessure de l'artère intercostale.
- Blessures pulmonaires.
- Obturation ou déplacement du drain : surveillance +++ du montage.
- Hypotension due à une vidange trop rapide de l'épanchement.
- Entrée d'air dans la plèvre :
  - défaut ou mauvais clampage ;
  - raccordement à l'envers de la valve de Heimlich.

Quelques conseils

- Toujours clamper le drain avec deux pinces avant chaque manipulation du patient.
- Contrôler l'évacuation de l'épanchement.
- Si le patient est ventilé, ne jamais clamper le drain.
- Le réceptacle doit être en position déclive par rapport au patient.
- Prévoir un contrôle radio de la mise en place du drain thoracique dès que possible (les drains sont radio-opaques).

28 Chariot d'urgence

Le chariot d'urgence constitue l'élément indispensable de tout service de soins. Il doit être accessible facilement et son emplacement connu de tous.

Toutes les formes de chariots sont possibles en fonction des possibilités et afin de les adapter au mieux à l'environnement du service. Cependant, son utilisation doit tenir compte de trois facteurs importants :

- l'ergonomie ;
- la mobilité ;
- la rationalité.

Réanimation respiratoire

Le matériel nécessaire peut se décomposer en deux parties :

- matériel nécessaire à la perméabilité des voies aériennes *(Fig. 76)* ;
- matériel nécessaire à la ventilation *(Fig. 77)*.

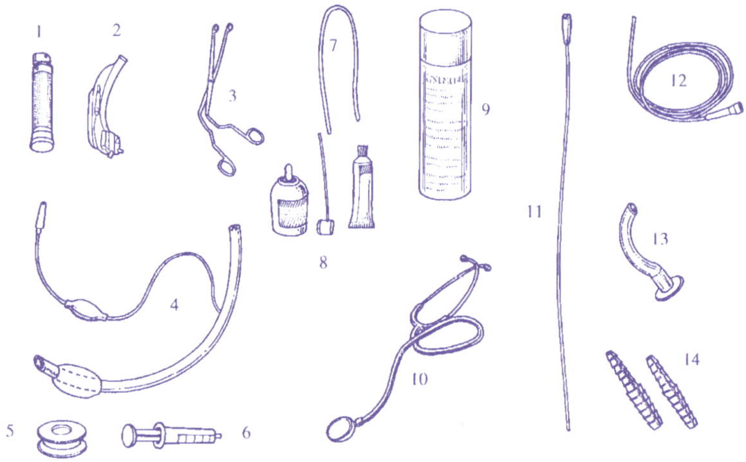

Figure 76 : *Matériel nécessaire à la perméabilité des voies aériennes.*
Source : « Urgences et soins infirmiers », *Revue de l'Infimière,* n°14, septembre 1991.

1. Manche de laryngoscope (2)
2. Lames (différentes tailles)
3. Pince de Magill
4. Sondes d'intubation (2 de chaque calibre)
5. Sparadrap
6. Seringue
7. Mandrin
8. Nécessaire à anesthésie locale
9. Lubrifiant pour sonde
10. Stéthoscope
11. Sonde d'aspiration bronchique
12. Sonde d'aspiration gastrique
13. Canules de Guédel
14. Raccords

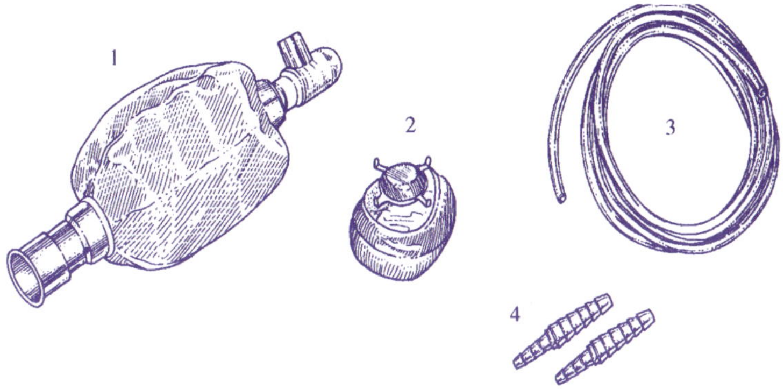

Figure 77 : *Matériel nécessaire à la ventilation.*
Source : « Urgences et soins infirmiers », *Revue de l'Infimière, n°14, septembre 1991.*

1. Insufflateur manuel
2. Masques (prévoir plusieurs tailles)
3. Alimentation en oxygène
4. Raccords

Réanimation cardio-circulatoire *(Fig. 78 et 79)*

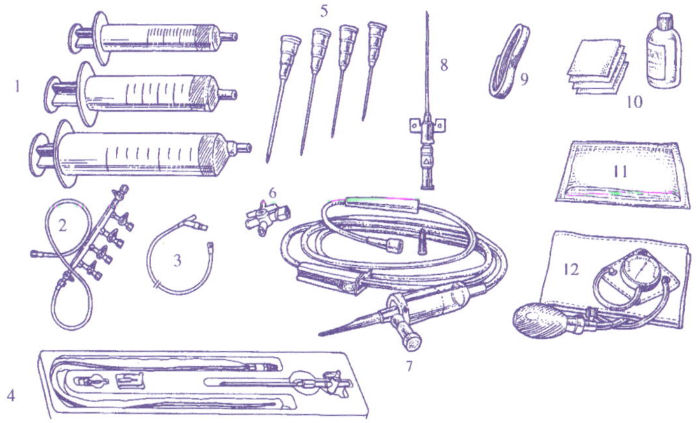

Figure 78 : *Matériel nécessaire à la réanimation cardio-circulatoire.*
Source : « Urgences et soins infirmiers », *Revue de l'Infimière,* n°14, septembre 1991.

1. Seringues de différentes tailles
2. Rampes à perfusion
3. Prolongateurs
4. Cathéters centraux
5. Aiguilles
6. Robinets
7. Tubulures à perfusion
8. Cathlons périphériques
9. Garrot
10. Nécessaire pour asepsie
11. Champs stériles
12. Tensiomètre

Toujours prévoir, en outre :
- ECG + défibrillateur ;
- pansements classiques et compressifs.

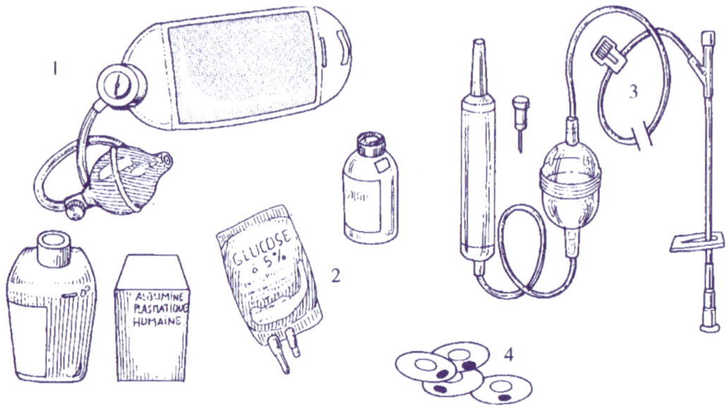

Figure 79 : *Matériel nécessaire à la réanimation cardio-circulatoire (suite).*
Source : « Urgences et soins infirmiers », *Revue de l'Infimière,* n°14, septembre 1991.

1. Poche d'hyperpression
2. Solutés de remplissage :
   - Plasmion®
   - glucosé à 5 %
   - salé à 9 ‰
3. Blood pump
4. Électrodes

Matériel divers

- Lampe.
- Sac poubelle.
- Gants.
- Matériel de petite chirurgie.
- Marteau réflexe.
- Ciseaux.
- Sparadrap.

Médicaments

(Voir partie 4.)

➡ Il faut éviter d'encombrer le chariot avec des médicaments qui ne sont pas strictement nécessaires.

➡ Il est impératif de vérifier périodiquement et régulièrement la date de péremption des médicaments.

Entretien et vérification

➡ La fiabilité du chariot d'urgence est fonction de sa disponibilité permanente et totale, tant en ce qui concerne le chariot lui-même que du matériel qui doit être immédiatement remplacé en cas d'utilisation. Tout délai dans le réapprovisionnement peut être gravement préjudiciable au malade et engage la responsabilité des soignants.

➡ Pour faciliter la recherche du matériel et des médicaments, on peut définir des codes de couleurs en fonction du type de réanimation et en fonction de l'architecture du chariot (tiroirs, étages...). Par exemple : réanimation respiratoire = bleu, réanimation cardio-circulatoire = rouge.

➡ Le chariot doit être plombé. Chaque déplombage entraînant systématiquement sa vérification.

Documents

➡ Feuille d'intervention.

➡ Renseignements :

- n° des internes de garde ;
- n° du SAMU.

➡ Éventuellement : code des couleurs utilisées pour le rangement du chariot.

Conclusion

La composition du chariot d'urgence doit pouvoir garantir une réanimation « classique », mais elle doit aussi prendre en compte les spécificités de la ou des pathologies rencontrées le plus fréquemment dans votre service.

➡ Création et conception doivent être le fruit de la collaboration médecins/soignants.

➡ Contrôle et maintenance sont de la responsabilité de l'équipe soignante.

29 Chariot d'urgence en pédiatrie

(Dr J. Lavaud)

Il doit y avoir un chariot par salle, disponible à tout moment, adapté à l'âge des enfants hospitalisés quant au matériel qu'il contient, et qui sera vérifié régulièrement (check-list) et entretenu (sachets en bon état, validité des produits et des médicaments).

- Une planche plastifiée pour le plan dur.
- Une bouteille d'O_2 dans un portoir métallique fixé au chariot avec son mano-détendeur, son débit-litre et un tuyau pour l'oxygène adapté à la taille des enfants.
- Un aspirateur manuel (à pédale) ou électrique avec chargeur (disposant d'une batterie autonome rechargeable sur 220 volts).
- *Ambu*® (petite taille : nourrisson, grande taille : enfant et adolescent) et masques de ventilation adaptés (masque rond pour le nourrisson, triangulaires en caoutchouc pour les autres).
- Canules de Guédel (00 : nouveau-né ; 0, 1, 2 : nourrisson).
- Boîtes d'intubation (laryngoscope + lames droites taille 1-2 + pince de Magill) et sondes d'intubation à partir de 3,5.
- Sondes d'aspiration rhino-pharyngée (Ch 10, 12, 14) en gomme (sonde *Porges*®) ou en polyvynil *(Vygon® ...)*.
- Sondes d'aspiration trachéale (2 par calibre : Ch 5 ou 6 = nouveau-né, 7 = nourrisson, 8 = enfant).
- Sondes nasales pour oxygène ou lunettes.
- Sondes gastriques (Ch 8, 10, 12).
- Poches urinaires *Urinocol*® garçon ou fille, poche pour grand enfant).

Matériel de perfusion

- Cathéter court 24, 22, 20.
- Épicrânienne 4, 5, 6, 7.
- Cathéter percutané 18.
- *Opsite*®, champs stériles.
- Prolongateur, robinet à 3 voies.
- Seringues, 2 de chaque (1, 2, 5, 10, 20 et 50 ml).
- Sparadrap, élastoplast, ciseaux.

- Compresses (10 sachets).
- Alcool, alcool iodé, *Merfène*.
- Rasoirs.
- Planchettes de maintien de perfusion.

Médicaments

(Voir partie 4.)

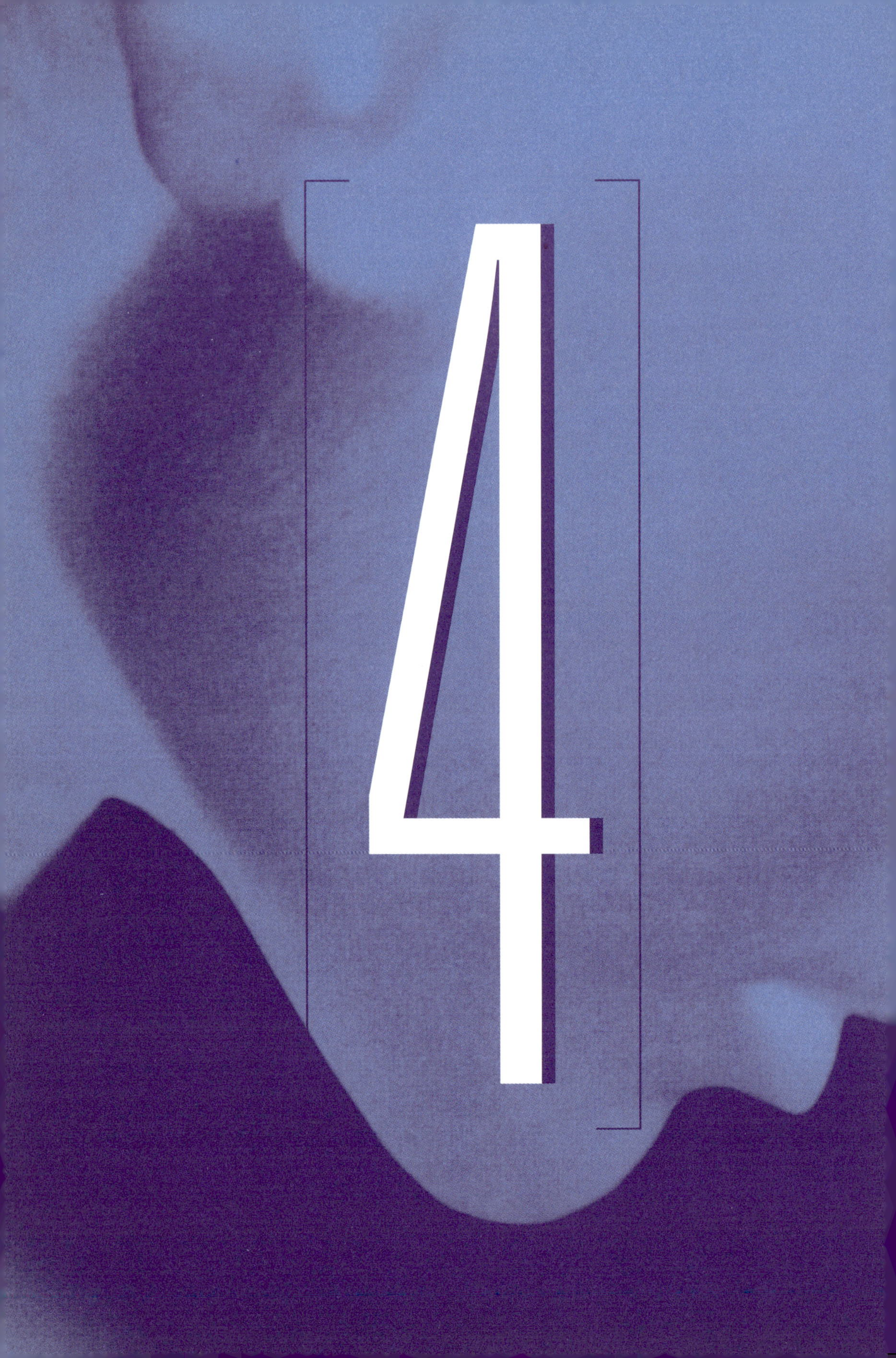
4

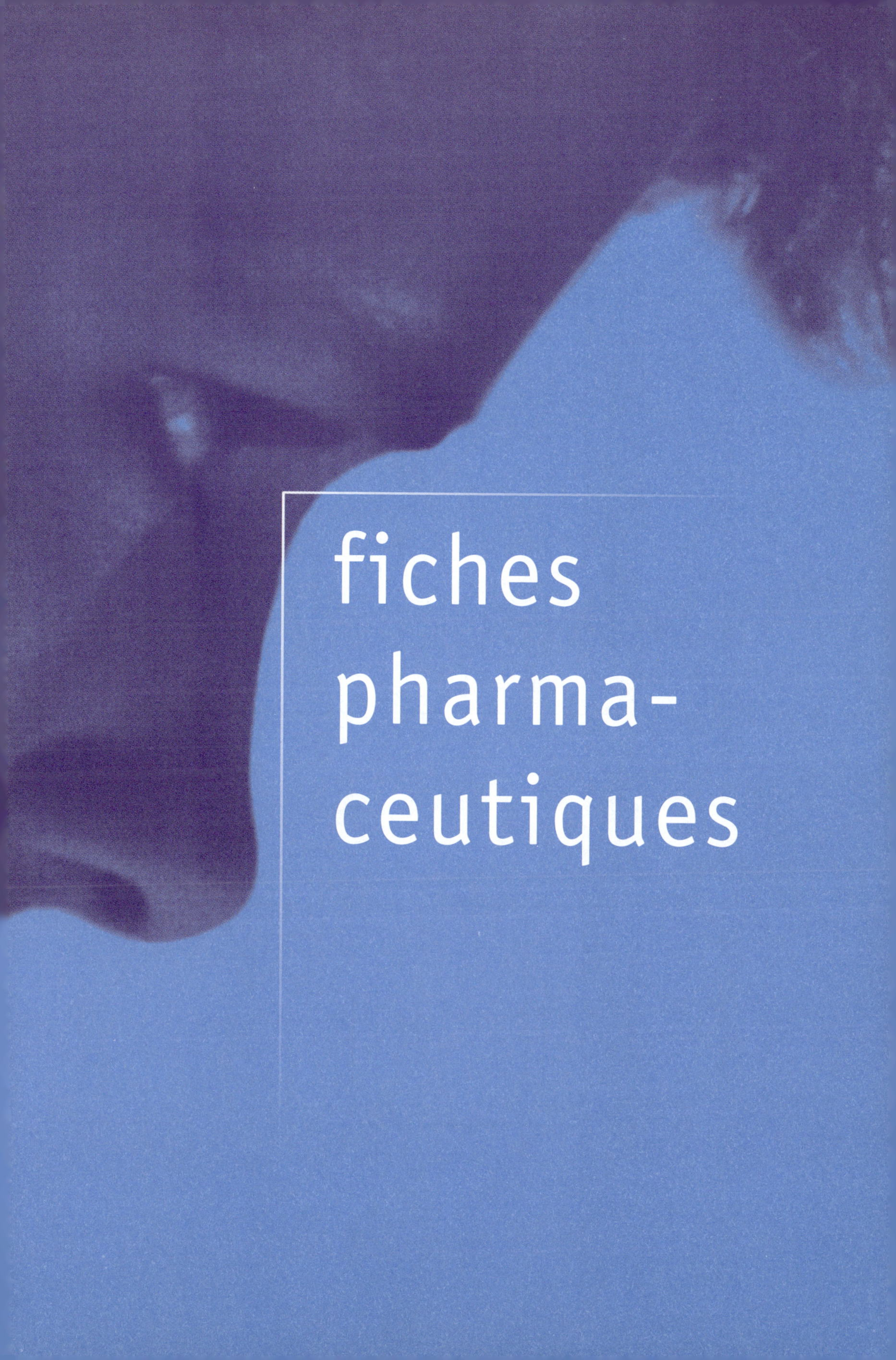

fiches pharmaceutiques

30 Les médicaments de l'urgence

Ce tableau résume les principales caractéristiques des médicaments utilisés en urgence au SAMU de Paris. Les posologies habituelles sont indiquées.

Nom/DCI	Mode d'action	Indications	CI/Effets secondaires	Posologie	Voie
Actilyse®/rt-PA	Thrombolytique activateur tissulaire du plasminogène, recombiné d'origine humaine	IDM récent < 6 h (IDM)	CI : troubles de l'hémostase, AVC, trauma ou chirurgie < 6 j HTA, endocardite, pancréatite, insufffisance hépatique, hémorragies internes, âge > 75 ans, ES : hémorragies	15 mg IVD puis, selon le poids, de 45 à 55 mg/30 min, puis 30 mg en 60 min	IV, SE
Adalate/Nifédipine	Inibiteur calcique : vasodilatateur-artériel inotrope-	HTA Angor	ES : céphalées, flush, chutes tensionnelles brutales	Le contenu de 1 gélule percée à répéter 30 min après si besoin	Sublinguale Nasale
Adrénaline	α+ vasoconstricteur ß+ inotrope+ Chronotrope+ Bathmotrope+	Arrêt cardiaque Chcc anaphylactique Asthme aigu grave	CI relatives : TDR, CMO, IDM ES : tachycardie, hypertension, hyperexcitabilité cardiaque, risque d'IDM chez le coronarien	ACR : de 3 à 5 mg/3 min Choc : 1 mg/10 ml d'eau, ml par ml puis 1 mg/h AAG : de 0,5 à 3 mg/h	IT, IV SC, IV, SE IV, SE
Anexate®/Flumazénil	Antagoniste spécifique des benzodiazépines (BZD) de courte durée (60 min)	Diagnostic d'un coma Intoxication isolée BZD	CI : allergie aux BZD ES : convulsions en cas d'intox. par tricycliques ou chez l'épileptique traité par BDZ, rechute du coma	0,3 mg puis de 0,1 à 0,3 mg toutes les 60 s jusqu'au réveil, au maximum 2 mg, puis de 0,1 à 0,4 mg/h	IV, SE
Aspégic®/Aspirine	Antalgique, antipyrétique Anti-inflammatoire Anti-agrégant plaquettaire	Douleurs, fièvres IDM et syndrome de menace	CI : allergie, ulcère, troubles de l'hémostase dont ceux acquis (AVK) ES : anaphylaxie, hémorragies	Douleur : 1 g Fièvre : 10 mg/kg/4h IDM : 250 mg	IV, per os

Atarax/Hydroxyzine	Antihistaminique tranquillisant	Anxiété, tachycardies sinusales et de Bouveret	ES : somnolence	100 mg (1 amp) diluée dans 10 ml IV très lente	IM, IV, per os
Atropine	Vagolytique tachycardisant	Bradycardie (IDM...) Malaise vagal	CI relatives : glaucome à angle fermé, adénome de prostate ES : sécheresse de la bouche, tachycardie, délire (fortes doses)	De 0,25 à 2 mg	SC, IV
Brévibloc®/Esmolol	ß-bloquant cardiosélectif d'action rapide (2 min) et brève (de 10 à 20 min)	Tachycardies supra-ventriculaires	CI : asthme, BAV, insuf. cardiaque, hypovolémie ES : bradycardie, hypotension	100 mg (1 amp) en 3 à 4 min puis de 50 à 200 µg/kg/min	IV, SE
Bricanyl/Terbutaline	ß2-mimétique : bronchodilatateur relaxant utérin	Asthme Menace d'accouchement prématuré	CI : IDM, angor instable ES : tachycardie, hypotension, tremblements, hypokaliémie	0,5 mg (1 amp) SC puis de 0,25 à 3 mg/h en continu	SC, IV, SE
Cédilanide®/Deslanoside	Digitalique Inotrope+, chronotrope- Dromotrope-, bathmotrope+	TDR supra-ventriculaires	CI : BAV, CMO, hyperexcitabilité ventriculaire ES : allergie, troubles du rythme, troubles digestifs (surdosage)	0,4 mg (1 amp)/6 h	IV
Célestène®/Bétaméthasone	Corticoïde de synthèse : anti-inflammatoire d'action rapide	Asthme aigu grave Laryngites aiguës Œdème de Quincke	ES : ulcérigène, immunosuppresseur, troubles métaboliques	De 4 à 8 mg (1 à 2 amp) à renouveler selon l'état	IV
Claforan/Céfotaxime	Antibiotique Céphalosporine de troisième génération	Purpura fulminans Méningites sauf à *Listeria* Septicémies	CI : allergie aux béta-lactamines ES : allergie, convulsions (surdosage)	De 1 à 4 g (adulte) ou de 15 à 70 mg/kg (enfant) selon gravité 3 fois par 24 h	IV

30 Les médicaments de l'urgence

Nom/DCI	Mode d'action	Indications	CI/Effets secondaires	Posologie	Voie
Cordarone/Amiodarone	Antiarythmique Antiangineux	TDR ventriculaires et supra-ventriculaires	CI : troubles conductifs, collapsus ES : chute tensionnelle en cas d'injection en bolus, veinites	5 mg/kg en 20 min puis de 450 à 1 200 mg/24 h	IV, SE
Dobutrex/Dobutamine	Amine vaso-active très puissante	Choc cardiogénique	ES : tachycardie	De 5 à 20 µg/kg/min	SE
Dopamine	Amine vaso-active ∂+ : 5 µg/kg/min rein ß+ : 10 µg/kg/min cœur α+ : > 15 µg/kg/min vaso+	État de choc	ES : hyperexcitabilité cardiaque	De 3 à 20 µg/kg/min	SE
Droleptan®/Dropéridol	Neuroleptique, sédatif, action rapide (10 min) et puissante	États d'agitation	ES : hypotension, dépression respiratoire, syndrome malin (hyperthermie, troubles végétatifs)	De 10 à 50 mg	IV, IM
Héparine	Anticoagulant d'action immédiate	IDM thrombolysé	CI : allergie, troubles de l'hémostase ES : thrombopénies, hémorragies	5 000 UI en début de thrombolyse	IV
Hydrocortisone	Hormone glucocorticoïde physiologique anti-inflammatoire	Asthme aigu grave Laryngites aiguës Œdème de Quincke	ES : ulcérigène, immunosuppresseur, troubles métaboliques	De 200 à 500 mg toutes les 3 à 6 h	IV
Isuprel®/Isoprénaline	ß-stimulant Inotrope+, chronotrope+ Dromotrope+, bathmotrope+ Dilatation : artères, bronches	BAV Torsades de pointes	CI : hyperexcitabilité cardiaque, IDM ES : troubles du rythme, hypotension	1 mg (5 amp) dans 250 ml de G5, débit à moduler selon l'effet	IV

Lasilix/Furosémide	Salidiurétique Antihypertenseur par vasodilatation veineuse	Œdème aigu du poumon	CI : allergie aux sulfamides ES : hypokaliémie	1 mg/kg renouvelable, demi-dose après 70 ans	IV
Lenitral/Trinitrine	Dérivé nitré : vasodilatateur veineux puis artériolaire	OAP, insuf. cardiaque IDM, syndrome de menace	ES : hypotension, céphalées	De 0,5 à 5 mg/h en montant progressivement selon TA	IV, SE
Loxen®/Nicardipine	Inhibiteur calcique vasodilatateur puissant Anti-hypertenseur	Hypertension artérielle	CI : association au Dantrolène® ES : hypo TA, tachycardie, céphalées	2,5 mg/10 min jusqu'à effet (max. 10 mg), puis de 2 à 10 mg/h en continu	IV, SE
Narcan®/Naloxone	Antagoniste spécifique des morphiniques au niveau des récepteurs centraux	Diagnostic d'un coma Intox. morphinique après traitement symptomatique	ES : sevrage, agitation remorphinisation (durée < 1 h)	0,1 mg toutes les 3 min jusqu'à 0,4 mg (1 amp), puis relais perfusion	IV
Natispray®/Trinitrine	Dérivé nitré : vasodilatateur veineux puis artériolaire	OAP, angor IDM, syndrome de menace	ES : hypotension, céphalées	1 pulvérisation 0,4 mg à renouveler si besoin	Sublinguale
Nubain®/Nalbuphine	Analgésique morphinique agoniste-antagoniste	Algies moyennes à sévères	CI : hypersensibilité, IMAO ES : somnolence, dépression respiratoire	De 10 à 20 mg toutes les 4 à 6 h	IM, IV, SC
Pénicilline G	Antibiotique	Gangrène gazeuse (prévention en cas de plaie souillée)	CI : allergie aux béta-lactamines ES : allergie, convulsions (surdosage)	100 000 UI/kg dans les 6 premières heures	IV, IM
Primpéran®/ Métoclopramide	Neuroleptique antiémétique	Nausées, vomissements	ES : somnolence, syndromes extrapyramidaux	10 mg (1 amp) à répéter	IV, IM
Pro-dafalgan®/ paracétamol	Antalgique, antipyrétique	Douleurs modérées Fièvres	CI : insuffisance hépatocellulaire ES : allergie, hypotension (si IVD)	2 g IVL (15 min)/8 h	IV

Nom/DCI	Mode d'action	Indications	CI/Effets secondaires	Posologie	Voie
Rivotril®/Clonazépam	BDZ anticonvulsivante	Épilepsie (toutes formes)	CI : allergie BDZ, insuf. resp. ES : somnolence, amnésie, excitation paradoxale	1 mg (1 amp) 6 fois/24 h	IV, IM
Stryadyne®/ Triphosadénine	Antiarythmique vagomimétique puissant	Maladie de Bouveret Diagnostic des tachycardies	CI : asthme, insuf. coronaire ES : pause sinusale, bronchospasme	De 10 à 20 mg (de 0,5 à 1 amp) IVD rapide	IV
Temgésic/ Buprénorphine	Agoniste morphinique partiel Analgésique majeur	Douleurs intenses	CI : insuf. resp. et hépatique ES : somnolence, nausées, dépression resp., dépendance	0,3 mg (1 amp)/6 à 8 h	IM, IV, SC
Tildiem®/Diltiazem	Inhibiteur calcique Antiarythmique bradycardisant	Tachycardies jonctionnelles Fibrillation et flutter auriculaires	CI : BAV, choc cardiogénique ou hypovolémique, WPW ES : hypoTA, bradycardie, BAV	De 15 à 20 mg en 2 min IVD	IV
Valium®/Diazépam	BDZ anxiolytique, myorelaxant anticonvulsivant, sédatif	Convulsions Sédation, anxiété	CI : allergie, insuf. resp. ES : dépression resp., hypoTA, agitation paradoxale, somnolence	Adulte : de 5 à 10 mg à répéter Convulsion enfant : de 0,5 à 1 mg/kg IR	IVL, IM, Intrarectal
Ventoline/Salbutamol	ß2-mimétique : bronchodilatateur, relaxant utérin	Asthme simple et AAG Menace d'accouchement prématuré	CI : IDM, angor instable ES : tachycardie, hypotension, tremblements, hypokaliémie	2 inhalations × 4/24 h : AS Nébulisation 2 à 10 mg sous 6 l/min d'O_2 : AAG	Aérosol Spray IV, SC
Xylocaïne/Lidocaïne	Anesthésique local Antiarythmique Stabilisant de membrane	TDR ventriculaire (IDM) Anesthésie locale	CI : choc cardiogénique, BAV ES : (toxique) convulsions, dyspnée, troubles circulatoires	1 mg/kg, IV lente puis de 50 à 100 mg/h	IV

Les médicaments de l'urgence en pédiatrie

Médicament	Conditionnement	Posologie	Voie d'administration
Adalate® (nifédipine)	Capsules de 10 mg	0,25 à 0,50 mg/kg toutes les 6 h	Sublinguale
Adrénaline	Ampoule de 1 ml = 1 mg = 1 000 µg 1 ml dans 9 ml de sérum physiologie = 1 ml = 100 µg	100 µg/kg (1re injection), 100 µg/kg (2e injection), 50 µg/kg (3e injection et suivantes) 30 µg/kg d'adrénaline diluée ou 5 gouttes d'adrénaline pure	SC - IV lente Intra-trachéale
Anexate® (flumazénil)	Ampoule de 5 ml = 500 µg	10 µg/kg à renouveler	IV lente
Aspegic® (acétylsalicylate de lysine)	Flacon de 500 mg = 5 mg	12 mg/kg toutes les 4 h	IV
Atropine	N'utiliser qu'ampoules de 5 ml = 0,25 mg	0,02 mg/kg	IV - SC
Avlocardyl (propanolol)	Ampoule de 5 ml = 5 mg Dilution dans glucosé à 5 %	3 mg quel que soit le poids	IV lente Perfusion
Bicar semi-molaire à 42 ‰	Ampoule de 10 ml = 5 mEq	3 ml/kg	IV lente
Calcium Serdolit®	Poudre	1 g/kg renouvelable	Per os - lavement
Digoxine®	Ampoule de = 1 ml = 50 µg	Dose de charge : nouveau-né 20 µg/kg nourrisson 15 µg/kg enfant 10 µg/kg	IV
Dilantin® (phénitoïne)	Flacon de 5 ml = 250 mg à diluer dans du sérum physiologique NaCl à 0,9 %	Dose initiale : 15 mg/kg puis 10 mg/kg/8 h	IV en 20 min
Diprivan (propofol)	Ampoule de 20 ml = 200 mg	2 mg/kg	IV lente
Dobutrex (dobutamine)	Flacon = 250 mg dans 10 ml de G5 % 1 ml de la solution + 24 ml de G5 % = 1 ml = 1 000 µg	0 à 15 µg/kg/min	Perfusion continue
Dopamine	Ampoule de 10 ml = 50 000 µg à diluer dans 40 ml de G5 % = 1 ml = 1 000 µg	10 à 20 µg /kg/min	Perfusion continue
Fentanyl	Ampoule de 2 ml = 100 µg	Dose de charge : 1 à 2 µg/kg Dose d'entretien : 0,5 à 1 µg/kg/h	IV lente Perfusion continue
Gardénal (phénobarbital)	Ampoule de 1 ml = 40 mg	Dose initiale : • nouveau-né : 20 mg/kg • nourrisson et enfant : 10 mg/kg	IV en 30 min
Glucagon	Flacon de 1 mg	0,3 mg/kg	SC - IV
Hypnovel®	Ampoule de 1 ml = 5 mg	150 à 200 µg/kg	IV

31 Les médicaments de l'urgence en pédiatrie

Médicament	Conditionnement	Posologie	Voie d'administration
Isuprel® (isoprénaline)	Ampoule de 1 ml = 200 µg à diluer dans 9 ml de G5% = 1 ml = 20 µg	Dose de charge : 5 µg/kg Dose d'entretien : 0,1 à 1 µg/kg/min	IV Perfusion continue
Lactate de sodium	Ampoule de 10 ml = 10 mEq (molaire)	Jusqu'à effet thérapeutique	IV lente continue
Lasilix (furosémide)	Ampoule de 2 ml = 20 mg	1 à 2 mg/kg	IM - IV
Mannitol 20 %	Flacon de 500 ml	0,25 à 0,50 g/kg	IV en 10 min
Narcan® (naloxone)	Ampoule de 1 ml = 400 µg à diluer dans 9 ml de NaCl à 9 %	20 µg/kg	IV - IM
Norcuron® (vécuronium)	Ampoule de 1 ml = 4 mg	0,1 mg/kg	IV
Penthotal® Nesdonal® (thiopental)	Flacon de 500 mg	5 mg/kg 1 à 3 mg/kg/h	IV stricte Perfusion continue
Priscol® (tolazoline)	Ampoule de 1 ml = 10 mg	Dose de charge : 2 mg/kg Dose d'entretien : 1 à 2 mg/kg/h	IV en 10 min territoire cave sup.
Pro-dafalgan® (propacétamol)	Flacon de 1 g	50 mg/kg en 1re dose 25 mg/kg toutes les 6 h ou 4 h	IV lente
Prostine (alprostadil)	1 ml = 500 µg dans 49 ml de G5 % : 5 ml de solution + 45 ml de G5 = 1 ml = 1 µg	0,025 à 0,050 µg/kg/min	Perfusion continue
Soludécadron® (dexaméthasone)	Ampoule de 1 ml = 4 mg	0,25 à 0,50 mg/kg	IV - IM
Synacthène® (tétracosactide)	Ampoule de 1 ml = 0,25 mg	0,25 à 1 $mg/m^2/24$ h	IM
Temgésic (buprénorphine)	Ampoule de 0,3 mg	5 µg/kg	IV lente
Théophylline	Ampoule de 4 ml = 240 mg	Dose de charge : 6 mg/kg Dose d'entretien : 0,6 mg/kg/h	IV en 20 min Perfusion continue
Valium® (diazépam)	Ampoule de 2 ml = 10 mg	0,5 mg/kg	IV lente Intrarectale
Ventoline® (salbutamol)	Ampoule de 5 ml = 500 µg Flacon pour nébullisation 10 ml = 50 mg concentré à 0,5 %	Dose d'attaque : 5 µg/kg puis 0,5 µg/kg+min et augmenter par palier de 0,5 µg/kg/min toutes les 15 min jusqu'à 5 µg/kg/min 0,03 ml/kg sans dépasser 1 ml quel que soit le poids de l'enfant avec 4 ml de NaCl à 0,9 %	IV Perfusion continue Nébulisation

Notes

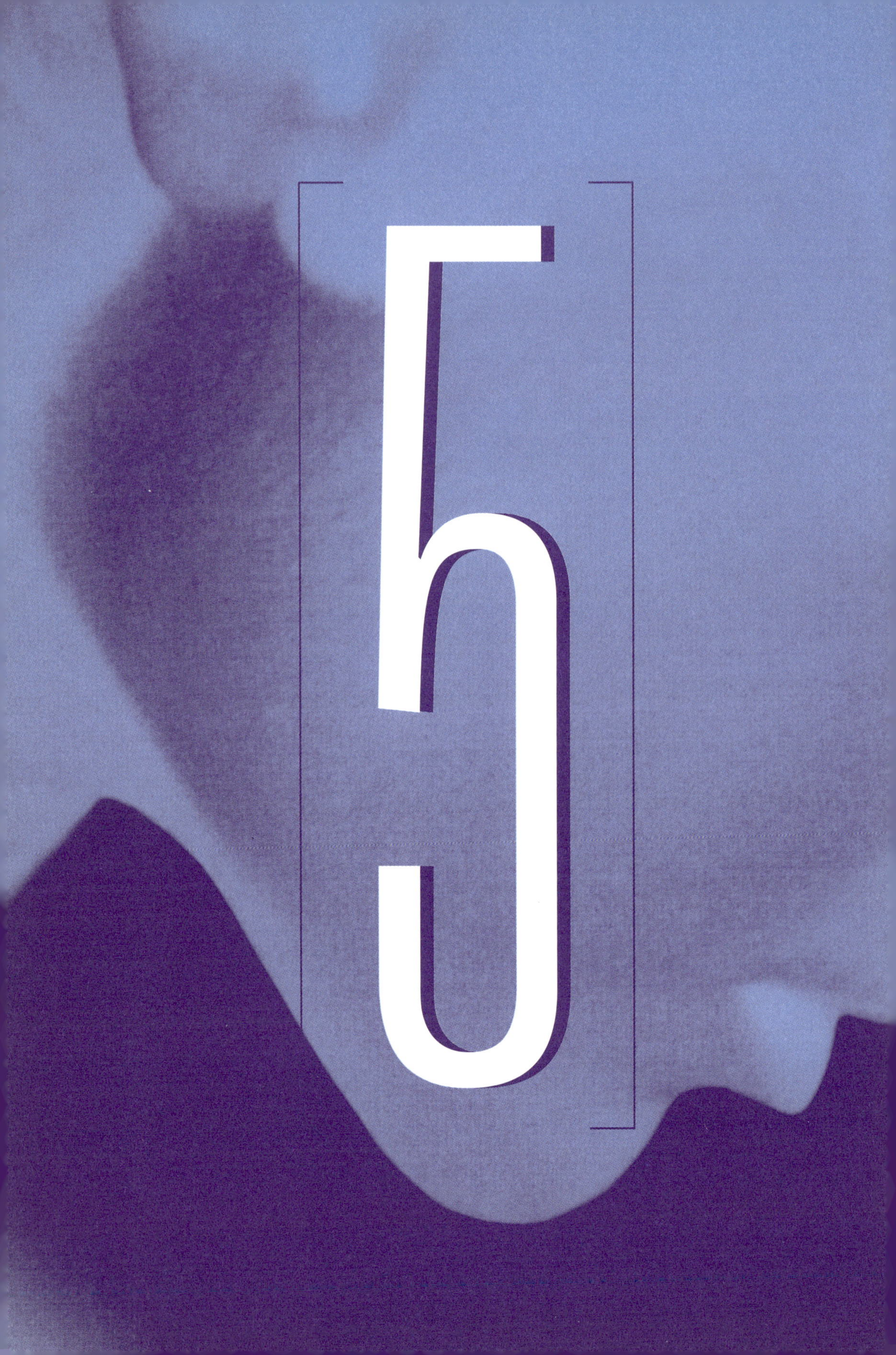
5

annexes

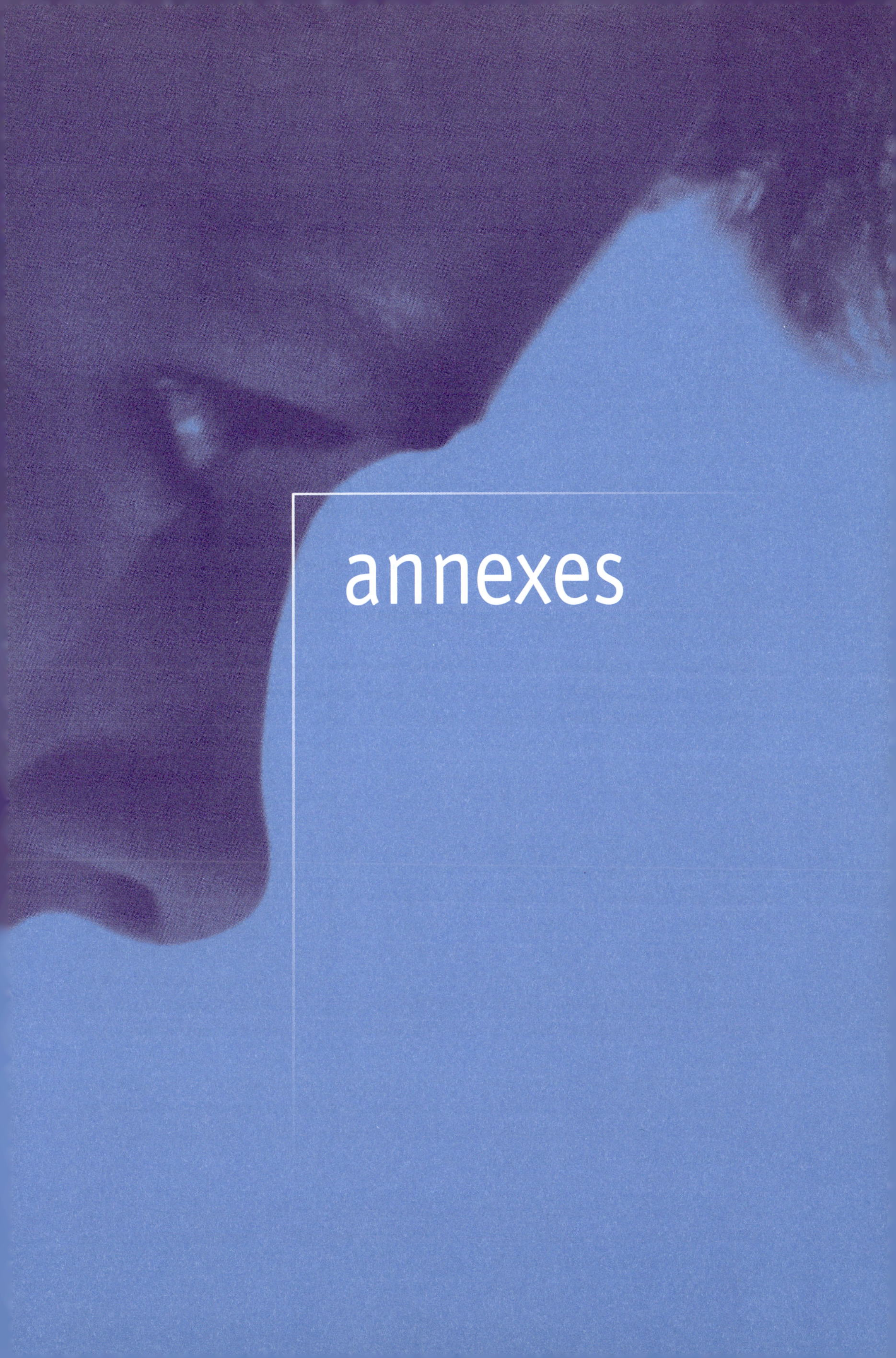

législation

Décret n° 93-345 du 15 mars 1993 relatif aux actes professionnels et à l'exercice de la profession d'infirmier

Article 1er – Les soins infirmiers, préventifs, curatifs ou palliatifs sont de nature technique, relationnelle et éducative. Leur réalisation tient compte de l'évolution des sciences et des techniques. Ils ont pour objet, dans le respect des règles professionnelles des infirmiers et infirmières, incluant notamment le secret professionnel :

- de protéger, maintenir, restaurer et promouvoir la santé des personnes ou l'autonomie de leurs fonctions vitales physiques et psychiques, en tenant compte de la personnalité de chacune d'elles, dans ses composantes psychologique, sociale, économique et culturelle ;
- de prévenir et évaluer la souffrance et la détresse des personnes et de participer à leur soulagement ;
- de concourir au recueil des informations et aux méthodes qui seront utilisées par le médecin pour établir son diagnostic ;
- de participer à l'évaluation du degré de dépendance des personnes ;
- d'appliquer les prescriptions médicales et les protocoles établis par le médecin ;
- de participer à la surveillance clinique des patients et à la mise en œuvre des thérapeutiques ;
- de favoriser le maintien, l'insertion ou la réinsertion des personnes dans leur cadre de vie familial et social ;
- d'accompagner les patients en fin de vie et, en tant que de besoin, leur entourage.

Article 2 – Relèvent du rôle propre de l'infirmier(e) les soins liés aux fonctions d'entretien et de continuité de la vie définis à l'article 3 et visant à compenser partiellement ou totalement un manque ou une diminution d'autonomie d'une personne ou d'un groupe de personnes.

Dans ce cadre, l'infirmier a compétence pour prendre les initiatives qu'il juge nécessaires et accomplir les soins indispensables conformément aux dispositions de l'article 3 ci-après. Il identifie les besoins du patient, pose un diagnostic infirmier, formule des objectifs de soins, met en œuvre les actions appropriées et les évalue. Il peut élaborer des protocoles de soins infirmiers relevant de son initiative. Il est responsable de l'élaboration, de l'utilisation et de la gestion du dossier de soins infirmiers.

Lorsque ces soins sont dispensés dans un établissement ou un service à domicile, à caractère sanitaire, social ou médico-social, l'infirmier peut, sous sa responsabilité, les assurer avec la collaboration d'aides-soignants ou auxiliaires de puériculture qu'il encadre et dans la limite de la compétence reconnue à ces derniers du fait de leur formation.

Article 3 – Dans le cadre de son rôle propre, l'infirmier accomplit les actes ou dispense les soins infirmiers suivants, visant notamment à assurer le confort du patient et comprenant, en tant que de besoin, son éducation et celle de son entourage :

- soins d'hygiène corporelle et de propreté ;

- surveillance de l'hygiène et de l'équilibre alimentaires ;
- vérification de la prise des médicaments et surveillance de leurs effets ;
- changement de sonde d'alimentation gastrique ou de sonde vésicale ;
- administration de l'alimentation par sonde gastrique, sous réserve des dispositions prévues à l'article 4 ci-après ;
- soins et surveillance des patients en assistance nutritive entérale et parentérale ;
- surveillance de l'élimination intestinale et urinaire ;
- soins et surveillance des patients sous dialyse rénale ou péritonéale ;
- soins et surveillance des patients placés en milieu stérile ;
- soins et surveillance des nouveau-nés placés en incubateur sous réserve des dispositions prévues à l'article 4 ci-après ;
- installation du patient dans une position en rapport avec sa pathologie ou son handicap ;
- lever du patient et aide à la marche ne faisant pas appel aux techniques de rééducation ;
- préparation et surveillance du repos et du sommeil ;
- prévention non médicamenteuse des thromboses veineuses ;
- maintien de la liberté des voies aériennes supérieures, aspiration des sécrétions d'un patient qu'il soit ou non intubé ou trachéotomisé, sous réserve des dispositions prévues à l'article 7 ci-après ;
- ventilation manuelle instrumentale par masque ;
- administration en aérosols de produits non médicamenteux ;
- appréciation des principaux paramètres servant à la surveillance de l'état de santé des patients : température, pulsations, pression artérielle, rythme respiratoire, volume de la diurèse, poids, mensurations, réflexes pupillaires, réflexes de défense cutanée, observation des manifestations de l'état de conscience ;
- renouvellement du matériel de pansement non médicamenteux ;
- réalisation et surveillance des pansements et des bandages autres que ceux visés à l'article 4 ci-après ;
- prévention et soins d'escarres ;
- préparation du patient en vue d'une intervention, notamment soins cutanés pré-opératoires ;
- recherche des signes de complications pouvant survenir chez un patient porteur d'un plâtre ou d'une autre immobilisation ;
- soins de bouche avec application de produits non médicamenteux ;
- surveillance des scarifications, injections et perfusions visées aux articles 4 et 5 ci-après ;
- surveillance des cathéters courts : veineux, artériels ou épicrâniens ;
- surveillance des cathéters ombilicaux ;
- surveillance des patients ayant fait l'objet de ponction à visée diagnostique ou thérapeutique ;
- pose d'un timbre à la tuberculine et lecture ;
- détection des parasitoses externes et soins aux personnes atteintes de celles-ci ;
- recueil des données biologiques obtenues par les techniques à lecture instantanée suivantes :
  a) urines : glycosurie, acétonurie, protéinurie, recherche de sang, potentiel en ions hydrogène (pH),
  b) sang : glycémie, acétonémie ;
- aide et soutien psychologiques ;
- relation d'aide thérapeutique ;

– observation et surveillance des troubles du comportement ;
– entretien d'accueil et d'orientation ;
– organisation et animation d'activités à visée sociothérapique.

Article 4 – L'infirmier est habilité à accomplir sur prescription médicale qui, sauf urgence, doit être écrite, qualitative et quantitative, datée et signée, les actes ou soins infirmiers suivants :
– scarifications, injections et perfusions autres que celles visées à l'article 5 ci-après ;
– scarifications et injections destinées aux vaccinations ;
– tests tuberculiniques autres que celui visé à l'article 3 ci-dessus ;
– mise en place et ablation d'un cathéter court ou d'une aiguille pour perfusion dans une veine superficielle des membres ou dans une veine épicrânienne ;
– surveillance de cathéters veineux centraux et de montages d'accès vasculaires implantables mis en place par un médecin ;
– injections, à l'exclusion de la première, et perfusions dans ces cathéters veineux centraux et ces montages :
  a) de produits autres que ceux visés à l'article 5 ci-après ;
  b) de produits ne contribuant pas aux techniques d'anesthésie générale ou loco-régionale mentionnées à l'article 7 ci-après.
  Ces injections et perfusions font l'objet d'un compte rendu d'exécution écrit, daté et signé par l'infirmier et transcrit dans le dossier de soins infirmiers ;
– administration des médicaments ;
– installation, surveillance et sortie du nouveau-né sous incubateur ;
– installation et surveillance du nouveau-né sous photothérapie ;
– surveillance du régime alimentaire du nourrisson présentant des troubles nutritionnels ;
– renouvellement du matériel de pansement médicamenteux ;
– réalisation et surveillance de pansements spécifiques ;
– ablation du matériel de réparation cutanée ;
– surveillance et ablation des systèmes de drainage et de tamponnement ;
– pose de bandages de contention ;
– pose d'une sonde gastrique en vue de tubage, d'aspiration, de lavage d'estomac ou d'alimentation gastrique ;
– pose d'une sonde vésicale en vue de prélèvement d'urines, de lavage, d'instillation ou d'irrigation de la vessie sous réserve des dispositions prévues à l'article 6 ci-après ;
– instillation intra-urétrale ;
– pose de sonde thermique ;
– toilette périnéale ;
– injection vaginale ;
– pose d'une sonde rectale ;
– lavement, goutte à goutte rectal, extraction de fécalomes ;
– appareillage, irrigation et surveillance d'une plaie, d'une fistule ou d'une stomie ;
– soins et surveillance d'une plastie ;
– participation aux techniques de dilatation orificielle ou cicatricielle ;
– soins et surveillance d'ulcères cutanés chroniques ;

- soins et surveillance d'un patient intubé ou trachéotomisé, le premier changement de canule de trachéotomie étant effectué par un médecin ;
- participation à la correction de l'hypothermie et de l'hyperthermie ;
- administration en aérosols de produits médicamenteux ;
- soins de bouche avec application de produits médicamenteux et, en tant que de besoin, aide instrumentale ;
- pulvérisations médicamenteuses ;
- irrigation de l'œil et instillation de collyres ;
- lavage de sinus par l'intermédiaire de cathéters fixés par le médecin ;
- bain d'oreilles et instillations médicamenteuses ;
- bains médicamenteux ;
- enregistrement d'électro-cardiogrammes sous réserve des dispositions prévues à l'article 6 ci-après ;
- mesure de la pression veineuse centrale ;
- vérification du fonctionnement des appareils de ventilation artificielle ou de monitorage usuels, contrôle des différents paramètres et surveillance des patients placés sous ces appareils ;
- installation et surveillance des patients placés sous oxygénothérapie normobare et, en tant que de besoin, à l'intérieur d'un caisson hyperbare ;
- branchement, surveillance et débranchement d'une dialyse rénale, péritonéale ou d'un circuit d'échanges plasmatiques ;
- ablation de plâtre ou d'une autre immobilisation ;
- saignées ;
- prélèvements de sang veineux ou capillaire ;
- prélèvements non sanglants effectués au niveau des téguments, des phanères ou des muqueuses directement accessibles ;
- participation à la réalisation des tests à la sueur et recueil des sécrétions lacrymales ;
- recueil aseptique des urines ;
- transmission des indications techniques se rapportant aux prélèvements en vue d'analyses de biologie médicale ;
- soins et surveillance des patients lors des transports sanitaires programmés entre établissements de soins ;
- entretien individuel à visée psychothérapique ;
- participation au sein d'une équipe pluridisciplinaire aux techniques de médiation à visée psychothérapique.

Article 5 – L'infirmier est habilité à accomplir sur prescription médicale écrite, qualitative et quantitative, datée et signée, les actes ou soins infirmiers suivants, à condition qu'un médecin puisse intervenir à tout moment :
- injections et perfusions de produits d'origine humaine nécessitant, préalablement à leur réalisation, un contrôle de compatibilité obligatoire effectué par l'infirmier ;
- prélèvement de sang artériel pour gazométrie ;
- utilisation d'un défibrillateur semi-automatique et surveillance du patient placé sous cet appareil ;

- enregistrement d'électro-encéphalogrammes, sous réserve des dispositions prévues à l'article 6 ci-après ;
- application d'un garrot pneumatique d'usage chirurgical ;
- soins et surveillance des patients opérés au décours d'intervention sous réserve des dispositions prévues à l'article 7 ci-après ;
- ablation de cathéters centraux ;
- cures de sevrage ;
- cures de sommeil ;
- enveloppements humides d'indication psychiatrique.

Article 6 – L'infirmier participe, en présence d'un médecin, à l'application des techniques suivantes :
- première injection d'une série d'allergènes ;
- premier sondage vésical chez l'homme en cas de rétention ;
- enregistrement d'électro-cardiogrammes et d'électro-encéphalogrammes avec épreuves d'effort ou emploi de médicaments modificateurs ;
- prise et recueil de pression hémodynamique faisant appel à des techniques à caractère vulnérant autres que celles visées à l'article 4 ci-dessus ;
- actions mises en œuvre en vue de faire face à des situations d'urgence vitale ;
- activités au sein d'un bloc opératoire en tant que panseur, aide ou instrumentiste. Ces activités sont exercées en priorité par un infirmier titulaire du diplôme d'État d'infirmier de bloc opératoire ;
- préparation, utilisation et surveillance des appareils de circulation extracorporelle ;
- pose de plâtre ou autre immobilisation ;
- transports sanitaires urgents entre établissements de soins, effectués dans le cadre d'un service mobile d'urgence et de réanimation ;
- transports sanitaires médicalisés du lieu de la détresse vers un établissement de soins, effectués dans le cadre d'un service mobile d'urgence et de réanimation ;
- sismothérapie ;
- insulinothérapie.

Article 7 – L'infirmier anesthésiste diplômé d'État et l'infirmier en cours de formation préparant à ce diplôme sont seuls habilités, à condition qu'un médecin puisse intervenir à tout moment, à participer à l'application des techniques suivantes après que le médecin a examiné le patient et a posé l'indication anesthésique :
- anesthésie générale ;
- anesthésie loco-régionale et réinjections dans le cas où un dispositif a été mis en place par un médecin ;
- réanimation per-opératoire.

À titre transitoire, les infirmiers qui établiront que, antérieurement au 15 août 1988, ils participaient, sans posséder le titre requis, à l'application des techniques mentionnées à l'alinéa précédent sont habilités à poursuivre cette participation jusqu'au 15 octobre 1994.

Article 8 – En l'absence du médecin, l'infirmier est habilité, après avoir reconnu une situation comme relevant de l'urgence, à mettre en œuvre des protocoles de soins d'urgence préalablement écrits, datés et signés par le médecin responsable. Dans ce cas, l'infirmier accomplit les actes conservatoires nécessaires jusqu'à l'intervention d'un médecin. Ces actes doivent obligatoirement faire l'objet, de sa part et dès que possible, d'un compte rendu écrit, daté, signé et remis au médecin. Lorsque la situation d'urgence s'impose à lui, l'infirmier décide des gestes à pratiquer en attendant que puisse intervenir un médecin. Il prend toutes mesures en son pouvoir afin de diriger le patient vers la structure de soins la plus appropriée à son état.

Article 9 – Selon le secteur d'activités où il exerce et en fonction des besoins de santé identifiés, l'infirmier propose, organise ou participe à des actions :
- de formation initiale et continue de personnel infirmier, des personnels qui l'assistent et éventuellement d'autres personnels de santé ;
- d'encadrement des stagiaires en formation ;
- de formation, de prévention et d'éducation, notamment dans le domaine des soins de santé primaires et communautaires ;
- de recherche dans le domaine des soins infirmiers.

Il participe à des actions :
- de prévention et d'éducation en matière d'hygiène et de santé individuelle et collective, notamment pour ce qui concerne la lutte contre les maladies sexuellement transmissibles, le syndrome d'immunodéficience acquise, le cancer, les toxicomanies, l'alcoolisme, le tabagisme, la maltraitance, les accidents du travail et accidents domestiques ;
- de dépistage des troubles sensoriels, des handicaps ou anomalies du squelette, des maladies professionnelles et des maladies endémiques ;
- d'information sexuelle et d'information dans le domaine de la santé mentale ;
- de recherche en matière d'épidémiologie, d'ergonomie, d'hygiène et de sécurité.

Il participe également à des actions de secours, de médecine de catastrophe et d'aide humanitaire, ainsi qu'à la concertation avec les membres des autres professions de santé ou des professions sociales en vue de coordonner leurs interventions, notamment dans le domaine des prélèvements et des transplantations d'organes ou greffes de tissus.

Article 10 – Le décret n° 84-689 du 17 juillet 1984 modifié, relatif aux actes professionnels et à l'exercice de la profession d'infirmier est abrogé.

Article 11 – Le ministre de la santé et de l'action humanitaire est chargé de l'exécution du présent décret, qui sera publié au *Journal officiel de la République française.*

glossaire

A

Aménorrhée : absence de règles, en dehors de l'état de grossesse, chez une femme en âge d'être réglée
Anorexie : perte ou diminution de l'appétit
Anurie : absence d'urine dans la vessie due à l'arrêt de la sécrétion rénale ou à un obstacle sur les voies excrétrices
Apathie : absence ou baisse de l'affectivité avec indifférence, absence de réactions aux stimulations psychiques et inertie physique
Apnée : arrêt plus ou moins prolongé de la respiration
Appendice xiphoïde : partie inférieure du sternum
Autolyse : suicide

B

Bathmotrope : qui concerne l'excitabilité
Blast : manifestations dues au souffle provoqué par une explosion. Elles sont représentées par des lésions diffuses de l'appareil respiratoire auxquelles s'associent souvent des lésions du tympan, de l'abdomen, de la paroi thoracique et du cou
Bradypnée : ralentissement du rythme respiratoire

C

Cathartique : qui purge. En psychiatrie : réaction de libération ou de liquidation d'affects refoulés et à l'origine d'un traumatisme physique
Chronotrope : qui concerne la régularité et la fréquence du rythme
Clastique (accès) : en psychiatrie, se dit d'un accès d'agitation aiguë au cours duquel le malade casse tout ce qui est autour de lui
Clonies : convulsions caractérisées par une suite de contractions musculaires rapides, plus ou moins régulières, provoquant de grands mouvements
Comitial : qui à rapport à l'épilepsie
Cornage : bruit inspiratoire bruyant à type de sifflement qui traduit une difficulté au passage de l'air dans les voies respiratoires hautes
Côtes flottantes : les deux dernières côtes situées à la partie inférieure de la cage thoracique. Elles sont reliées, en arrière, aux vertèbres thoraciques, mais sont libres de toute attache à leur extrémité antérieure.

D

Diurèse : quantité des urines éliminées en un temps donné
Dromotrope : qui concerne la conduction de l'excitation
Dysarthrie : difficulté à la parole
Dyspnée : difficulté à respirer

E

Emphysème sous-cutané : épanchement gazeux diffus dans le tisu cellulaire sous-cutané, consécutif, notamment, à un traumatisme thoracique avec blessure de la trachée ou des sacs alvéolaires
Épistaxis : écoulement de sang par le nez
Exonération : défécation

F

Fibrillation cardiaque : trémulation désordonnée des fibres musculaires cardiaques empêchant toute contraction efficace. La fibrillation ventriculaire engage le pronostic vital à court terme
Flutter : trouble du rythme cardiaque caractérisé par une succession de contractions régulières et rapides sans aucune pause

H

Hématémèse : vomissemnt de sang provenant de la partie haute du tube digestif
Hématocrite : pourcentage du volume globulaire par rapport au volume sanguin total
Hémopéritoine : épanchement de sang dans la cavité péritonéale
Hémostase : arrêt d'une hémorragie
Hémothorax : épanchement de sang pur dans la cavité pleurale
Hydramnios : abondance anormale du liquide amniotique dans la poche des eaux
Hydrocéphalie : épanchement de LCR dans les cavités des ventricules cérébraux à la suite d'un obstacle à la circulation ou à la résorption de celui-ci. Cet épanchement s'accompagne souvent d'une augmentation du volume crânien
Hyperesthésie cutanée : exagération de la sensibilité tactile
Hypoacousie : diminution de l'acuité auditive
Hypoesthésie : diminution de la sensibilité
Hypoglycémie : diminution de la quantité de glucose sanguin
Hypokaliémie : diminution de la quantité de potassium sanguin
Hypovolémie : diminution du volume sanguin total

I

Iatrogène : qui est provoqué par un geste thérapeutique
Inotrope : qui concerne la contractilité
Invagination intestinale : introduction « en doigt de gant » d'une portion d'intestin dans la portion qui lui fait suite de telle sorte que la première portion est engainée dans la première
Ischémie : arrêt partiel ou total de la circulation sanguine provoquant une souffrance cellulaire pouvant aller jusqu'à la mort des tissus

M

Main d'accoucheur ou main de Trousseau : attitude particulière de la main que l'on observe dans la tétanie. Les doigts sont contracturés à demi-fléchis sur le carpe et serrés les uns contre les autres de façon à former un cône
Motilité : faculté de se mouvoir
Mydriase : dilatation de la pupille

O

Occlusion intestinale : arrêt complet du transit des matières et des gaz
Oligo-anurie : diminution extême de la diurèse
Onirique : qui a rapport aux rêves
Otorragie : écoulement de sang par le conduit auditif externe
Otorrhée : écoulement séreux par le conduit auditif externe (pus, LCR.)

P

Parésie : paralysie légère avec diminution de la contractilité
Paresthésie : anomalie de la perception des sensations du type fourmillements, sensations douloureuses de chaleur ou de froid, engourdissement, etc.
Per os : par voie buccale
Pétéchies : variété de purpura caractérisée par de petites taches rouges violacées dont les dimensions varient d'une tête d'épingle à une lentille
Photophobie : crainte de la lumière avec souvent sensation pénible ou douloureuse
Pneumomédiastin : épanchement gazeux dans l'espace médiastinal
Pneumothorax : épanchement d'air dans la cavité pleurale
Polydipsie : soif excessive
Polyphagie : besoin excessif de manger avec absence de la sensation de satiété
Polypnée : accélération du rythme respiratoire
Polyurie : sécrétion d'urine en quantité abondante
Pseudo-ébrieux : qui ressemble à l'ivresse
Purpura : hémorragie cutanée

R

Rétrognathie : malformation de la mâchoire qui est rejetée en arrière
Rhabdomyolyse : destruction du muscle strié avec myoglobinurie et augmentation du taux sanguin des enzymes musculaires
Rhinorrhée : écoulement de liquide par les fosses nasales, en dehors de tout phénomène inflammatoire

S

Sibilants : bruits du type sifflements plus ou moins aigus à l'auscultation pulmonaire
Signe de Chvostek : contraction des muscles de la face et, surtout, de la partie médiane de la lèvre supérieure lorsqu'on percute doucement au milieu de la ligne joignant le lobule de l'oreille à la commissure labiale
Signe de Kernig : la tentative de monter les jambes tendues à 90° chez le sujet couché sur le dos provoque une douleur et l'oblige à plier les genoux, donc les jambes
Stéatose : envahissement d'un tissu par des graisses neutres
Stertoreuse (respiration) : respiration bruyante s'accompagnant de ronflements
Syndrome de Mendelson : syndrome dû à l'inhalation du liquide gastrique acide, chez une personne dont l'état de conscience est altéré. Cet accident provoque des lésions pulmonaires graves allant de la surinfection à la mort par œdème aigu avec état de choc

T

Tachycardie : accélération du rythme cardiaque
Tachypnée : accélération du rythme respiratoire

Tirage : dépression thoracique inspiratoire liée à un obstacle mécanique à l'entrée de l'air. Il peut être sus-sternal (creusement des espaces sus-claviculaires) ou sous-sternal (creusement des espaces inter-costaux)
Tocolyse : inhibition des contractions utérines lors de l'accouchement
Torsades de pointe : troubles paroxystiques du rythme ventriculaire avec accès de tachycardie différents de ceux de la tachycardie ou de la fibrillation ventriculaire. Il est objectivé sur l'ECG par une suite rapide de ventriculogrammes atypiques dont les variations d'amplitude et de sens donnent au tracé un aspect torsadé autour de la ligne iso-électrique
Trismus : contraction intense des mâchoires par des muscles masticateurs empêchant l'ouverture de la bouche
Turgescence : augmentation de volume d'une partie du corps par rétention de sang veineux
Tympanisme :
1) sonorité que présente certains organes contenant des gaz. Il peut être physiologique (intestin) ou pathologique (pneumothorax)
2) état de l'abdomen quand l'intestin est distendu par les gaz

W

Wheezing : bruit respiratoire anormal et de timbre variable entendu aux deux temps de la respiration au cours des sténoses bronchiques

liste des abréviations

AAG : asthme aigu grave
ACR : arrêt cardio-respiratoire
Amp : ampoule
AS : asthme simple
AT : accident du travail
AVK : anti-vitamine K
AVP : accident de la voie publique

BAB : bouche-à-bouche
BAV : bloc auriculo-ventriculaire
BZD : benzodiazépine

CEE : choc électrique externe
CI : contre-indications
CIVD : coagulation intravasculaire disséminée

DAA : douleurs abdominales aiguës
DCI : dénomination commune internationale
DDB : dilatation des bronches
DH_2O : déshydratation

ECG : électrocardiogramme
ES : effets secondaires

FiO_2 : fraction inspirée en oxygène
FO : fond d'œil

G : gauge
g : gramme
GEU : grossesse extra-utérine

Hg : mercure
HTA : hypertension artérielle

IDM : infarctus du myocarde
IOT : intubation oro-trachéale
IRA : insuffisance respiratoire aiguë

IV : intraveineuse
IVD : intraveineuse directe
IVL : intraveineuse lente

J : joule

kg : kilogramme

l : litre
LCR : liquide céphalo-rachidien
LVAS : libération des voies aériennes supérieures

MAP : menace d'accouchement prématuré
MCE : massage cardiaque externe
µg : microgramme
mEq : milliéquivalent
mg : milligramme
ml : millilitre
mm : millimètre

NaCl : chlorure de sodium
NFS : numération formule sanguine

OAP : œdème aigu du poumon
O_2 : oxygène

PA : pression artérielle
PaO_2 : pression partielle artérielle en O_2
PL : ponction lombaire
PLS : position latérale de sécurité

ROT : réflexe ostéo-tendineux

SAMU : service d'aide médicale urgente
SAU : service d'accueil des urgences
SDRA : syndrome de détresse respiratoire aiguë

SaO_2 : saturation du sang artériel en oxygène
SE : seringue électrique
SMUR : service mobile d'urgence et de réanimation
SpO_2 : saturation périphérique en oxygène

TDR : troubles du rythme
TC : traumatisme crânien
TNT : trinitrine
TS : tentative de suicide
UI : unité internationale
USI : unité de soins intensifs

VA : ventilation assistée
VAS : voies aériennes supérieures

WPW : Wolf-Parkinson-White

liste des tableaux

liste des schémas et figures

bibliographie

- *Les soignants face à l'urgence*, GEASSUR, Ed. Lamarre, 1998.

- *Dictionnaire des termes de médecine.* 23e édition.
  Garnier/Delamare, Ed. Maloine 1992.

- *First Aid Manual.* 5e édition. Ed. Dorling Kindersley, Londres 1988.

- *Guide des techniques élémentaires de réanimation d'urgence.*
  S. Tartière. Ed. Masson 1984.

- Guidelines for cardiopulmonary resuscitation and emergency cardiac care. *The Journal of the American Medical Association*, 28 octobre, 1992, vol 268, n° 16.

- *Les matériels et les techniques de réanimation pré-hospitalière. Les unités hospitalières des SAMU.*
  J.-M. Fontanella, P. Carli, L. Lareng, B. Nemitz, P. Petit. Ed. SFEM 1993.

- *Protocoles urgences & schémas thérapeutiques.*
  Ed. scientifiques Lehmann/Couturier 1993.

- *Réanimation - Premiers secours.* M. Chassaigne, C. Debras, Y. Louville.
  Ed. Flammarion Médecine-Sciences 1989.

- *Revue de l'Infirmière.* N° 14, 12 septembre 1991.

- *Revue Soins.* N° 9, 5 mai 1978.

Pour la bioéthique, les bases sont celles des philosophes moralistes anglais du XVIIIe siècle notamment De Locke (1690) et, surtout, De Bentham (1789) que Rawls (1971) a magistralement modernisé avec sa *Théorie de la justice* et que développent les bioéthiciens modernes comme Beauchamp et Childress (1983), Gracia Guillen (1988), Gillon (1988), Alberoni (1989), entre autres.

index

Composition, mise en page : Axel Micro
Achevé d'imprimer en février 2004
par l'imprimerie Sagim Canale
Dépôt légal : février 2004
N° d'impression : 7159